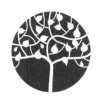

厦门大学哲学社会科学繁荣计划资助项目

项目资助

◎厦门大学繁荣哲学社会科学项目成果

◎厦门大学妇女/性别研究培训基地繁荣计划项目

厦门大学妇女性别研究文丛 | The Women's and Gender Studies in Xiamen University

主编：詹心丽 林丹娅

闽台老年
健康促进兼性别协同发展研究

Synergistic Development between Fujian and Taiwan: Elderly Health Promotion and Gender Study

王德文 著

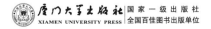

厦门大学出版社 | 国家一级出版社
XIAMEN UNIVERSITY PRESS | 全国百佳图书出版单位

图书在版编目(CIP)数据

闽台老年健康促进兼性别协同发展研究/王德文著.—厦门:厦门大学出版社,
2018.11
(厦门大学妇女性别研究文丛)
ISBN 978-7-5615-7123-1

Ⅰ.①闽… Ⅱ.①王… Ⅲ.①老年人—健康状况—调查研究—福建②老年人—
健康状况—调查研究—台湾 Ⅳ.①R161.7

中国版本图书馆 CIP 数据核字(2018)第 233478 号

出 版 人	郑文礼
责任编辑	曾妍妍
封面设计	夏 林
技术编辑	朱 楷

出版发行 厦门大学出版社

社　　址 厦门市软件园二期望海路 39 号

邮政编码 361008

总 编 办 0592-2182177　0592-2181406(传真)

营销中心 0592-2184458　0592-2181365

网　　址 http://www.xmupress.com

邮　　箱 xmup@xmupress.com

印　　刷 厦门集大印刷厂

开本 720 mm×1 000 mm　1/16
印张 29
插页 1
字数 394 千字
版次 2018 年 11 月第 1 版
印次 2018 年 11 月第 1 次印刷
定价 96.00 元

本书如有印装质量问题请直接寄承印厂调换

厦门大学出版社
微信二维码

厦门大学出版社
微博二维码

总　序

　　中国的妇女/性别研究兴起于 20 世纪 80 年代,厦门大学是国内较早开展这方面研究的高校之一。1995 年北京第四届世界妇女大会召开之后,妇女/性别研究与学科建设越来越得到全国高校与学界的重视。2006 年 6 月,厦门大学与中华全国妇女联合会、中国妇女研究会合作共建厦门大学妇女/性别研究与培训基地。基地成立十多年来,在全国、省市妇联的大力支持下,在厦门大学党委和行政的领导下,坚持以马克思主义为指导,秉持知行统一,服务社会的理念,充分发挥厦门大学综合性大学优势和地缘优势,一方面加强与包括台港澳地区在内的国内各妇女组织和学术研究、世界著名大学及研究机构的联系,推进妇女/性别研究的国内国际合作,构建妇女/性别研究的国内和国际学术交流平台;一方面不断整合研究团队,创新工作机制,在学科建设、课程建设、课程规划和教学模式上推陈出新,组建不同层面、不同侧重、不同功能的互补性学术研究体系,有效地进行跨学科的交流与合作,科学运用当代妇女/性别研究的新视角、新进展和新成果,积极开展妇女理论和性别研究,学科互动,资源共享,大大充实与提升了我校妇女/性别研究的综合实力与能力。

　　2008 年 9 月,依托妇女/性别研究与培训基地,厦门大学与台湾大学、台湾交通大学、成功大学等台湾名校联合成立了"海峡两岸性别研究与教学合作中心",此举促进了两岸学者频繁往来,形成共同参与两岸间各种学术活动与社会文化活动的良好态势。2010 年,基地的妇女/性别研究被列入厦门大学985建设平台。2012年基地在已有的性别与社会学、性别与哲学、性别与法学、性别与文学、性别与教育学、性别与公共管理学六大研究团队的基础上,进一步整合相关的研究力量,发挥综合性大学办学优势,自主设置交叉学科"妇女/性别研究"博士点,这是妇女/性别学学科建设一个具有开创性的推进,成为我校新的学科增长点,进一步拓展了学术研究前景。

2013年,基地项目被列入厦门大学哲学社会科学繁荣计划中,给予专项经费支持。借此东风,2014年,基地创办了《妇女/性别研究》学术刊物,面向国内外相关研究领域的专家学者约稿,刊登各个学科在妇女/性别研究理论和实践上的最新成果。学刊的出版,对在新时代背景下的妇女/性别研究在不同学科的交流与发展起到良好的推动作用。同时,我们非常高兴的是,由此我们有条件实施了一个筹谋已久的重要举措,即以学科和课程建设为平台,以项目规划和招标方式发动全校师生积极参与到妇女/性别研究中来,由此形成创新型科学研究团队,鼓励理论与实践结合,鼓励出科研成果,以调查研究行动与学术成果,提升科研质量,培育人才。基地研究人员集思广益,确定繁荣计划课题的设置既要广泛利用、集中发挥厦大原有的学术资源与特色,形成妇女/性别研究的"厦大学派",又要有利于发挥基地综合学科的优势,发挥科研人员在各自领域的研究擅长。至目前为止,我们分期资助了16项课题,还和校学生处联合开展"性别视角下的大学生全面发展"专项课题研究12项,支持性别研究工作从学术和实务两个方面全面、协调发展。同时每年主办了各种最新前沿问题的全国性学术研讨会,如"海峡两岸妇女/性别研究与社会发展研讨会""马克思主义妇女观与当代性别理论发展研讨会""全国女大学生就业创业与职业发展研讨会""改革开放四十年妇女发展理论与实践"等,不仅有来自全国高校的老中青三代学者,还有从事妇女社会工作的领导踊跃参与,收到良发效果,基地的学术影响力和社会影响力由此不断扩大。

　　正是在此基础上,为了更好地展示我校妇女/性别研究具有代表性的学术成果,总结与深化学术研究与理论建设,交流并分享研究成果,推进与开拓未来,我们决定编辑"妇女/性别研究文丛",把各项课题的研究成果以专著的形式出版。我们由衷期待以此激发同行,如切如磋,如琢如磨,相互促进,共同成长,肩负使命与责任,为妇女/性别研究事业,为推进性别平等和谐和社会文明进步做出更大的贡献。

厦门大学副校长

厦门大学妇女/性别研究与培训基地主任　　詹心丽

2018 年 7 月 12 日

目　录

第一章

绪　论

老龄化问题是当今全球人口的一个重要问题。根据世界卫生组织(WHO)估计,到 2050 年,全球 60 岁及以上人口预计将达到 20 亿。[①] 老年人口增加之快速与伴随而来的医疗与照顾、社会与经济问题都是全球关注的焦点。21 世纪是一个不可逆转的老龄化时代,我国人口的老龄化问题也将伴随 21 世纪始终。2016 年 5 月,习近平总书记在主持"我国人口老龄化的形势和对策"会议时强调,要坚持应对人口老龄化和促进经济社会发展相结合,坚持满足老年人需求和解决人口老龄化问题相结合,努力挖掘人口老龄化给国家发展带来的活力和机遇,努力满　　　　益增长的物质文化需求,推动老龄事业全面协调可.

---

① WKC Launched New Research Initiative for UHC and Ageing Populations—Lessons Learned from Japan to the World[EB/OL].[2018-04-09].http://www.who.int/kobe_centre/mediacentre/Implementation_research2018/en/.

② 习近平.推动老龄事业全面协调可持续发展[EB/OL].(2015-05-29)[2018-07-02].http://cpc.people.com.cn/n1/2016/0529/c64094-28387539.html.

第一节　闽台同根同源与中华传统"孝"文化

一、中华"孝"文化

中华民族是一个拥有上下五千年灿烂文明史的国家，博大精深的中华传统文化是中华民族不断繁衍生息的重要精神支柱和生命源泉。"孝"文化是中华传统文化的重要组成部分，中国有着世界上独一无二的"孝"文化。曾子所著述的《孝经》是中国历史上"孝"文化的重要代表作之一，系统化梳理了先秦的孝思想，其中的养老、敬老、尊老、亲老、送老的思想也被反复强化成为封建社会重要的治国工具。《墨子·兼爱上》中记载"君臣父子皆能孝慈，若此则天下治"[①]。自古，即使是皇太子，读书识字也得先从《孝经》开始；《孝经》不仅发挥着简单的启蒙作用，而且还担负着教化社会，将这个社会塑造成一个孝的社会的重任。唐天宝三年（公元 744 年），唐玄宗曾下诏书，要求国人家藏《孝经》一部。《孝经》也是科举必考的内容之一。[②]《论语·为政篇》记载着著名的"四子问孝"[③]，从孔子在作答其四个弟子有关"孝"的问题可以发现，"孝"的含义已经被外延到"孝道"之意。"孝"文化的本质是"善事父母、孝养父母"，且"孝"有五等之分：（1）天子之孝是养民；（2）诸侯之孝是和其民；（3）卿大夫得守其宗庙；（4）士之孝要"资于事父以事母而爱同，资于事父以事君而敬同"；（5）庶人之孝要"用天之道，分地之利，谨身节用，以养父母"。[④] 汉朝时朝廷就开始以

---

① 墨子闲诂[M].孙诒让，撰.孙启治，点校.北京：中华书局，2001：101.

② 吴宗国.唐代科举制度研究[M].沈阳：辽宁大学出版社，1992：182.

③ "四子问孝"指的是孔子的四个弟子孟懿子、孟武伯、子游和子夏问孔子有关"孝"的问题。参考：臧力农.论语新注[M].北京：文联出版社，2016：9.

④ 十三经注疏：孝经注疏[M].唐明皇，注.邢昺，疏.台北：艺文印书馆，2007：11.

孝治天下。 历代学者不间断地对《孝经》进行注疏，形成了许多影响深远的著作。 如元朝郭居敬所著的《二十四孝》可以视为《孝经》的另一种读本，《二十四孝》的内容主要围绕"善事父母"。 古人认为既然任何人都有父母，那就意味着，上自天子，下到百姓，都得讲孝道，都要受到孝的约束。 从秦汉起一直延续到清朝，不孝被作为罪状列入刑法（重罪十条之一），最严重的可判弃市。①

敬老是中华"孝"文化中比养老更高层次的要求，敬老要求在物质赡养的基础上从精神层面敬重关心老年人，使其获得精神层面的愉悦，它不仅体现为家庭中的敬老、乐老文化，也体现在社会上尊老、贵老、惠老的风气。《孟子·离娄下》记载孟子所列举的"五不孝"："惰其四肢，不顾父母之养，一不孝也；博弈好饮酒，不顾父母之养，二不孝也；好贷财，私妻子，不顾父母之养，三不孝也；从耳目之欲，以为父母戮，四不孝也；好勇斗狠，以危父母，五不孝也。"②《大戴礼记·曾子大孝》第五十二中记载："孝有三：大孝尊亲，其次不辱，其下能养。"③这些说明古人不但非常重视在物质上孝养父母，同时也认为单单在物质上孝养父母其实只是"孝"文化最低层次的表现。《论语》记述子游问孝时，孔子则说："今之孝者，是谓能养。 至于犬马，皆有能养；不敬，何以别乎。"④可见，孔子的"孝道"观点也要求不仅对父母长辈进行物质上的赡养，还强调以诚挚之心来敬重父母长辈，否则只"养"而无"敬"，与犬马之养无异。 古人认为除敬老之外，还要求乐老，也就是让老年人享受到生活之乐。 敬而不能乐其心，则老年人只有一种被尊重感，并不一定能够享受到天伦之乐。《孝经》记载，

① 弃市为死刑的一种，自商周时即有。参考：陈爱平.孝说[M].重庆：重庆大学出版社，2007：201.

② 孟子译注[M].王浩良，译注.南昌：百花洲文艺出版社，2017：143.

③ 方向东.大戴礼记汇校集解[M].北京：中华书局，2008：501.

④ 论语新注[M].臧力农，注.北京：文联出版社，2016：10.

"居则致其敬，养则致其乐，病则致其忧，丧则致其哀，祭则致其严，五者备矣，然后能事其亲"。[①] 古人相传老莱子戏彩娱亲的故事就是一个典型例子："七十已中寿，人生似古稀，绝怜老莱子，犹自作儿嬉。"[②] 这个例子说的是老莱子在七十岁时，身穿彩色衣服，在堂上故意跌倒，有时学小孩哭啼，或装扮成雏鸟的样子，逗父母高兴。由此可见，敬老、乐老是中华"孝"文化最高层次的"孝"要求，从精神上关心父母长辈，对他们的乐和忧深切体会，使其能够愉悦的养老。

虽然我国古代以家庭赡养为主，但乡族救济和国家救济也起到了有效的补充作用。汉文帝元年时颁布的定制："令县道，年八十以上，赐米人月一石，肉二十斤，酒五斗；其九十以上，又赐帛人二匹，絮三斤。"[③] 汉唐以后，民间时有乡域和宗族设立义仓、公产等对老弱病残等弱势人群进行救济，养老则是义仓、公产的功能之一。《周礼·地官司徒·遗人》载："遗人掌邦之委积，以待施惠。乡里之委积，以恤民之艰阨；门关之委积，以养老孤。"[④] 义仓的养老更多的是鳏寡和无后老年人。《管子·入国》云："年七十以上，一子无征，三月有馈肉。八十以上，二子无征，月有馈肉。九十以上，尽家无征，日有酒肉。"[⑤] 说明在古代为了保障 70 岁以上老年人有儿子养老，对其实施兵役徭役的减免政策。另外，唐代的福田院、宋代的养济院、明代的惠民药局、清代的普济堂等，都有收养和救济老年人的功能。

综上，"导民以孝，以孝侍亲"彰显了人类破解养老问题的"中国路径"，"孝行天下，礼义之邦"使得泱泱之文明古国巍然屹立于世界之林。

---

① 礼记 孝经[M].胡平生,陈美兰,译注.北京:中华书局,2007:254.

② 相传老莱子是孔子的老师.陈爱平.孝说[M].重庆:重庆大学出版社,2007:53.

③ 中国社会科学院历史研究所.古史文存续编[M].北京:中国社会科学出版社,2014:51.

④ 周礼(上)[M].徐正英,常佩雨,注.北京:中华书局,2014:286.

⑤ 管子补注[M].刘绩,姜涛,点校.南京:凤凰出版社,2016:336.

黑格尔曾评价说:"中国纯粹建筑在这一种道德的结合上,国家的特性便是客观的'家庭孝敬'。"① 不过,肖群忠指出中华传统"孝"文化敬老尊老是中国古代的社会风尚和价值观念,它受到古代社会物质、制度、文化的全面支持和倡导。② 它有其存在的人道、人际和文化的合理性,但也存在尊老抑少的片面性与老少间的不平等性,具有社会机制上的保守性。

二、传统孝道的现代转化:闽台现代孝道的特征

福建省(简称闽)位于我国东南沿海,其东北部与浙江省毗邻,西北部与江西省接界,西南部与广东省相连,东隔台湾海峡与台湾岛相望。 台湾是我国第一大岛,位于我国东南沿海的大陆架上,东临太平洋,西隔台湾海峡与福建省正对。 福建与台湾同根同源,关系密切,自明末清初始有较显著之福建南部人民移垦台湾,③台湾同胞中80%祖籍福建。④ 国务院在《台湾问题与中国的统一》中,明确了台湾古称夷洲、流求,自古以来都是中国不可分割的一部分。⑤ 大量的史书和文献记载了中国人民早期开发台湾的情景。 距今1700多年以前,三国时吴人沈莹的《临海水土志》就记载了台湾高山族山夷与大陆百越民族同根同源的文化渊源关系。 台湾的开拓发展史,凝聚了包括当地少数民族在内的中国人民的血汗和智慧。⑥ 台湾社会

---

① 黑格尔.历史哲学[M].上海:上海书店出版社,2011:122.

② 肖群忠.孝与中国文化[M].北京:人民出版社,2001:58-65.

③ 中央政府驻港联络办.台湾问题与中国的统一[EB/OL].(1993-08-13)[2018-03-26].http://www.locpg.gov.cn/jsdt/1993-08/13/c_125955424.htm.

④ 张雅真.福建中国闽台缘博物馆藏清卢毅亭墓志铭浅谈[J].南方文物,2013(4):188-190.

⑤ 中央政府驻港联络办.台湾问题与中国的统一[EB/OL].(1993-08-13)[2018-03-26].http://www.locpg.gov.cn/jsdt/1993-08/13/c_125955424.htm.

⑥ 中央政府驻港联络办.台湾问题与中国的统一[EB/OL].(1993-08-13)[2018-03-26].http://www.locpg.gov.cn/jsdt/1993-08/13/c_125955424.htm.

的发展始终延续着中华文化的传统，即使在日本侵占的 50 年间，这一基本情况也没有改变。 在文化上，台湾是以中华文化为主体，融合高山族的南岛文化，以及近现代以来的日本和欧美文化，呈现多元风貌。 所以，仅隔着一湾海峡的福建与台湾不仅在地缘上相近，更有着血浓于水的同根同源历史关系，中华传统"孝"文化在两岸植根深远，广泛影响着闽台两岸对老年问题的判断和观念，对闽台现实中的涉老制度、老年文化等产生了重要影响。

肖群忠指出中华传统"孝"文化中的尊老之义又和封建家长制统治相联系一样，由于封建统治者的畸形强化"尊老"，使中国历史上形成了数千年一贯的"老年政治"，这种青年人向老年人学习的文化传递方式排除了变更的可能性。[①] 因此，从社会机制上来说具有保守性，"孝"文化给社会带来了停滞与僵化；在人际关系的地位、价值与尊严上具有老少不平等性。 鸦片战争以后，在西方世界的观念和价值理念得以传播和发展，具有惰性特征缺乏创新活力的中国传统社会思想体系和价值制度迅速遭到严重的冲击和挑战。 随着社会生产力逐渐由传统农业社会向现代工业社会转变，孝道文化基础大受动摇，时代迫使闽台传统孝道进行现代转化。 首先，生产方式的改变引发家庭关系变化。 我国古代社会以农业生产为基本生产方式，春种、夏管、秋收、冬藏，依靠经验处理生产生活中的问题，使得人越老所掌握的知识越多，越值得社会尊重，故而老年人在家庭生活中处于支配地位。但在现代工业化社会，当晚辈的知识结构、资源财富、权力地位都超越长辈时，"话语权"便会发生转变，老年人的地位难免会被"边缘化"。 其次，民主政治取代封建孝治。 在封建社会中，统治者要求臣子对自己尽"忠"，要求百姓们行"孝"，"忠孝"也成为当时最高的道德评价标准。 所谓在家为孝，入孝为忠，"君君臣臣父父子子"，长幼有节，尊卑有序，不可逾越。这是封建社会人际关系的基本准则。 而现代社会主张民主平等，主张"公

---

① 肖群忠.传统孝道与当代养老模式[J].西北师大学报(社会科学版),2000(2):101-105.

共服务"的现代行政理念,从而引发"孝"文化执行力度的衰弱。 再次,生存及养老的压力增大。 当今社会,生活节奏加快,生存压力增大,子女在赡养父母的问题上常常有心无力,子女对父母尽孝的难度提高。 有研究指出子女一方存在着反哺和回馈的责任风险,会面临主观和客观的违约可能,主观就是不孝,客观是因为外部因素,比如自身生活贫困、生病,甚至死亡。① 毋庸置疑,传统社会以孝道文化为运行逻辑的养老保障制度在当时的确发挥了重要和积极的作用。 孝道文化是我国几千年以来从繁衍生命、传宗接代产生而来的,虽然其包含封建主义的糟粕成分,但整体而言,它已经形成了一种具有中国特色的维护家庭、成员自身安全以及国家社会秩序稳定的民族行为准则和民族文化象征,并在家庭结构代际互助与家庭养老保障方面发挥着积极的作用。 但是,工业化及现代化的发展使得我国传统孝道逐渐失去昔日的约束力与风光。 在现代社会结构变迁和转型过程中,孝道文化不仅受到功利主义的价值冲击,而且因为工业文明所内含的社会分工使得人们以传统家庭、家族为中心的人际依赖性交往转变为现代社会中以个人发展为中心的人际相对独立性的交往,家庭本位让位于社会本位,传统家庭功能被大大弱化。

李志强指出,由中华传统"孝"文化即儒家文化所规制的家庭养老来主导养老安排,当子女不履行赡养义务时,由于家庭亲情关系和社会连带的原因,老年人较少会诉诸法律,故极少由第三方实施惩罚。② 即非正规制度(如文化信念、伦理道德等)会长久和潜在地影响到微观主体的经济行为,非正规制度背景下违犯行为基本上不能被第三方验证,惩罚只能是自我实施或另一方实施。 而正规制度背景下违犯行为往往可以由第三方验证,同时

---

① 孙涛.儒家孝道影响下代际支持和养老问题的理论研究[J].山东社会科学,2015(7):131-135.

② 李志强.西方养老保障制度对我国孝道文化传承的立法启示[J].武汉:华中科技大学学报(社会科学版),2016,30(3):131-139.

也由第三方实施惩罚。 所以，要建立正规制度将养老所需的基本经济保障从家庭功能中分离出去，即创建养老保障制度是工业化与现代化社会发展的现实需要。"老吾老，以及人之老；幼吾幼，以及人之幼"（《孟子·梁惠王上》）[1]，这也可以理解是传统孝道的现代转化。

实践证明中华文化的价值观已经成为闽台最基本的文化基因，传统孝道为闽台创建与完善养老保障制度提供了文化支撑。 表 1-1 为根据第六次全国人口普查调查数据梳理而成的福建省 65 岁及以上老年人口主要生活来源情况。 总体上有 13.1％的 65 岁以上老年人主要生活来源依然为劳动收入，约五分之一（20.3％）有离退休金、养老金，有 62.1％靠家庭其他成员供养，0.5％有财产性收入，2.7％则依赖最低生活保障金。 城市、城镇、农村老年人中以家庭其他成员供养的比例依次升高，女性老年人中由家庭其他成员供养的比例也高于男性。 同样，据 2013 年台湾卫生福利主管部门发布的台湾老年人状况调查报告，台湾 65 岁以上老年人的主要生活来源是子女或孙子女奉养，占 43.9％，其次为政府救助或津贴、占 36.2％，还有一部分老年人以储蓄、利息、租金或投资所得为主要生活来源。[2]

表 1-1　性别视角下福建 65 岁以上老年人主要生活来源情况

单位：%

主要生活来源		总计	城市	城镇	农村
劳动收入	小计	13.1	4.5	9.6	18.4
	男	20.3	7.0	15.1	28.0
	女	6.5	2.0	4.7	9.2
离退休金、养老金	小计	20.3	53.8	23.1	4.7
	男	27.4	65.4	34.4	8.3
	女	13.7	43.0	13.0	1.3

———————————

① 孟子译注[M].王浩良,译注.南昌:百花洲文艺出版社,2017:10-12.

② 台湾卫生福利主管部门.老人状况调查报告(2013)[EB/OL].[2018-10-02].http://www.mohw.gov.tw/cht/DOS/DisplayStatisticFile.aspx? d=47398&s=1.

续表

主要生活来源		总计	城市	城镇	农村
最低生活保障金	小计	2.7	1.3	2.4	3.4
	男	3.2	1.1	2.5	4.4
	女	2.2	1.4	2.2	2.5
财产性收入	小计	0.5	1	0.5	0.2
	男	0.6	1.2	0.6	0.3
	女	0.4	0.9	0.4	0.2
家庭其他成员供养	小计	62.1	38.2	63.2	72.1
	男	47.2	24.3	46	57.6
	女	75.9	51.3	78.6	85.6
其 他	小计	1.3	1.2	1.3	1.4
	男	1.3	1	1.3	1.5
	女	1.3	1.3	1.3	1.3

资料来源:第六次人口普查。主要生活来源指被登记人主要依靠什么生活。本项目根据被登记人的情况圈填,如果某人同时有几种生活来源,选择其认为最主要的一项圈填。当被登记人难以确定时,按收入最高的圈填。

1.劳动收入。据主要依靠劳动报酬、经营利润或家庭收益(包括现金和实物收入)生活。

2.离退休金、养老金。指办理了离休、退休或退职手续,主要依靠从原工作单位或社会保险经办机构领取的离退休金(包括退职费)生活。

3.最低生活保险金。指建立最低生活保险制度的地区,家庭人均收入低于当地规定的最低生活保障线,主要依靠从政府有关部门或集体领取最低生活保障金生活的人,以及依靠民政部门发放的烈军属、五保户、残疾人等的生活抚恤金等生活。

4.财产性收入。指以资金储蓄、借贷入股以及财产运营、房屋租赁等所取得的利息、股息、红利、租金等收入。

5.家庭其他成员供养。指主要依靠家庭其他成员或亲属的供养和资助生活。

6.其他。指依靠以上几种情况之外的其他收入生活。

随着我国经济水平的不断提升, 老百姓的生活保障水平也逐年改善。根据福建省第四次城乡老年人生活状况抽样调查①数据, 2015 年福建"农业

---

① 福建省第四次城乡老年人生活状况抽样调查于 2014 年进入调查工作准备阶段,通过采用"分层、多阶段 PPS、最后阶段等概率"的近似自加权样本抽样设计的方法,确保抽取样本的全省代表性。共获得有效样本 5280 个。转载自:王德文,等.福建省第四次城乡老年人生活状况抽样调查数据分析与研究[M]//福建省老龄委办公室,编著.福建老年人生活状况与老龄事业发展研究.厦门:厦门大学出版社,2018.

户口"老年人中，与儿子同吃同住的比例为43.2％（其中含儿媳同吃同住比例为38.6％），与女儿同吃同住的比例为6.4％；福建"非农业户口"老年人中，与儿子同吃同住的比例为43.9％（其中含儿媳同吃同住比例为36.6％），与女儿同吃同住的比例为16.1％。有68％的老年人在过去一年内收到过来自其子女（孙子女）的钱（含实物）。近九成60岁及以上老年人每月都领取到养老金，男性老年人每月领取到养老金平均是1591.4元，女性老年人平均是1021.2元。"农业户口"老年人的养老金明显低于"非农业户口"的老年人。

而在海峡对岸的台湾，65岁及以上老年人中有62％与子女同住［其中12.56％与配偶及子女同住、9.81％仅与子女同住，以及2.18％与外孙子女同住、36.59％与子女及（外）孙子女同住、0.83％与父母及子女同住、0.03％与父母及（外）孙子女同住］。可见，受到中华传统孝文化的影响，福建与台湾的大部分子女承担着对其父母的赡养的义务，一半左右的子女与老年人同住。

"孝"文化核心就是延续家庭赡养与敬老精神以及社会尊老风气的建设。我国宪法第33条第3款规定："国家尊重和保障人权。"老年人权益保障法规定："老年人有从国家和社会获得物质帮助的权利，有享受社会服务和社会优待的权利，有参与社会发展和共享发展成果的权利。"说明我国已经强化了家庭和国家等主体的养老责任，在物质赡养和资金支持上做了诸多硬性规定。相较于祖国大陆，台湾地区更早构建了养老保障以及长期照护体系，从制度层面对解决社会化养老问题进行了有益实践，这在很大程度上满足了当地老年人口的养老需求。但是，有研究也指出，台湾人口的老龄化进程不断加剧了其医保的财务危机，如果没有充分的资金来源为日益庞大的消费群体提供基础支撑，必将影响未来的老年人晚年生活体验。[①]

---

① 王德文，等.福建省第四次城乡老年人生活状况抽样调查数据分析与研究［M］//福建省老龄委办公室，编著.福建老年人生活状况与老龄事业发展研究.厦门：厦门大学出版社，2018.

基于我国现实社会经济状况，无数年轻人远离父母长辈在外地工作，长年难以陪伴父母，对老年人的精神慰藉远远不够。 为此，2017 年 3 月 1 日开始实施的《福建省老年人权益保障条例》①第 27 条第 2 款规定："独生子女的父母年满六十周岁，患病住院治疗期间，用人单位应当支持其子女进行护理照料，并给予每年累计不超过十天的护理时间，护理期间工资福利待遇不变。"不少地方和单位也在探索"探老假"的形式，以期回应法律的新要求。 福建省还建立老年津贴制度，由政府供养"三无"老年人、对最低生活保障家庭和其他特殊困难的老年人给予生活和医疗救助，优先提供保障性住房；构建对失能、失独、空巢、农村留守老年人的关爱体系，建立失踪老年人信息发布平台……

2018 年 2 月初，《流感下的北京中年》②一文在网上"火爆"，作者用 2 万多字记录了其 60 岁的岳父从感冒到肺炎、进 ICU、插管、使用人工肺，以及最后去世的过程。 文章让读者感受到中华传统"孝"文化精神浓浓地渗入人们的现实生活，同时，文章又让读者有一种可惜、无奈之感。 可以看到，这篇文章的"火爆"从另一个侧面警示人们要意识到在老龄化背景下加强老年人口身心健康的重要性与必要性。 我国"未富先老"的形势严峻，从个人层面上家庭养老存在着巨大的经济负担（比如《流感下的北京中年》中讲到卖房子给岳父治病），在国家层面上医疗、保健、照护体系也有潜在的经济风险。

闽台同根同源，在中华"孝"文化积淀、人口发展状况、地缘特征和社会经济发展上具有高度相似性。 虽然由于历史原因，1949 年起闽台各自在不同政治体制下发展，但是，当下闽台同样面临人口老龄化、高龄化的问

---

① 福建省老年人权益保障条例［N/OL］.福建日报，(2017-01-24)［2018-07-02］.http://www.fujian.gov.cn/xw/mszx/201701/t20170124_1498744.htm.

② 流感下的北京中年［EB/OL］.(2018-02-13)［2018-03-26］.http://n.cztv.com/news/12837411.html.

题。 所以，探讨如何提升闽台老年人口健康水平具有"双赢互利"的现实
积极意义与研究的可行性。 故，下文将分别阐述闽台老年人口发展趋势与
老年健康促进闽台协同发展的研究意义。

第二节　闽台人口老龄化现状及发展趋势

一、福建人口老龄化现状及发展趋势

福建省现辖福州、厦门、莆田、泉州、漳州、龙岩、三明、南平、宁德
等 9 个地级市和平潭综合实验区(与其他设区市并列，区划仍属福州)，其中
包括 1 个副省级市、8 个地级市，共 28 个市辖区，13 个县级市，44 个县(含
金门县)。① 具体见表 1-2。

21 世纪以来我国人口老龄化系数与人口高龄系数增速明显，如表 1-3
所示，全国人口老龄化系数从 2000 年的 10.46 增长到 2005 年的 13.03，到
2010 年达到 13.31；同时高龄化系数也从 2000 年的 9.23 上升至 2005 年的
10.49，2010 年达到 11.66。 从老化指数②的变化趋势中可见 80 岁以上老年

---

① 福建省统计局.福建统计年鉴—2018[EB/OL].[2018-10-02].http://tjj.fujian.gov.cn/
tongjinianjian/dz2018/index-cn.htm.

② 在衡量一个地区或国家的人口老化程度时,世界普遍采用老化指数来进行测量,以反
映一个国家或地区的老化程度。所谓老化指数又称老少比,是指同一人口整体中,老年人口
与少年儿童人口数的相对比值,即每 100 个 65 岁以上人口对 14 岁以下人口的比率,指数越
高,则反映该国家或地区的高老化情况越严重,反之则越小。老化指数用来反映人口年龄结
构上下两端相对变动的趋势,以及在衡量一个地区或国家的人口老化程度。即每 100 个 65 岁
以上人口对 14 岁以下人口的比率,指数越高,则反映该国家或地区的高老化情况越严重,反
之则越小。

人数量明显上升，将有可能进入超高龄化社会（super-aged society）①，据预计 2050 年 65 岁以上老年人口将超过 20％。 从表 1-4 福建人口构成与全国平均水平的比较，可以看到，福建的老年抚养比（30.48％）略低于全国平均水平（34.28％）。 福建省于 2001 年进入人口老龄化社会，从 1990—2016 年福建省 60 岁及以上老年人口性别和年龄构成的变动趋势（表 1-5，图 1-1）可以看到，福建省老年人口的比重也在逐年持续增长。 2016 年年末，福建省 60 岁以上的老年人占总人口的 13.73％②；同年福建 60 岁以上男性老年人口比 1990 年的 3.68％增长了 2.96 个百分点，女性老年人口比 1990 年的 4.34％上升了 2.75 个百分点。 福建女性老年人口数量多于男性老年人口，其中，80 岁及以上的高龄段更加明显，这与全国的人口发展趋势一致。

表 1-2　福建省行政区划（2015 年年底）

设区市名称	县级行政单位数（个）				县级行政单位名称
	合计	县	县级市	市辖区	
总计	85	44	13	28	
福州市	13	6	2	5	鼓楼区 仓山区 台江区 马尾区 晋安区 福清市 长乐市 闽侯县 连江县 罗源县 闽清县 永泰县 平潭县
厦门市	6			6	思明区 海沧区 湖里区 集美区 同安区 翔安区
莆田市	5	1		4	城厢区 涵江区 荔城区 秀屿区 仙游县
三明市	12	9	1	2	三元区 梅列区 永安市 明溪县 清流县 宁化县 大田县 尤溪县 沙　县 将乐县 泰宁县 建宁县

①　当一个国家或地区 60 岁以上人口占总人口数的比例达到或超过 10％，或者 65 岁以上人口比例达到或超过 7％时，这样的社会即称之为"老龄化社会"。65 岁以上老年人口则将超过 20％，叫超高龄化社会（super-aged society）。本书根据来源数据的不同，有的章节是用 60 岁来界定老年人，有的章节是用 65 岁来界定老年人。

②　福建省统计局.福建统计年鉴—2016［EB/OL］.［2018-10-03］.http://tjj.fujian.gov.cn/tongjinianjian/dz2016/index-cn.htm.

续表

设区市名称	县级行政单位数(个)				县级行政单位名称
	合计	县	县级市	市辖区	
泉州市	12	5	3	4	鲤城区 丰泽区 洛江区 泉港区 石狮市 晋江市 南安市 惠安县 安溪县 永春县 德化县 金门县
漳州市	11	8	1	2	芗城区 龙文区 龙海市 云霄县 诏安县 漳浦县 长泰县 东山县 南靖县 平和县 华安县
南平市	10	5	3	2	延平区 建阳区 邵武市 武夷山市 建瓯市 顺昌县 浦城县 光泽县 松溪县 政和县
龙岩市	7	4	1	2	新罗区 永定区 漳平市 长汀县 上杭县 武平县 连城县
宁德市	9	6	2	1	蕉城区 福安市 福鼎市 霞浦县 古田县 屏南县 寿宁县 周宁县 柘荣县

数据来源:福建省统计局.福建统计年鉴—2016[EB/OL].[2018-10-03].http://tjj.fujian.gov.cn/tongjinianjian/dz2016/index-cn.htm.

表1-3　2000—2010年我国人口老龄化系数与人口高龄化系数增速比较

年份	老龄化系数	老龄化增速	高龄化系数	高龄化增速
2000	10.46	—	9.23	—
2005	13.03	24.60	10.49	13.70
2010	13.31	1.80	11.66	11.11

注:人口老龄化系数=60岁及以上人口占总人口的比重(%);高龄化系数=80岁及以上人口占总人口的比重(%)

资料来源:国务院人口普查办公室,张为民,国家统计局.中国2000年人口普查资料[M].北京:中国统计出版社,2002.

国务院全国1%人口抽样调查领导小组办公室.2005年全国1%人口抽样调查资料[M].北京:中国统计出版社,2007.

国务院人口普查办公室.中国2010年人口普查资料[M].北京:中国统计出版社,2012.

表 1-4 福建人口构成与全国平均水平的比较

地区		全国	福建省			
			合计	城市	城镇	农村
人口数（人）	合计	1332810869	36894217	12548384	8513556	15832277
	0～14 岁	221322621	5705698	1667753	1377279	2660666
	15～64 岁	992561090	28276389	10150399	6532331	11593659
	65 岁以上	118927158	2912130	730232	603946	1577952
占总人口比重（%）	0～14 岁	16.61	15.47	13.29	16.18	16.81
	15～64 岁	74.47	76.64	80.89	76.73	73.23
	65 岁以上	8.92	7.89	5.82	7.09	9.97
抚养比（%）	总抚养比	34.28	30.48	23.62	30.33	36.56
	少儿抚养比	22.30	20.18	16.43	21.08	22.95
	老年抚养比	11.98	10.30	7.19	9.25	13.61

资料来源：国务院第六次全国人口普查办公室.2010 年第六次全国人口普查主要数据[M].北京：中国统计出版社，2011.

表 1-5 1990—2016 年福建省 60 周岁以上老年人口性别和年龄构成的变动趋势

单位：%

年份	性别	年龄分组					合计
		60～64 岁	65～69 岁	70～74 岁	75～79 岁	80 岁及以上	
1990	男	1.52	1.01	0.63	0.34	0.18	3.68
	女	1.43	1.09	0.81	0.56	0.45	4.34
	合计	2.95	2.10	1.44	0.90	0.63	8.02
2000	男	1.52	1.26	0.96	0.53	0.33	4.60
	女	1.35	1.23	1.03	0.70	0.64	4.95
	合计	2.87	2.49	1.99	1.23	0.97	9.55
2010	男	1.83	1.29	1.09	0.77	0.65	5.63
	女	1.69	1.18	1.07	0.87	0.98	5.79
	合计	3.52	2.47	2.16	1.64	1.63	11.42

续表

年份	性别	年龄分组					合计
		60～64岁	65～69岁	70～74岁	75～79岁	80岁及以上	
2014	男	2.31	1.48	1.05	0.81	0.68	6.33
	女	2.33	1.43	1.03	0.92	0.97	6.68
	合计	4.64	2.91	2.08	1.73	1.65	13.01
2015	男	2.45	1.55	1.04	0.78	0.68	6.50
	女	2.51	1.52	1.04	0.87	0.97	6.91
	合计	4.96	3.07	2.08	1.65	1.65	13.41
2016	男	2.53	1.61	1.05	0.76	0.69	6.64
	女	2.60	1.61	1.06	0.84	0.98	7.09
	合计	5.13	3.22	2.11	1.60	1.67	13.73

数据来源：福建省统计局福建统计年鉴—2017［EB/OL］.［2018-10-03］.http://tjj.fujian.
gov.cn/tongjinianjian/dz2017/index-cn.htm.

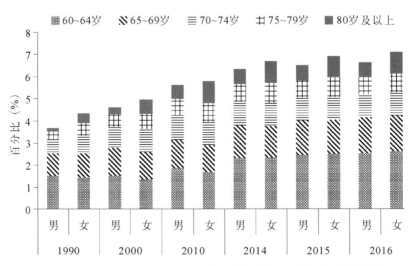

图 1-1　福建省 1990—2016 年 60 岁及以上老年人口性别和年龄构成

二、台湾地区人口老龄化现状及发展趋势

台湾地区总面积约 3.6 万平方千米。 截至 2015 年年底台湾的人口约 2349 万人。 其中男性 1171 万人、占 49.85％，女性 1178 万人、占 50.15％。 图 1-2 为台湾老年人口发展趋势。 台湾于 1993 年正式迈入老龄化社会（65 岁以上人口占总人口比率达到 7.1％[1]），于 2017 年 65 岁及以上老年人口占总人口比率为 13.86％。 据《2016—2061 年人口推估》，2026 年台湾将成为超高龄社会（65 岁及以上老年人口占总人口比率超过 20％）。[2] 65 岁及以上占总人口比率将逐年攀升，预估至 2061 年为 38.8％，即约每 3 人中，就有 1 名为 65 岁以上的老年人。 深入分析 65 岁及以上老年人的年龄分布，参见表 1-6，可以发现台湾地区老年人口将朝向超高龄发展：65～74 岁老年人将由 2016 年 57.3％下降为 2062 年 39.6％，而 85 岁以上超高龄老年人的占比将由 2016 年 11.5％上升为 2062 年 23.3％，约每 10 人中有 4 人为 65 岁及以上老年人口，而 4 个老年人中将有 1 位是 85 岁以上的高龄老年人。 表 1-7 为台湾地区老龄化发展及抚养比的发展趋势，有研究发现 2006 年台湾每 7.2 位工作年龄人口需扶养一位老年人，但是，到 2026 年将变成 3.3 位台湾人必须扶养一位老年人。[3] 如图 1-3 为台湾从 1991—2017 年老化指数。[4] 可见，和福建省老年人口相比，台湾 60 岁及以上老年人口所占比重相对较高，老龄化速度更快，老龄化程度更加严重。 2012 年的世界健康日时，

---

① 根据联合国的分类，当一个国家或地区 60 岁以上人口所占比例达到或超过总人口数的 10％，或者 65 岁以上人口达到或超过总人口数的 7％时，其人口即称为"老年型"人口；65 岁及以上的人口分别占总人口的 7％～14.9％、15％～20％和超过 20％时，其人口则被认为是分别是"老龄化""高龄化""超高龄化"。

② 根据联合国的分类，当一个国家或地区 65 岁及以上的人口分别占总人口的 7％～14.9％、15％～20％和超过 20％时，其人口则被认为是分别是"老龄化""高龄化""超高龄化"。

③ 詹火生,林建成.台湾人口高龄化的困境与政策挑战[J].社会保障研究,2006(2):125.

④ 老化指数公式为 65 岁以上人口÷(0～14 岁人口)×100％。

WHO 预计到 2050 年，全球不再能够照顾自己的老年人数量将增加四倍（比
2012 年时的人数）。[①] 同样，闽台两岸老年人口数量尤其高龄老年人口数量
的持续增加，养老照护问题将是闽台共同要面临的挑战，如何增强老年健康
促进值得深入探讨。

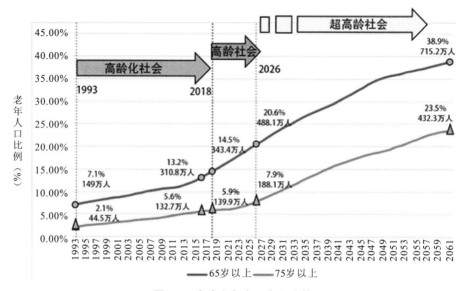

图 1-2　台湾老年人口发展趋势

注:2018 年以后的人口数据为推估值。

资料来源:

1.台湾当局主管部门(2016)。人口推估(2016 年至 2061 年)数据中推估。取自
https://www.ndc.gov.tw/Content_List.aspx? n＝84223C65B6F94D72。访问日期:
2018 年 8 月 1 日。

2.台湾当局主管部门(2016)。台湾当局主管部门统计月报 1.11 资料历年单龄人
口数、人口年龄中位数。http://goo.gl/05LIA4。访问日期:2018 年 8 月 1 日。

---

① Are You Ready? What You Need to Know about Ageing[EB/OL]. [2018-04-09].ht-
tp://www.who.int/world-health-day/2012/toolkit/background/en/index2.html.

表 1-6 台湾地区 65 岁以上各年龄段老年人口年龄结构的推算

单位:千人(%)

年份	65～74 岁	75～84 岁	85 岁以上	合计
2016	1782(57.3)	969(31.2)	358(11.5)	3108(100)
2021	2513(63.2)	1038(26.1)	423(10.6)	3974(100)
2031	3217(56.1)	1957(34.1)	557(9.7)	5731(100)
2041	3173(46.6)	2532(37.2)	1110(16.3)	6815(100)
2051	3299(44.6)	2539(34.4)	1553(21.0)	7391(100)
2061	2829(39.6)	2660(37.2)	1663(23.3)	7152(100)

数据参考:台湾政府发展委员会,2016—2061 年人口推估,2016.http://goo.gl/d4kckk.访问日期:2018 年 8 月 3 日。

表 1-7 台湾地区老年抚养比

单位:%

年份	人数(万人)	65 岁老年抚养比			0～14 少儿抚养比(%)
		占总人口(%)			
		低	中	高	
2006	226	9.9	9.9	9.9	18.2
2026	475	19.8	20.6	21.2	11.3
2051	686	32.3	37.0	40.2	7.8

资料来源:台湾地区"行政院经济建设委员会":"人力运用与规划——2006—2051 年人口推计",2006 年 6 月,网址:http://www.ce.cn/xwzx/gnsz/gdxw/200606/20/t20060620_7433049.shtml.访问日期:2017 年 12 月 24 日。

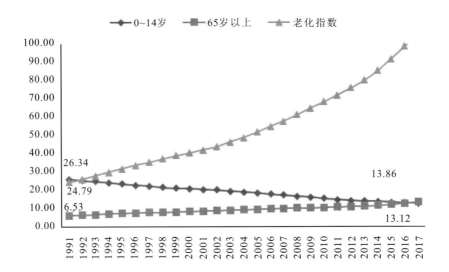

图 1-3　台湾地区老化指数发展趋势

注:老化指数公式为 65 岁以上人口÷(0~14 岁人口)×100%。

资料来源:台湾有关当局(2018)。历年全国人口统计资料/06 三阶段人口及抚养比。

取自 https://www.ndc.gov.tw/Content_List.aspx? n=84223C65B6F94D72.访问日期:

2018 年 8 月 1 日。

第三节　急迫的社会问题与健康促进的研究意义

一、慢性病高发与老年疾病负担不断加重

所有老龄化社会都要面临的共同挑战是,在不降低老年人口照料质量和生活质量的前提下,控制不断增长的医疗费用支出。 第五次国家卫生服

务调查分析报告提示，2013 年我国 60 岁及以上的老年人两周患病率[①]为 56.9%（城市 66.9%，农村 45.8%）；慢性病患病率为 71.8%（城市 81.1%，农村 61.6%），16.2% 的老年人患有 2 种及以上慢性病。[②] 所谓慢性病，即慢性非传染性疾病（chronic non-communicable diseases）的简称，是一类起病隐匿，病程长且病情迁延不愈，缺乏确切的传染性生物病因证据，病因复杂，且有些尚未完全被确认的疾病的概括性总称。 常见的慢性病主要有心脑血管疾病、癌症、糖尿病、慢性呼吸系统疾病，其中心脑血管疾病包含高血压、脑卒中和冠心病。 图 1-4 为 1993 年至 2013 年国家卫生服务调查获得的我国老年人慢性病患病率的变化情况，可见，20 年来城乡老年人口的慢性病患病率持续上升，近 10 年来的增长速度快于前 10 年；城市地区慢性病患病率始终高于农村地区，但城乡差距逐渐缩小，图 1-4 还提示了农村老年人的慢性病患病率由 1993 年的 37.8% 提高到 2013 年的 61.6%，将接近翻番。 两周患病率和慢性病患病率作为衡量居民病伤和健康状态以及卫生服务需要的一项重要基础指标，该指标的快速上升有其积极的方面，如随着居民健康意识的提高、基本医疗卫生制度的建立、均等化公共卫生服务的开展，老年人保健及高血压等慢性病管理工作的加强，使以前未发现的慢性病，通过健康体检、医疗机构就医等得到了明确的诊断。

另外，第五次国家卫生服务调查分析报告还显示，由于经济社会的发展、人口老龄化程度的加重、疾病模式的转变、医疗新技术的广泛应用，以及基本医疗卫生制度的逐步建立，居民对医疗服务利用水平不断提高，2013 年我国城乡居民医疗卫生服务利用达到历史最高水平；最近 10 年居民住院率增加了 150%，呈现快速上升的趋势。 结合我国近几十年医改政策的变

---

① 两周内患病人数或人次数/调查总人数之比（百分率或千分率），是反映卫生服务需要的指标。

② 2013 第五次国家卫生服务调查分析报告[R/OL]．[2018-04-09]．http://www.nhfpc.gov.cn/mohwsbwstjxxzx/s8211/list.shtml.

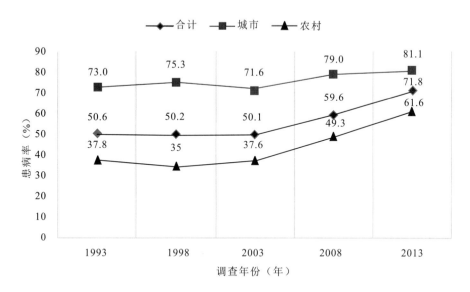

图 1-4　我国不同年份调查老年人慢性病患病率的变化情况

化历程，住院率快速增加有其合理性和值得肯定的一方面，比如，1993 年
到 2003 年的 10 年间，由于医疗费用上涨、医疗保险覆盖和保障力度不足以
及医疗供给能力有限等原因，我国居民的住院率变化不大，甚至有相当多的
需住院患者未能住院。 但是，随着人口老龄化程度的加剧、城镇化进程的
加快，两周患病率和慢性病患病率的不断增长[1]提示了居民卫生服务需要量
还会继续增加，这将对居民生活和家庭经济造成压力，增加经济社会发展负
担并使卫生总费用进一步增长。[2]

---

① 居民两周患病率由 2008 年 18.9％提高到 2013 年的 24.1％。60 岁以上老年人慢性病
患病率由 1993 年 50.6％提高到 2013 年的 71.8％。资料来源：2013 第五次国家卫生服务调查
分析报告［R/OL］.（2016-10-26）［2018-04-09］.http：//www.nhfpc.gov.cn/mohwsbwstjxxzx/
s8211/list.shtml.

② 2013 第五次国家卫生服务调查分析报告［R/OL］.（2016-10-26）［2018-04-09］.http：//
www.nhfpc.gov.cn/mohwsbwstjxxzx/s8211/list.shtml.

人口健康变化的简化路径：暴露风险因素→疾病或障碍→功能丧失→残障→死亡。慢性病的高发率是造成老年阶段功能丧失和残障的主要原因之一。Chatterji 等利用欧美发达国家数据进行研究，结果提示由于物质生活环境的改善以及康复医学进步等原因，人类生命历程中老年阶段功能丧失和残障的存活期得到延长。[①] Prince 等研究表明，全球疾病总负担的23％是用于 60 岁以上患有疾病的老年人，其中，老年人心血管疾病的花费比例为 30.3％，恶性肿瘤所占比例为 15.1％，慢性呼吸系统疾病所占比例为9.5％，肌肉骨骼疾病所占比例为 7.5％，神经和精神障碍所占比例为6.6％。[②] 可见，慢性病是影响老年人口健康水平的主要原因之一。Brooks-wilson 的研究表明，老年人口中大约只有 25％的健康或功能性问题是由基因决定的，其余 75％与不良健康行为的累积效应和整个生命过程中的不公平境遇呈现很强的关联性。[③] 吸烟、酗酒、高脂高油、高盐高糖、超重肥胖、缺乏运动等不良生活方式均是脑卒中、心脏病、糖尿病、肿瘤等慢性疾病的危险因素，这些危险因素在我国城乡地区尚未得到有效控制。第五次国家卫生服务调查发现：2013 年我国 15 岁及以上人口的饮酒率也比2008 年有所增加（男性达到 28.0％、女性 2.0％）；15 岁及以上调查人口不主动体育锻炼率为 72.2％（城市 58.1％、农村 86.4％），18 岁及以上人口中超重和肥胖者分别为 24.8％和 5.4％。[④] 据郑晓瑛、陈立新的研究，2000 年中国

① Chatterji S，Byles J，Cutler D，et al.Health，Functioning，and Disability in Older Adults-present Status and Future Implications[J].Lancet，2015，385(9967)：563-75.

② Prince M J，Wu F，Guo Y，et al. The Burden of Disease in Older People and Implications for Health Policy and Practice[J].Lancet，2015，385(9967)：549-562.

③ Brookswilson A R.Genetics of Healthy Aging and Longevity[J]. Human Genetics，2013，132(12)：1323-1338.

④ 2013 第五次国家卫生服务调查分析报告[R/OL].(2016-10-26)[2018-04-09].http：//www.nhfpc.gov.cn/mohwsbwstjxxzx/s8211/list.shtml：142-145.

老龄人口医疗费用占国民生产总值的 0.48％，2020 年将增长超过 5 倍达 3.06％。[①] 然而，我国相应的老年医疗服务却远远未能反映该趋势，一方面长期以来对人群健康管理重视不足，导致老年人群带病、带残比例较高，不健康预期寿命延长，降低了老龄及高龄人群的生活和生命质量；另一方面，国民收入中用于医疗等消费大幅上升，社会保障支出显著增高，大大增加了社会及家庭的经济负担。图 1-4 提示慢性病在我国老年居民中的流行趋势仍然处于上升通道，对个人、家庭、经济和社会的危害还会持续加重。因此，Lancet 发表了系列研究均一致呼吁公共政策要很好地回应人口老龄化发展趋势，回应不断增长的巨额医疗费用。[②]

曾毅等预测，假定老年人健康状况每年相对上一年改善 1％，那么我国 2030 年、2040 年和 2050 年家庭照料（不包括医疗费用）总成本将分别节省 3667 亿元、10709 亿元和 22194 亿元；如加上医疗费用，健康改善所节省的开支将更加惊人。[③] 根据第四次中国城乡老年人生活状况抽样调查成果[④]，2015 年全国城乡老年人自报需要照护服务的比例为 15.3％，分城乡来看，城镇老年人自报需要照护服务的比例为 14.2％，农村老年人自报需要照护

---

① 郑晓瑛，陈立新.中国人口老龄化特点及政策思考[J].中国全科医学，2006，9(23)：1919-1923.

② Beard J R，Bloom D E. Towards a Comprehensive Public Health Response to Population Ageing[J].Lancet，2015，385(9968)：658-661.Bloom D E，Chatterji S，Kowal P，et al. Macroeconomic Implications of Population Ageing and Selected Policy Responses[J].Lancet，2015，385(9968)：649.Brownell K D，Roberto C A，Brownell K D，et al.Strategic Science with Policy Impact[J].Lancet，2015，385(9986)：2445-2446.

③ 模型是与老人健康状况保持不变的假定方案相比较。曾毅，陈华帅，王正联.21 世纪上半叶老年家庭照料需求成本变动趋势分析[J].经济研究，2012(10)：134-149.

④ 第四次中国城乡老年人生活状况抽样调查成果发布[EB/OL].(2016-10-10)[2018-05-04].央广网，http://old.cnr.cn/2016csy/gundong/20161010/t20161010_523186698.shtml. 该调查范围为全国 31 个省、自治区、直辖市(港澳台地区除外)和新疆生产建设兵团，样本涉及 466 个县(市、区)，抽样比约为 1.0‰，调查有效样本为 22.017 万份。

服务的比例为 16.5%。 分年龄段来看，79 岁及以下的老年人自报需要照护服务的比例为 11.2%，80 岁及以上老年人自报需要照护服务的比例为 41.0%。 可以发现随着我国人口老龄化及高龄化的发展趋势，老年人口疾病负担的严峻性不容小觑。

人体器官及骨骼肌肉等系统的功能在成长过程在不断加强，在成年早期达到高峰，此后自然下降。 下降的速度至少部分取决于我们在整个生命历程中的行为和暴露风险的程度。 这些包括我们吃的食物，我们身体的活跃程度以及我们面临的健康风险，例如吸烟、酗酒或接触有毒物质等。 总之，人类的健康受到了社会、经济、环境、个人特征、行为等多种因素的影响。 当下由于工业化、城镇化、生态环境、生活方式不断变化，居民的健康面对多种疾病的威胁，故与生活方式密切相关的慢性病呈井喷的发展趋势。 在 2016 年联合国总部可持续发展目标座谈会上提到，健康作为一项普遍权利，是日常生活的基本资源，是所有国家或地区共享的社会目标和政治优先策略。① 健康不仅是健康目标本身，健康对于促进其他可持续发展的目标也是非常重要的。"没有人的健康，一切的发展都是没有可能的"，实践也证明了加强健康促进，提高健康素养，是提高人类健康水平最根本、最经济、最有效的措施之一。② 所以，无论是从闽台人口老龄化的发展趋势，还是从闽台的社会经济发展的压力，都警示加强老年人口健康管理与促进势在必行，只有制定并实施更多让老年人口保持健康状态的对策，才是应对人口老龄化最积极有效的路径。

---

① 国家卫计委就《关于加强健康促进与教育的指导意见》有关情况举行新闻发布会 [EB/OL]. (2016-11-18) [2018-04-20]. http://www.scio.gov.cn/xwfbh/gbwxwfbh/xwfbh/wsb/Document/1519991/1519991.htm.

② 国家卫计委就《关于加强健康促进与教育的指导意见》有关情况举行新闻发布会 [EB/OL]. (2016-11-18) [2018-04-20]. http://www.scio.gov.cn/xwfbh/gbwxwfbh/xwfbh/wsb/Document/1519991/1519991.htm.

二、闽台老年健康促进协同发展的研究意义

WHO 于 1986 年在《健康促进渥太华宪章》(Ottawa Charter for Health Promotion)(以下简称《渥太华宪章》)中最早提出健康促进(Health Promotion)。 在 WHO 官网上①这样界定:"健康促进是促使人们维护和提高自身健康的全过程,是协调人类与环境的战略,它规定了个人与社会对健康各自所负的责任。"(Health promotion is the process of enabling people to increase control over, and to improve, their health.It moves beyond a focus on individual behaviour towards a wide range of social and environmental interventions.)健康促进是以"4P"为核心精神,包括推动增进健康(promotion)、预防疾病(prevention)、安全防护(protection)、民众与跨领域的参与(participation)等方面,全面营造健康环境,支持民众学习健康、选择健康,避免不健康行为实践健康生活。② 健康促进是指一切能促使行为和生活条件向有益于健康改变的教育和环境支持的综合体。 1995 年 WHO 西太区办事处发表的《健康新视野》(New Horizons in Health)中提出:"健康促进指个人与其家庭、社区和国家一起采取措施,鼓励健康的行为,增强人们改进和处理自身健康问题的能力。"③WHO 前总干事布伦特兰在 2000 年的第五届全球健康促进大会上解释:"健康促进就是要使人们尽一切可能让他们的精神和身体保持在最优状态,宗旨是使人们知道如何保持健康,在健康

---

① WHO.Health Topics Health Promotion[EB/OL].[2018-04-06].http://www.who.int/topics/health_promotion/en/♯.

② 郑惠美.台湾地区健康促进之理念与实务[J].海峡预防医学杂志,2016,22(1):67-69.

③ 胡新光,曹春霞,李浴峰.论健康促进在"健康中国"战略中的应用[J].医学与社会,2017,30(4):64-67.

的生活方式下生活，并有能力做出健康的选择。"①所以，健康促进不仅是一个概念，也是一种方法，更是一套完善、周密的程序设计和实施，使民众从事有益健康的活动从而达到提高健康水平的过程。

《渥太华宪章》发表以来，这些具有变革性、实践性、深远影响、基于证据的健康促进策略为人类社会的健康发展提供了指南，引导人们对所有健康决定因素采取行动，赋予人们增强维护自身健康的能力，确保拥有以人为本的卫生系统。2016年第九届全球健康促进大会在上海成功召开。《上海宣言》提到"我们将为健康做出大胆的政治选择"。② 具体内容为"我们正面临着全球健康促进的新情况。人民的健康再也不能与地球的健康分离，单靠经济增长再也不能确保健康水平的提高。健康安全挑战越来越多，强大的商业力量正在努力阻碍健康。广泛存在的全球健康危机就是这些快速变化的证明，需要我们同舟共济、共谋出路。解决不可接受的健康不公平不仅需要跨部门和跨地区的政治行动，还需要在全球范围开展联合行动。如果要做到'一个都不能少'，就需要采取果断的行动，保护妇女、流动人口和越来越多受到人权和环境危机影响的人们的权利。我们将优先选择良好治理、以城市和社区为平台的地方行动和通过提高健康素养的人民赋权，创新发展，共享健康，并致力于解决最脆弱群体的健康问题"。

刘路和史曙生③利用 Web of Science TM 核心合集数据库，选择 SSCI (Social Sciences Citation Index)和 A & HCI(Arts & Humanities Citation In-

---

① 世界卫生组织总干事布伦特在第五届全球健康促进大会上的发言，见李新华主译.第五届全球健康促进大会技术报告，2002；马云祥，闫旭霞.第五次全球健康促进大会简讯[J].河南预防医学杂志，2001，12(2)：127-127.

② 2030可持续发展中的健康促进上海宣言[EB/OL].(2016-11-01)[2018-04-06]. http://www.who.int/healthpromotion/conferences/9gchp/shanghai-declaration/zh/.

③ 刘路，史曙生.国际健康促进研究的演进脉络与前沿热点——基于 CiteSpace V 的文献计量与可视化分析[J].沈阳体育学院学报，2017，36(6)：69-76.

dex)的期刊,以"health promotion"为主题对 2005—2016 年所收录的文献进行检索,大约有 3839 篇主题为健康促进的研究论文[①],作者将其进行梳理后认为,2005—2016 年国际健康促进研究可分三个阶段:第一阶段(2005—2007)主要为探讨健康促进的预防与干预的基本手段,如通过体力活动(运动)和健康教育等手段进行健康干预;第二阶段(2008—2012)更加重视对目标人群的健康干预与促进,针对不健康的行为展开理论研究和实证分析;第三阶段(2013—2016)研究的目标人群转向中老年人,更加关注各类疾病对健康的困扰与危害,特别是心血管疾病和心理疾病,同时更加重视健康政策的制定与实施研究。可见,近几年健康促进的国际研究动态所涌现出来热点话题之一就是围绕老年健康促进议题。

新中国成立以来,我国健康促进事业取得丰硕成果。例如,人口预期寿命不断提高以及居民主要健康指标总体上优于中高收入国家的平均水平,这些均证明了我国预防保健、健康教育以及爱国卫生运动的成效。綦翠华[②]利用全国(未包括台湾地区)2003—2012 年的政府统计数据,对健康查体、健康教育(此处仅为健康讲座与健康咨询统计)、农村人均年消费乳制品、农村饮用自来水比率(此为膳食结构改变的代表性指标)等指标与 60 岁及以上年龄别老年人口死亡率下降值(具体为 2010 年比 2005 年的下降值)进行相关分析,发现它们之间存在高强度相关,故綦翠华指出近十年我国大力推行的健康教育、健康查体、膳食改变等健康促进,对降低我国 60 岁及以上各年龄组死亡率均有十分重要的影响和作用。参见表 1-8。 21 世纪初以来,我国的健康教育模式向健康教育与健康促进并存的模式转变,2008 年以健康素养促进为核心,2013 年以健康促进为主成立了国家卫生计生委宣传司健康促进处。近年来,卫计委发布的《全民健康素养促进行动规划

---

① 剔除没有文献作者、标题、关键词、来源出版物或摘要等信息的论文后的数量。

② 綦翠华.健康促进与人口高龄化[J].山东社会科学,2014(10):66-70.

（2014—2020 年）》《"十三五"全国健康促进与教育工作规划的通知》，在全国范围内大力开展健康素养宣传推广，启动健康促进县（区）、健康促进场所和健康家庭建设活动，全面推进控烟履约工作，健全健康素养监测系统，在卫生部门的主导下积极推出的各种大型健康教育活动。 仅 2003 年，全国各级健康机构中有 36％与电台电视台合作开办栏目，其中有 18％的省级健康教育机构、45％的地市级健康教育机构、35％的县级健康教育机构与电台电视台合作开办健康教育栏目；另外各种形式的宣传制品也大量涌现；仅仅 2003 年里健康教育机构就制作了各种健康教育宣传材料达 4.60 亿份，是 2002 年的 2.5 倍。[①] 但是，研究指出我国大型健康促进项目往往面向全体居民，忽视了老年人群的特点，导致实际收益不高。[②] 由于我国老年群体文化程度普遍偏低，获取和接受健康信息的能力有限，对知识的理解程度较差。 研究[③]发现我国很多老年人不了解营养结构搭配，未注意低盐低脂，尤其农村老年人高盐饮食的比例明显高于城市老年人。 吸烟与慢性病发病呈正相关，我国老年人群吸烟比例仍较高，我国农村老年人中 30.9％～39.74％在吸烟，城市中被动吸烟的比例较大。 体育锻炼可改善生活质量降低慢性病死亡率，但是，匮乏的锻炼和不科学的膳食使得肥胖/超重现状在老年人中较普遍。 另外，我国城乡现有居住环境从规划布局、交通、安全、设施、室内装修设计等方面都存在难以适应居家养老的情况。 总之，针对老年健康促进的研究亟待加强。

---

① 綦翠华.健康促进与人口高龄化[J].山东社会科学,2014(10):66-70.

② 陈轶惜,刘虹.中国老年人健康促进研究进展[J].中国老年学杂志,2017(10).

③ 魏咏兰,贾勇,王琼,等.社区老年人健康促进效果评价[J].中国慢性病预防与控制,2006,14(1):46-48;甘志高,卓家同.中国行为危险因素监测系统概述[J].现代预防医学,2003,30(4):550-552;刘戈,牟培陆,刘巧贞.既有居住社区居家养老模式路径设计[J].城市发展研究,2017(3).

表 1-8　健康促进与 60 岁及以上老年人口死亡率下降值相关系数

健康促进的主要指标	与 60 岁以上老年人口死亡率下降值相关系数
健康查体	0.7352
健康教育	0.8603
农村人均年消费奶制品	0.7708
农村饮用自来水比率	0.6406

资料来源:綦翠华.健康促进与人口高龄化[J].山东社会科学,2014(10):66-70.

　　由于台湾地区比福建更早迈入老龄化社会(福建是 2001 年;台湾是 1993 年),所以,台湾地区更早开展老龄健康促进。台湾通过推动健康促进加强卫生教育,结合民间力量,全面营造健康环境,支持民众学习健康、选择健康,避免不健康行为实践健康生活;并规划适合人生各阶段的预防保健服务及健康促进政策,结合各部门、县市、公民营团体、企业,以渥太华健康促进的 5 大行动纲领①为方针,通过组织营造机会、产生动力,因地制宜,使健康行为的选择与执行变得容易,形成风气,引导不同领域的民众动起来迈向健康,降低健康不平等,实现全民健康。在老年人经常出入的场所,推展高龄老年人防跌运动,强化其肌力、步态与平衡,另配合小区与居家环境评估等多元方式,推行老年人防跌工作;结合老年友善(age-friendly)城市、安全小区、小区健康营造及小区关怀据点,依据小区老年人特质与需求,共同推动小区老年人健康促进,推动的健康议题包括健康饮食、运动、跌倒、老年人用药安全、慢性病预防、健康筛检与血压量测等;增进及维护中老年人健康,预防及推迟慢性病发生,增进病患、家属与照顾者生活质量

---

　　① 渥太华健康促进的 5 大行动纲领主要为:(1)制定健康的公共政策;(2)构建支持性环境;(3)强化社区性行动;(4)发展个人技能;(5)调整卫生服务方向提供多元服务。参考资料:台湾行政主管部门;《老人健康促进计划》,2009—2012,2009 年 3 月 27 日。

都是重要措施。①

美国密执安大学经过 20 多年的研究得出了这样一个结论，即 90％的个人和企业通过健康管理后，其医疗费用降到原来的 10％；相比之下，10％的个人和企业没有进行健康管理，其医疗费用比原来上升 90％。② 日本的实践也证明通过健康管理可以降低危险因素从而医疗费用的开支、减少住院的时间与医疗费用的净支出。③ 健康管理与促进目的在于使病人以及健康人群更好地恢复健康、维护健康、促进健康，健康管理最重要的目的是变被动的疾病治疗为主动的预防疾病，能有效地利用有限的资源达到最大的健康效果，并通过健康管理改变人们的不良生活方式，包括过重的压力造成精神紧张、过多的应酬、吸烟、过量饮酒、缺乏运动、过度劳累等危害人体健康的不良因素，通过健康管理减少疾病的发生发展，降低医疗费用，从而提高生活质量，使每一个人更加幸福快乐。④

健康管理可适用于所有人群，即健康人群、亚健康人群、急性病患者、慢性病患者。 对于老年人口健康管理主要内容包括采集信息，评估健康危险因素，进行健康咨询与指导，制定健康促进干预计划，以达到改善健康状况、防治慢性非传染性疾病的发生和发展、提高生命质量、降低医疗费用的目的，有效地利用有限的资源达到最大健康效果。 对老年人口进行健康管理的意义，更多体现在健康风险评估，通过健康风险评估预防慢性病，它是通过所收集的大量的个人健康信息，分析建立生活方式、环境、遗传等危险因素与健康状态之间的量化关系，预测个人在一定时间内发生某种特定疾

---

① 郑惠美.台湾地区健康促进之理念与实务[J].海峡预防医学杂志,2016,22(1):67-69.

② 赵惠芬,李红.老年人健康管理现状及发展方向[J].国际老年医学杂志,2008,29(4):187-189;李利斯,刘宝花.我国健康管理发展的现状及前景[J].临床和实验医学杂志,2009(3).

③ 木下由美子.在宅看护论[M].东京:医齿药出版株式会社,1999:192-205.

④ 颜美琼.健康管理概述[J].上海护理,2006,6(4):72-75;王光荣,龚幼龙,施永兴.小康社会社区卫生服务发展策略[M].上海:复旦大学出版社,2004.

病或因为某种特定疾病导致死亡的可能性，并据此按人群的需求提供有针对性的控制与干预，以帮助人们用最少的成本达到最大的健康效果。 健康管理在我国还是一个新概念，公众的认知度还不高，健康管理的一些理念目前还不能被公众所接受，我国多数公民对健康的认识还停留在疾病治疗和自我保健上，相关的研究也比较欠缺。 随着人口老龄化，如果没有加强老年人口的健康管理，那么逐年增长的老年人医疗费用将对家庭、社会造成巨大的经济负担。

只有健康的人口才能促使社会进步，所以健康管理不单是个体的需求也是社会的需求。 随着人类社会经济的发展以及人文文化的进步，很多国家都很重视社会福利事业，使人们保护健康与防治疾病已不单是个人行为，而成为社会行为，社会多部门承担着人口健康管理的责任。

但是，很多现代人都习惯于"生病就医"的医疗模式，在尚无明显症状的情况下对自己的健康状况不重视，甚至不了解。 虽然我国目前基本上实现全民医保，但是，医保也只能满足人们医疗需求，只有生病之后才能使用，当人们处于"亚健康"状态以及"高危"状况下，医保不提供任何解决方案。 很多疾病是可以预防的，关键是要找出隐藏在人群中可能引起疾病的危险因素，并加以预防和解决（即早期诊断早期治疗）。 所以，新时期下对健康管理健康促进重新认识有其重要现实意义。

近十多年来，我国老龄化问题日益突出。 我国人口老龄化的总体特点是：基数大、速度快、底子薄、负担重，是"未富先老"。 然而，健康管理在我国还是一个较新概念，公众的认知度还不高，健康管理的一些理念目前还不能被公众所接受，我国多数公民对健康的认识还停留在疾病治疗和自我保健上。 随着人口老龄化，如果没有加强老年人口的健康管理，那么逐年增长的老年人医疗费用将对家庭、社会造成巨大的经济负担。 另外，国民收入中用于医疗等消费大幅上升，社会保障支出显著增高，大大增加了社会及家庭的经济负担。

在人生的不同阶段，健身行为有不同的影响因素。进行老年人健康促进时，应从影响老年人健身的各项影响因素出发，消除各种不利因素，推动老年人健身行为的发生和持续。要促进老年群体的健身行为，要以老年人的身体特点为基础，从不同的视角分析老年人健身行为的影响因素，邀请相关领域内不同学科、不同领域的专家共同分析，共同探索，合力解决这个问题。比如：建立适合老年人生理、心理的活动场地；开发符合老年人身心特点的运动器械；消除患有慢性病老年人因所患疾病给健身造成的疑虑等等。

图 1-5 展示了来自美国的一项健康促进的研究结果，印证了相比没有进行健康干预的老年人群而言，采取健康干预，如为老年人提供健康的膳食结构指导、提供适合老年人锻炼的活动场所等，都有助于防止他们良好健康行为的下降，促进他们更好保持健康的生活方式。

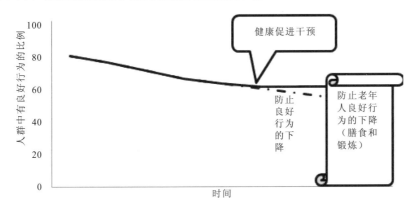

图 1-5 美国健康干预对老年人健康的影响

资料来源：劳伦斯·W，马歇尔·W.克鲁特.加纳康促进计划设计［M］.上海：上海医科大学出版社，1994：23.

2016 年，中共中央、国务院发布了《"健康中国 2030"规划纲要》，确立了以促进健康为中心，将"健康中国 2030"理念融入公共政策制定实施全过程，以统筹维护人民群众健康。我国是世界上老龄化速度最快的国家之一，也是世界上老年人口绝对数最多的国家。 截至 2017 年年底，我国 60 岁以上老年人人口已达 2.41 亿人，占总人口的 17.3％。 随着老龄化趋势的加剧，老年人口的健康问题也不断凸显。

但是，从大健康的理念和视角探讨闽台老年健康促进协同发展的研究却寥寥无几[①]，吴宏洛在《闽台养老模式差异与合作机制研究》中提到台湾"长庚养生文化村"为代表的养老服务业把供应链管理思想融入养老服务业，通过链式优化管理，打造"医、养、护、乐、健"一体化功能的养老院舍，作为成功的商业模式。 福建社会化养老服务业正处于探索起步阶段，借鉴台湾经验合作发展养老服务业独具"五缘"优势。 如此，通过创设闽台老龄服务业合作机制，可大大提升福建养老服务业的发展水平。 然而，很多研究都缺乏系统化的深入探讨闽台协同发展的机制。 笔者认为从大健康的理念和视角，探讨闽台老年健康促进协同发展机制的研究具有时代的现实意义。 它是顺应当下我国推动老龄事业与产业高质量发展的形势要求。 习近平总书记在党的十九大报告中指出"我国经济已由高速增长阶段转向高质量发展阶段，正处在转变发展方式、优化经济结构、转换增长动力的攻关期"。 我国社会经济发展的基本特征也发生了重大转变。 新华社评论，"高质量发展是坚持改革创新的发展，是更加公平、更为协调的发展，让发展成果惠及全体人民；高质量发展，是不断满足人民日益增长的美好生活需要的发展，要提高保障和改善民生水平"。 因此，推动闽台老龄事业与产业高质量发展，是适应我国社会主要矛盾变化和全面建成小康社会、全面建设社会主义现代化国家的必然要求，符合当前和今后一个时期的发展思路。

---

① 金晓彤,戴美华.台湾地区人口老龄化对经济社会的影响研究[J].人口学刊,2012(5)：72-80;吴宏洛.闽台养老模式差异与合作机制研究[J].福建论坛(人文社会科学版),2013(3)：154-159.

三、兼论性别协同发展的必要性

WHO 公布的《2014 年世界卫生统计》显示，世界各地的人们活得更长了，从全球平均情况来看，2012 年出生的女性预期可活到约 73 岁，男性到 68 岁。 在世界所有地方，女性寿命都要长于男性。 男女之间的期望寿命差距在高收入国家更为显著，女性寿命约比男性长 6 年。 在低收入国家，这一差距约为 3 年。[①] 在我国（未包括台湾地区），2010 年的女性平均预期寿命为 77.37 岁，男性平均寿命为 72.38 岁，女性比男性高出 4.99 岁。[②] 2015 年台湾地区女性平均预期寿命为 82.3 岁，男性平均寿命为 76.43 岁，女性比男性高出 5.87 岁。[③] 由于女性平均寿命高于男性的客观现状，造成全球高龄者中男女性别比接近 2∶1。[④] 谭琳指出 2000 年中国 60 岁及以上老年人口的性别比[⑤]为 95，预计 2050 年这一数据将下降到 82.2。[⑥] 桂世勋[⑦]指出，21 世纪下半叶，女性老年人口比男性老年人口基本多出 1700 万～1900 万人，且多出的女性老年人口中 50％～70％都是 80 岁及以上年龄段的高龄

---

① 2014 年世界卫生统计期望寿命显著延长［EB/OL］.（2014-05-15）［2018-05-04］. http∶//www.who.int/mediacentre/news/releases/2014/world-health-statistics-2014/zh/.

② 中国主要年份各地区预期寿命统计（1990—2010）//国家卫生和计划生育委员会. 2014 中国卫生和计划生育统计年鉴［M］.北京∶中国协和医科大学出版社,2014.

③ United Nations Department of Economic and Sociat Affairs/Population Division.World Population Prospects∶The 2015 Revision［EB/OL］.［2018-10-02］.http∶//population.un.org/wpp/.

④ World Health Organization. Ageing and Life Course［EB/OL］.［2018-10-02］.http∶// www.who.int/ageing/en/ Accessed,December 2006.转载自∶曾明月.性别差异在健康行为与健康相关生活品质之影响因素分析∶以台湾社区老人为例［J］.美和学报,2011,31(1).

⑤ 性别比是人口学上关于社会或国家男女人口数量的一种比率,基本上以每 100 位女性所对应的男性数目为计算标准.

⑥ 谭琳.1995—2005 年中国性别平等与妇女发展报告［M］.北京∶社会科学文献出版社, 2006.

⑦ 桂世勋.21 世纪我国老年照护需求及战略思考［EB/OL］.［2017-02-12］.http∶//www. zglry.org/Newsxs.asp? xwid＝52&SmallClassName＝2007％C4％EA7％D4％C2.

女性人口。 说明我国高龄化发展趋势同全球一样，高龄老年女性的人数远远多于男性。

但是，国内外的学术研究却发现，女性长寿并不等于女性比男性更健康。[①] 有关影响性别期望寿命的因素有生物学因素、社会学因素等。[②] 从生物学的角度，学者段建明和张宗玉指出，雌性激素有利于加强胸腺功能，提高人体的免疫力；同时，雌性激素还有利于胆固醇、脂蛋白代谢，因此女性的动脉硬化及心脑血管的发病率会明显低于男性。[③] 按照人体衰老的自由基学说来讲，清除人体内导致细胞老化的自由基的酶，其生物基因是定位于 X 染色体上，女性有两个 X，男性只有一个，所以男性抗自由基损伤DNA 的能力要比女性弱。 虽然进入老年阶段的女性体内雌性激素水平会下降，但拥有两个 X 的性染色体是不会改变的。 所以，仅从先天的自然属性而言，女性具有更强的生命力。 但是，笔者利用 2002 年中国人纵向健康长寿研究(CLHLS)[④]的数据进行研究[⑤]，在我国的 22 个省的 15789 名 65 岁

[①] Dewen Wang，Jianmin Zheng，Michiko Kurosawa，and Yutaka Inaba.Relationships between Age and Gender Differentials in Health Among Older People in China[J].Ageing & Society，2009，Vol 29：1141-1154；王德文，叶文振.中国老年人健康状况的性别差异及其影响因素[J].妇女研究论丛，2006(4)：21-26；柳玉芝.关注中国高龄老人中的性别问题——中国高龄老人健康长寿影响因素研究项目简介[J].妇女研究论丛，2001(4)：47-51；王树新，曾宪新.中国高龄老人自理能力的性别差异[J].中国人口科学，2001(s1)：50-54；曾毅，柳玉芝，萧振禹，等.中国高龄老人的社会经济与健康状况[J].中国人口科学，2004(S1)：173-176；汤哲，项曼君.北京市老年人生活自理能力评价与相关因素分析[J].中国人口科学，2001(c00)：92-96.

[②] 王德文，叶文振.中国老年人健康状况的性别差异及其影响因素[J].妇女研究论丛，2006(4)：21-26.

[③] 段建明，张宗玉.寿命的性别差异[J].生命的化学，1996(4)：49-50.

[④] 中国老年人健康长寿影响因素调查(CLHLS)－追踪数据(2005—2011)[EB/OL].[2018-10-05].http：//opendata.pku.edu.cn/dataset.xhtml？ persistentId＝doi：10.18170/DVN/5DJWPI.

[⑤] Wang，Dewen，Zheng，et al.Relationships between Age and Gender Differentials in Health Among Older People in China[J].Ageing & Society，2009，29(7)：1141-1154.

以上的受访者中，健康指标［包括日常生活自理能力(ADL 和 IADL)、认知能力、视觉功能、听觉功能、牙齿的数量、自评健康以及自评生活质量］，除了自评生活质量外，其余健康指标上女性老年人均处于劣势；另外，上述客观健康指标即日常生活自理能力(ADL 和 IADL)、认知能力、视觉功能、听觉功能中，其男女老年人的性别差值随着年龄的增加而加大，但是牙齿数量的性别差值随着男女老年人年龄的增加而缩小。 在主观健康指标即自评健康与自评生活质量中，性别差值与年龄不存在统计学上的显著性差异。第五次国家卫生服务调查分析报告也显示，近年来我国居民慢性病患病率快速上升，农村地区增加了近 1 倍。 不同病种中，高血压、糖尿病等疾病患病率增幅明显。 65 岁及以上老年人口两周患病率、慢性病患病增长幅度大于其他年龄组人口。 各类地区女性慢性病患病率均高于男性，其中，城市女性 55 岁及以上各年龄组的慢性病患病率高于男性；农村各年龄组，女性慢性病率均高于男性，45 岁及以上年龄组差异变大。 我国男性两周患病率为 52.5%，女性为 61.0%，各类地区老年人女性的两周患病率均高于男性。 城市地区西部的性别差异最大，东部最小；农村地区则为东部的性别差异最大，西部最小。 农村地区两周患病率的性别差异略大于城市。[1] 针对台湾地区老年人的调查结果[2]也是同样结果，即女性倾向于长寿但是健康状态比男性老年人似乎更差。 Verbrugge 早在 20 世纪中叶就指出"男性要比女性更可能死亡，但是女性要比男性更容易得病(men are more likely to die than women, but women are sicker than men)"。[3]

所以，如何提升性别意识，促进协同发展呢？ 针对目前老年人口健康

---

[1] 2013 第五次国家卫生服务调查分析报告[R/OL].(2016-10-26)[2018-04-09].http://www.nhfpc.gov.cn/mohwsbwstjxxzx/s8211/list.shtml:30.

[2] 杨瑞珍,黄琏华,胡幼慧,等.自费安养机构老人的自觉健康状况[J].护理研究,1995,3(4).

[3] Verbrugge L M.Females and Illness:Recent Trends in Sex Differences in the United States[J].J Health Soc Behav,1976,17(4):387-403.

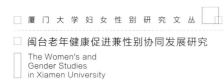

状况，如何通过健康促进，缩小男女两性的预期寿命及健康预期寿命的之差值呢？ WHO也认识到，健康是一项政治选择，敦促各国政府要遏制损害健康的行为，清除赋权的障碍——尤其是针对女性的赋权的障碍。[①] 所以，社会性别视角下兼论闽台老年人口健康促进的研究具有现实意义与必要性。 本研究有利于提升性别意识，推进男女老年人口健康状态的协同发展，保证男女两性老年人口都能从健康促进中受益，避免顾此失彼的健康促进发展模式，确保两性健康促进的均衡发展。

---

① 2030可持续发展中的健康促进上海宣言［EB/OL］.（2016-11-01）［2018-04-06］. http://www.who.int/healthpromotion/conferences/9gchp/shanghai-declaration/zh/.

第二章

老年健康促进与性别发展的
理论与研究基础

进入 21 世纪,全球人口老龄化趋势更加迅猛。如何对人口老龄化问题进行充分把握趋利避害,作前瞻性规划是各国及各个地方政策热衷探讨的话题。当下我国经济已由高速增长阶段转向高质量发展阶段的挑战,也是推进闽台深度融合发展的阶段。因此,本章从协同理论梳理推动闽台老年健康促进与性别协同发展研究的理论基础。

第一节　概念与内涵

一、健康

2016 年 8 月 19 日至 20 日,全国卫生与健康大会在北京召开,习近平总书记在会上强调:"没有全民健康,就没有全面小康,要把人民健康放在优先发展的战略地位。"[①] 2016 年 10 月,中共中央、国务院印发了《"健康中国 2030"规划纲要》,指出:"健康中国是全面建成小康社会、基本实现社会主义现代化的重要基础,是全面提升中华民族健康素质、实现人民健康与

---

① 把人民健康放在优先发展战略地位 努力全方位全周期保障人民健康[N].人民日报,2016-08-21(001).

经济社会协调发展的国家战略，是积极参与全球健康治理、履行 2030 年可持续发展议程国际承诺的重大举措。"①可见，健康问题是新时代中国民生建设的重要议题。

什么是健康？ 从古至今、从国内到国外有着许多理解和定义。《黄帝内经》中将"健康"状态描述为"形与神俱，尽终天年"。②《辞海》将健康定义为"人体各器官系统发育良好、功能正常、体质健壮、精力充沛并具有良好劳动效能的状态，通常用人体测量、体格检查和各种生理指标来衡量"。③ 世界卫生组织（WHO）于 1948 年将健康定义为"一种躯体的、精神的健康和社会适应力良好的完美状态，而不仅仅是没有疾病或不虚弱"。WHO 还于 1978 年在国际初级卫生健康保健大会上发表《阿拉木图宣言》，提出"健康是一项基本人权，达到尽可能的健康水平是世界范围内一项重要的社会性目标"④。 1989 年，WHO 再次丰富了对健康的定义，在躯体健康、心理健康和社会适应良好的基础上加上了道德健康，进一步实现了健康概念的自然属性与社会属性相结合。⑤ 综上所述，对健康的理解不能局限于身体层面的政策状态，还应该包括心理层面的精神健康、行为层面的道德健康以及社会层面的适应能力健康。

要准确理解"健康"的内涵，我们还需要对"疾病""亚健康""三维健康"等概念进行剖析。 从健康到生病是一个像光谱一样的连续体。 连续体的一端是健康，另一端是生病，如图 2-1 所示。 这就是一元的"健康——疾病"的简单架构的连续图。 在这一元健康疾病连续体的两极间，到底哪一

---

① 印发《"健康中国 2030"规划纲要》[N].人民日报,2016-10-26(001).

② 张登本,孙理军.全注全译黄帝内经(上卷)[M].北京:新世界出版社,2008:2.

③ 辞海编辑委员会.辞海:彩图本[M].5 版.上海:上海辞书出版社,1999.

④ 世界卫生组织.阿拉木图宣言[EB/OL].(1978-09-12)[2018-05-04].http://www.who.int/topics/primary_health_care/alma_ata_declaration/zh/.

⑤ 王柳行,李玉荣.教育健康与健康促进学[M].河南:郑州大学出版社,2008:7.

点开始会被人们视为身体有问题？ 哪一点开始会被定义为生病了？ 这当中有很大的灰色地带。 以一元的健康与疾病关联的示意图来表示健康的状况稍显简略。 20 世纪 80 年代中期，WHO 和我国政府先后提出了"亚健康"这个医学新概念，指出这是"健康与疾病之间的临界状态"。 从现实的观察来看，对健康下定义时，往往需要考虑主观和客观两方面，主观方面是指自己是否感觉舒服；客观方面则是指功能上的能力。 因此，可以进一步将健康的概念扩展为二元的健康疾病坐标图，如图 2-2 所示。

健康━━━━━━━━━━━━━━━━━━生病

图 2-1　健康与疾病关联的一元示意图

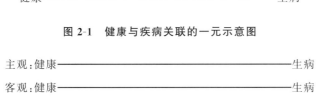

主观:健康━━━━━━━━━━━━━━━━生病

客观:健康━━━━━━━━━━━━━━━━生病

图 2-2　健康与疾病关联的二元示意图

根据 WHO 对健康的定义，所谓健康就是"在身体、心理和社会三方面安宁幸福的状态"，而不仅仅是没有疾病或身体强壮不虚弱。 相较之前关于健康的一元和二元界定，该定义构建出三维度的健康概念，形成三条不同的"健康——生病"的光谱，如图 2-3 所示。 每一维度代表一条从健康到疾病的连续光谱。 第一维度空间是生命周期：因为人的身体在不同的年龄有不同的调适能力，对疾病的敏感度及身体各部位的关注也会有所不同。 第二维度空间是生物体个人间的异质性：个人对自己身体变化的察觉及对疾病的敏感度因着性别、职业、种族、成长背景等，主客观的经历和感受都各有差异。 第三维度空间是社会文化的异质性：同样的症状程度在不同的社会、不同的文化中，可以被赋予大相径庭的诠释。 该三维坐标下，所有指标为正值时是"完全健康"状态；所有指标为负值时则是"整体失衡"；正负交错则为"亚健康"或者"生病"状态。 从"一维"到"三维"的健康概念，其核心内涵和评估标准处于不断丰富的过程中，而老年人口的健康问题不仅是一个简单的身体问题，更牵涉到动态的心理变化过程和社会问题，因此，本文在老年人口健康的界定中，会更多地考虑"生命周期""个体异质性""社会文化异质性"三个维度，即以更加全面和包容的视角来理解健康的概念。

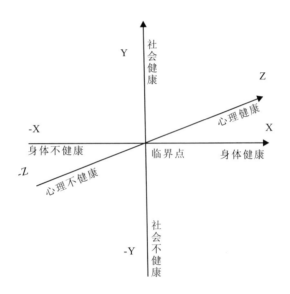

图 2-3　健康与疾病关联的三维示意图

研究老年人口的健康问题必然要涉及"健康老龄化"和"积极老龄化"两个重要的概念。"健康老龄化"（healthy ageing）的理论和实践近年来受到各国的普遍重视。健康老龄化强调的重点是人在进入老年之后，尽可能长久地保持在各方面，包括生理、心理、等方面良好的状态。穆光宗及张雨明[①]认为，老年人普遍重视自身的身体健康状况，不只是延长平均预期寿

---

①　穆光宗.中国的人口红利:反思与展望[J].浙江大学学报(人文社会科学版),2008,38(3):5-13;张雨明.中国女性老年人的生活现状与需求研究[D].上海:华东师范大学,2008.

命，重要的是延长健康寿命期，老龄期中尽量保持身心健康的状态。所谓健康寿命就是健康状态下的寿命，其中包括未患病寿命、未残障寿命、未痴呆寿命、日常生活能自理的寿命或称有活力的寿命等。[①] 实现健康寿命是全球共同奋斗的目标。而"积极老龄化"（active ageing）的概念则是2002年第二届马德里世界老龄大会在《老龄问题国际行动计划的原则和行动建议》（1982年）与《联合国老年人原则》（1991年）的两个文件基础上提出的。大会将积极老龄化界定为：人到老年时，为了提高生活质量，使健康、参与和保障的机会尽可能发挥最大效益的过程，强调的是让老年人继续参与社会、经济、文化、精神和公益活动。[②]"积极老龄化"更多的是强调老年人口的主动参与，是一种应然的状态。通过主动适应、积极参与，实现更高程度的"健康老龄化"。因此，闽台在应对人口老龄化、高龄化以及空巢化压力的过程中，应该将健康老龄化、积极老龄化的概念纳入其中。

综合以上的概念讨论，老年人健康可以定义为"老年人在生理、心理及社会适应3个方面全部良好的一种状况，而不仅仅是指没有生病或者体质健壮"。[③] 对老年人健康的评估可以通过老年人能力评估、老年人衰弱评估、老年人健康自评状况、老年人患慢性疾病率指标来衡量。其中，老年人能力评估通过老年人能力评估表来反映，一般包括日常生活活动能力、精神状态、感知觉与沟通能力、社会参与能力4个方面；老年人衰弱评估包括不明原因体重下降、自感疲乏、无力、行走速度下降、低身体活动量；老年人健康自评状况是老人对自己身体状况的主观评价[④]，是综合评价老年人健

---

① 王德文,檀晓青.人口老龄化语境中的健康寿命及其探索[J].福建江夏学院学报.2012,4:80-84.

② 加强"关工委"工作,深入开发高校老年人才资源.沈阳工业大学[EB/OL].[2018-05-20].http://ggw.sut.edu.cn/jyjc/ShowArticle.asp? ArticleID=152.

③ 曾毅.老龄健康影响因素的跨学科研究国际动态[J].科学通报,2011,56(35):2929-2940.

④ 孟琴琴,张拓红.健康自评指标研究进展[J].中国预防医学杂志,2010,11(7):750-752.

康状况的有效指标。① 最后，步入老年期后，老年人患慢性病与机体衰老密切相关，因此，老年人群中的慢性病患病率也是衡量老年人群健康的指标。②

二、老年健康促进

健康促进的概念从起源到确立大致经过了三个阶段。 第一阶段为 19 世纪中叶，重点是处理卫生条件和传染病；第二阶段为 1974 年加拿大卫生部部长拉隆（Lalonde）发布健康促进的"拉隆报告"，该报告指出相比于缺乏医疗保健机会，不健康的生活方式导致过早患病和死亡的原因更多，为健康促进理论的产生奠定了基础。③ 此外，世界卫生组织于 1978 年的《阿拉木图宣言》中强调了初级卫生保健，形成了现代健康促进的雏形。 初级卫生保健是基于切实可行、学术上可靠而又为社会所接受的方式与技术之上的主要的卫生保健，通过个人及家庭的参与，并在本着自力更生及自决精神而发展的各个阶段上群众及国家能以维持的费用而使之遍及所有人等④；第三阶段也就是当前阶段，旨在促进人人享有健康，让公民认识到哪些行为或客体会影响民众的健康。⑤ 1986 年第一届国际健康促进大会上发表的《渥太

---

① 赵雅宜,丁亚萍,李现文,等.南京市养老机构老年人衰弱现状及危险因素分析[J].中国公共卫生,2018,34(4):550-553.

② 高瑗,原新.老龄化背景下中老年人口的健康转变模式特征及其应对[J].河北学刊,2018(3):170-175.

③ 彭大萍.国外健康教育发展的启示和借鉴[J].中国科教创新导刊,2018(5):2-3.

④ 世界卫生组织.阿拉木图宣言[EB/OL].(1978-09-12)[2018-05-04].http://www.who.int/topics/primary_health_care/alma_ata_declaration/zh/.

⑤ Society,for Public Health Education Staff.Health Promotion Programs :From Theory to Practice,edited by Carl I.Fertman,and Diane D.Allensworth,John Wiley & Sons,Incorporated,2010.ProQuest Ebook Central[EB/OL].[2018-05-04].https://ebookcentral.proquest.com/lib/xiamen/detail.action? docID=510110.

华宪章》是当代国际社会上第一部健康促进宣言，标志着健康促进理论的建立。《渥太华宪章》中指出："健康促进是促进人们提高维护和改善他们自身健康的过程，是协调人类与环境的战略，它规定个人与社会对健康各自所负的责任。"《渥太华宪章》还指出了健康促进的五大研究方向：健康促进公共政策的制定、健康促进支持性环境的创造、社区健康促进资源的挖掘和强化、健康促进中个人技能的发挥、卫生服务方向的调整。①

在学界，关于"健康促进"的概念也是见仁见智。赫希菲尔德等将健康促进的目标总结为三点：第一，预防躯体的、精神的和诊疗方面的疾病；第二，保证生活自理性和质量；第三，开发与维持社区健康支持系统以减轻医院的负担。具体干预目标群体包括了老年人、家庭、社区、环境、卫生专业人员和决策者。② 罗宾森等认为健康促进是将有利于健康的价值观灌输到一个人的生活中，让个人选择减少死亡和残疾风险因素的行为。③ 奥唐纳提出健康促进是帮助人们改变生活方式走向健康的状态，可以通过努力增强意识变化行为和创造支持健康的环境来促进。④ 劳伦斯·格林认为健康促进是一切能促使行为和生活条件向有益于健康改变的教育与环境支持的综合体。 1995 年世界卫生组织西太区办事处发表的《健康新地平线》的重要文献指出健康促进是指个人与家庭、社区和国家一起采取措施，鼓励健康行为，增强人们改进和处理自身健康问题的能力。 健康促进的基本内涵包含了个人行为改变、政府行为改变两个层面，并重视发挥个人、家庭、

---

① 王柳行，李玉荣.教育健康与健康促进学[M].河南：郑州大学出版社，2008：22.

② Hirschfeld M J，Hennekens C H，Curb D，et al.Workshop：Health Promotion for the Elderly[J].Public Health Reports（1974—），1988，103（5）：545-547.

③ Robinson，Thomas，and Joseph Hamburg.Health Promotion Disease Prevention and the Role of Allied Health[J]. Review of Allied Health Education：5，edited by Darrel J.Mase and J.Warren Perry，University Press of Kentucky，1985：58-82.

④ O'Donnell，M.P.（1989）.Definition of Health Promotion：Part Ⅲ：Expanding the definition.American Journal of Health Promotion，3（3）：5.

社会的健康潜能。^① 大卫·西德豪斯（2002）认为健康促进可以分为几个不同的方面，包括心理健康促进、锻炼和营养促进、社会健康促进、健康教育促进等，但是健康促进者必须摒弃这些人为设定的区别界限，不受分类和虚假印象的限制。^② 健康促进指的是卫生领域的一个专门领域，它涉及各种个人和环境变化带来的与健康有关的生活方式和生活状况的改变。它是医疗和健康之间的桥梁，关系到如何改善个人健康和福祉。

健康促进包括了三级预防机制，如表 2-1 所示：初级预防（primary pre-vention）为事前预防机制，它能够在人们发生不健康行为之前避免人们做出该行为；二级预防（secondary prevention），是一种事中补救机制，能够中止正在发生的不健康行为；三级预防（tertiary prevention）为事后保障机制，健康促进计划可以改善慢性病患者的生活。^③

表 2-1　健康促进预防机制

健康促进机制	内　　容
初级预防	1.查明和加强有利于健康的保护性生态条件； 2.识别和减少各种健康风险。
二级预防	1.识别、采用和加强特殊保护行为； 2.及时发现和减少现有的健康问题。
三级预防	1.改善受健康问题影响的个人的生活质量； 2.避免恶化，减少特定疾病的并发症，防止可致疾病复发的危险行为。

"健康管理"是与"健康促进"息息相关的概念。健康管理主要是对个

---

① 王柳行,李玉荣.教育健康与健康促进学[M].河南:郑州大学出版社,2008:34-44.

② Seedhouse D.Total Health Promotion:Mental Health,Rational Fields and the Quest for Autonomy[M].Johnwiley & Sons Ltd,2001:101-140.

③ Fertman C I,Allensworth D D,Fertman C I,et al.Health Promotion Programs:From Theory to Practice[J].Wiley,2010.

人及人群的各种健康危险因素进行全面监测、分析、评估、预测并进行计划、预防和控制。相关研究①发现,我国社区老年人存在许多不良生活方式。第13届世界健康教育大会②就曾指出:人类60%左右疾病的发生源于不健康的生活方式,其中70%~80%的人死于由不健康生活方式所引起的非传染性慢性疾病。所谓不健康的生活方式包括吸烟、酗酒、缺乏体育活动等。乔晓春③提出"疾病压缩假说",大致是建议采用像控制体重、戒烟、体育锻炼等健康生活方式,来使慢性病、失能、残障等的发生被避免,或者使慢性病由轻度向重度转变的递进速度放慢,带病期所引起的失能、残障期被压缩。虽然各种假说都处在进一步研究中,但是对于建立行之有效的健康管理以缩短老年人的不健康期具有积极的现实意义。与"积极老龄化"和"健康老龄化"的核心要义一致,针对我国现阶段人口老龄化与少子化、空巢化相互交织的状况,我们要主动探索通过完善的"健康管理"机制,缓解人口老龄化压力,实现老龄健康促进、提高老年人口生命质量。

概之,健康促进是指健康促进主体在健康行为教育、不健康行为预防、中止、疾病控制等方面对客体进行干预,从而提高其健康水平与生活方式及质量的综合性行为。在我国老年健康促进的概念可以界定为:由政府主导,透过公共政策的制定、老年友善环境的构建、社区行动力的强化、个体健康技巧的增强、多元可行性的服务、推广健康教育、提供预防保健服务等措施,使老年人能采取有益健康的生活形态。老年健康促进既是一个过程,也是一种状态,该过程需要包括政策制定者、公共卫生工作者,以及老

---

① 彭红.我国44%以上患病人群是由于不良生活方式所致[EB/OL].(2005-05-25)[2018-05-19].http://news.163.com/05/0525/17/1KK5O93O0001124T.html.

② 中央爱国卫生运动委员会.卫生部印发《关于参加第十三届世界健康教育大会情况及今后工作建议的报告》的通知[J].中国健康教育,1989(1).

③ 乔晓春.健康寿命研究[M]//董维真.公共健康学.北京:中国人民大学出版社,2009:57-90.

年人口在内的各方力量协同行动。

三、社会性别

提到性别，一般都指"生理性别"（sex），又称"自然性别"，是指男女之间由于其解剖结构及荷尔蒙分泌不同而造成的生理结构上的差异，这是一种普遍存在的、一般不可改变的两性的生理差异。生理性别是与生俱来的性特征，不因人的种族、民族、地域或者国别而改变，[①]它是决定人类男女两性性象谱的生物特征的总和。[②] 或者说生理性别指的是生物学上性别分类，是基因性别、染色体性别、性腺性别、生殖器性别等上的所区分的男女或雌雄的特质。

社会性别（gender）[③]的概念最早出现在 20 世纪 70 年代初的国际妇女运动中。[④] 对社会性别的理解始于对本质论和社会建构论立场的选择。 本质论认为，男女差异是基于生理差别而形成的，是与生俱来的、绝对的和不变的。 社会性别理论则是站在社会建构论的立场之上，与本质论相对立。 社

---

① 张再生.社会性别与公共管理教程[M].天津：天津大学出版社，2016：5.

② "Sex Refers to the Sum of Biological Characteristics that Define the Spectrum of Humans as Females and Males"参见：WHO.亚太地区新发疾病防治战略[EB/OL].[2018-05-21]. http：//apps. who. int/iris/bitstream/handle/10665/260087/WPR-RC067-09-APSED-2016-zh. pdf？ sequence＝1＆isAllowed＝y＆ua＝1.

③ "Gender refers to the socially constructed characteristics of women and men—such as norms，roles and relationships of and between groups of women and men.It varies from society to society and can be changed.While most people are born either male or female，they are taught appropriate norms and behaviours—including how they should interact with others of the same or opposite sex within households，communities and work places.When individuals or groups do not 'fit' established gender norms they often face stigma，discriminatory practices or social exclusion-all of which adversely affect health."// WHO.Gender，Equity and Human Rights[EB/OL］. ［2018-05-21］. http：//www. who. int/gender-equity-rights/understanding/gender-definition/en/.

④ 张再生.社会性别与公共管理教程[M].天津：天津大学出版社，2016：6.

会建构论对生理性别和社会性别做了区分，并认为社会性别是由社会建构的。[1]《英汉妇女与法律词汇释义》将社会性别定义为"由社会文化形成的对男女差异的理解以及社会文化中形成的属于女性或男性的群体特征和行为方式"。[2]"在国际劳工组织成员中提高社会性别主流化能力"中国项目组编著的《提高社会性别主流化能力指导手册》中将社会性别定义为"人们所认识到的基于男女生理差别之上存在的社会性差异和社会性关系"。[3] 一般来说，社会性别是相对于生理性别而言的，是社会通过制度化力量将两性差别合法化并代际复制的产物；社会性别代表了男性和女性的社会角色和社会功能之间的差别。[4] 社会性别强调两性之间的社会差异，主要是指社会对有关男女的角色分工、精神气质、行为方式等方面的不同期待和规范，是指女性和男性社会建构的特征。 例如男女团体之间的规范、角色和关系。 它因社会而异，可以改变。 社会性别是指多数男性或女性在出生后被教导适当的规范(性别规范)和行为，包括他们应该如何在家庭、社区和工作场所与其他同性或异性的人交往。 当个人或群体不符合既定的性别规范时，他们往往面临耻辱、歧视性对待或社会排斥，所有这些都会对健康产生不利影响。

在 1995 年北京召开的世界妇女大会上，社会性别理论受到了我国的女性学者的关注，并被结合中国实际加以运用。 国内女性学者认为，在当代中国，性别分工与男婚女嫁相互支撑相互依赖，构成了我国传统性别规范的支柱，对男女的角色、责任、教育、能力、资源和权力分配以及社会评价带来了巨大的影响，形成了因果相连的性别运作模式。 首先，"男主外、女主内"是传统性别分工的经典概括。 男性扮演着一家之主、挣钱养家的角

---

① 乔以钢,关信平.社会发展与性别研究[M].天津:南开大学出版社,2016:136.

② 谭兢嫦,信春鹰.英汉妇女与法律词汇释义[M].北京:中国对外翻译出版社,1995:123.

③ 坎迪达·马奇,伊内斯·史密斯,迈阿特伊·穆霍帕德亚.社会性别分析框架指南[M].社会性别意识资源小组,译.北京:社会科学文献出版社,2014:17-19.

④ 刘霓.社会性别——西方女性主义理论的中心概念[J].国外社会科学,2001(6):52-57.

色，女性扮演的是体贴、照顾家人的角色。 这一角色和责任的分配导致了一系列的差异。 如教育资源上的差异，女童的失学率往往要高于男童；再如职业，由于女性往往定位于照顾人（如孩子）的角色，所以职业往往与护士、保姆、服务员等联系，同时要承担大部分家务，而男性则倾向于高收入、高科技、高地位的职业，这就导致了男女在社会声望、权力和收入上的不平等。 随着年龄的增长，生活经历的丰富，男女在这些方面的差异慢慢累积，于是，研究者发现，女性老年人的生活境况普遍不如男性，并指出社会性别文化是造成这一问题的重要原因。[①]

对于公共管理的研究领域而言，社会性别理论的一个重要贡献是提出社会性别意识主流化，它提醒决策者们要注重分析哪些政策和项目能真正使男女不平等的社会性别关系有所改善，哪些反而强化了传统的社会性别角色，加剧了男女两性之间的不平等关系，从而旨在消除性别不平等或性别歧视。[②] 研究者认为，公共政策中凸显社会性别意识是关注弱势群体的利益，实现社会公共利益的重要途径。 刘莉等[③]从罗尔斯"惠顾最少受惠者"的理论出发，认为妇女群体的劣势是由历史和社会文化积淀而成，女性与男性竞争的历史起点不同，加上日益形成"劣势积累"和"劣势叠加"，自然会造成"结果的不公平"。 公共政策应凸显性别敏感，以惠顾处于劣势的妇女，实现"结果的性别正义"。 而公共政策中性别意识的缺失是对现实中性别歧视现象的放任，加固了性别不平等。 如果忽视性别不平等的社会现实，看似对所有人（不分男女）都一视同仁的政策，却恰恰可能是对女性的

---

① 姚远,米峙.从构建和谐社会角度看解决中国老年妇女问题的重要性[J].妇女研究论丛,2005(z1):59-62.

② 鲍静.应把社会性别理论纳入我国公共管理的研究与实践[J].中国行政管理,2006(8):33-39.

③ 刘莉,李慧英.公共政策决策与社会性别意识[J].山西师大学报(社会科学版),2003(3):103-108.

不公平对待。 以养老金制度为例,彭希哲[①]发现,似乎是对男女一视同仁的养老金制度,由于男女劳动者退休年龄的差别和实际经济活动参与状况的不同,使其在一定程度上强化了社会性别的不平等。

社会性别概念界定及其理论的提出,为社会科学研究提供了一个崭新的研究视角和分析框架。 老年健康问题作为公共管理领域的重要组成部分,社会性别视角对该类研究具有重要现实的意义。 该理论为老年健康问题的研究提供了一个重要的切入点,它提醒研究者和决策者在研究和决策的过程中要充分考虑性别对老年人健康、生活等方面的影响,并根据不同的性别特征做出相应的政策举措,以期推动两性老年人口健康的协同发展。

第二节　国内外老年健康促进的研究梳理

一、长寿与健康

说起"老年"一词,我们常常会跟"长寿"联系起来,长寿一定健康吗?邬沧萍认为,长寿是健康的标志,但长寿并不能充分体现健康[②]。 近年,很多国家或地区的人口在平均预期寿命提高的同时,不健康期也在延长。

关于长寿和健康的关系,目前国际上流行三种理论假说。 第一种是Fries 于 1980 年提出的老年疾病期缩减理论,即随着存活率的改善,生命质量的提高,残障的患病率将降低,从而导致残障期或患病期缩短。[③] 第二

---

① 彭希哲.社会政策与性别平等——以对中国养老金制度的分析为例[J].妇女研究论丛,2003(2):25-30.

② 邬沧萍,苏苹,陈杰,等.有关研究健康老龄化方法论的几点思考[J].中国人口科学,2001(c00):101-106.

③ Fries J F.Aging,Natural Death,and the Compression of Morbidity[J].New England Journal of Medicine,1983,309(14):854-856.

种理论与此正相反，认为人类整体存活率的提高主要是由于健康较差群体存活率提高的缘故，而那些健康比较差人群的残障率或患病率较高。因此，导致老年人口中残障和带病人数所占的比例增加，从而使残障期和带病期增加。[①] 第三种理论认为由于医疗技术的进步，从慢性病到严重残障的演变进程会放慢，因此，严重残障比例会减少，但低度或中度残障的比例会增加，两者相互抵消，有可能达到某种平衡。[②] 究竟哪一种理论假说更好地反映近期的老年人口健康状况变化趋势还有待于进一步研究考证。但是，可以预期人类寿命的延长的同时，慢性病、慢性功能障碍和失能风险也会有所增加。

众所周知，人口平均预期寿命是人口健康与生活质量中的一个重要指标，是根据死亡率估计出的人口平均寿命的期望值。但是用预期寿命表达老年人口的生活质量也有一定的局限性，因为这个指标没有能够反映出老年人的健康水平，在某种意义上，由于公共卫生、营养、饮用水和医疗条件的进步和改善，老年人中不健康的、带病的、有残障的，或生活不能自理的寿命也在延长。所以，人口预期寿命能够说明一个群体人口的宏观特征，但不能表达人群的特异状态，由于老年人口慢性病的高发，老年人实际能够健康生活的年限并不能在人口预期寿命中体现。

近十几年来越来越多的国家和公众开始关注健康预期寿命。所谓健康预期寿命就是健康状态下的寿命，国际上常用的健康寿命的指标包括：未患病寿命、未残障寿命、未痴呆寿命、日常生活能自理的寿命或有活力的寿命等等。全球几乎所有国家健康寿命均短于平均预期寿命。表 2-2 为根据

---

① Olshansky S J，Rudberg M A，Carnes B A，et al. Trading Off Longer Life for Worsening Health The Expansion of Morbidity Hypothesis[J]. Journal of Aging & Health，1991,3(2):194-216.

② Manton K G. Changing Concepts of Morbidity and Mortality in the Elderly Population [J]. Milbank Mem Fund Q Health Soc,1982,60(2):183-244.

WHO 的《世界卫生统计 2018》的数据[①]整理的 2016 年全球排名前十位国家以及英国、美国、中国的平均预期寿命与健康寿命比较，可见，平均预期寿命前十位排序与健康寿命的前十位并非一致，两者之差波动较大，美国则相差达 10 岁，我国在该数值相差为 7.7 岁，健康寿命排序第一的新加坡其与预期寿命差值最小，为 6.7 岁。 可见，我国居民的健康现状是长寿有提升但不一定都是健康的长寿。

表 2-2　2012 年全球前十位国家或地区及中、英、美国的平均预测寿命与健康寿命排序

全球中的排序	平均预期寿命（岁）	国家	全球中的排序	健康寿命（岁）	国家	相差（岁）*
1	84.2	日本	1	76.2	新加坡	−6.7
2	83.3	瑞士	2	74.8	日本	−9.4
3	83.1	西班牙	3	73.8	西班牙	−9.3
4	82.9	法国	4	73.5	瑞士	−9.8
4	82.9	新加坡	5	73.4	法国	−9.5
4	82.9	澳大利亚	6	73.3	塞浦路斯	—
5	82.8	意大利	7	73.2	加拿大	−9.6
5	82.8	加拿大	8	73	意大利	−9.8
6	82.7	韩国	8	73	冰岛	−9.7
7	82.5	挪威	8	73	澳大利亚	−9.9
8	82.4	冰岛	8	73	韩国	−9.7
8	82.4	瑞典	8	73	挪威	−9.5
8	82.4	卢森堡公国	8	73	冰岛	−9.4
9	82.3	以色列	9	72.9	以色列	−9.4
10	82.2	新西兰	10	72.8	新西兰	−9.4
14	81.4	英国	16	71.9	英国	−9.5
24	78.5	美国	29	68.7	中国	−7.7
39	76.4	中国	31	68.5	美国	−10.0

　*：为"健康寿命−平均预期寿命之差"。

　资料来源：WHO. Health Statistics. 2018［EB/OL］.（2018-05-17）［2018-11-22］. http:// www.who.int/gho/publications/world_health_statistics/2018/en/.

---

　①　WHO. Health Statistics，2018［EB/OL］.（2018-05-17）［2018-11-22］. http://www. who.int/gho/publications/world_health_statistics/2018/en/，

老年人口健康寿命指标自提出以来受到国内外学者的广泛关注。根据美国 20 世纪 80 年代的研究，[①]美国 65 岁老年人口未来预期存活年数中，有活力的寿命男性为 13.2 年，女性为 16.3 年；在日本 20 世纪 90 年代的研究中发现，日本的 65 岁老年人口未来预期存活年数中，有活动能力的无残疾预期寿命男性为 14.9 年，女性为 17.3 年。[②] 美国学者的研究还发现，从 1966—1976 年的 10 年间，美国人平均预期寿命提高了 2.2 岁，而非残障寿命只提高了 0.6 岁，同时还发现 10 年间轻度残障和重度残障人口都有所增加。美国另一项的人口跟踪调查中也发现，从 1970 年至 1980 年的 10 年间，美国无论男性还是女性的健康寿命的提高幅度明显要慢于预期寿命提高的幅度。[③] 类似的研究结果也出见于世界第一长寿国——日本。[④] 国内学者乔晓春利用我国 1987 年统计数据进行研究发现，我国 65 岁老年人口未来预期存活年数中，未残障寿命男性为 9.0 年，女性为 10.2 年；有活力的寿命男性为 9.6 年，女性为 11.5 年；而根据 1992 年统计数据的研究发现：我国 65 岁老年人口未来预期存活年数中，未患病健康寿命男性为 4.2 年，女性为 4.4 年。[⑤] 同样，根据 1990 年我国第四次人口普查数据计算的 60 岁男性的期望寿命为 15.49 岁，女性的为 18.31 岁，70 岁男性的期望寿命为 9.27 岁，女性的为 11.42 岁，如果把上述老年人的期望寿命扣去健康寿命（未残

---

① Crimminis，E.M，Saito，Y.，Ingeneri，D.Changes in Life Expectancy and Disability-free life Expectancy in the United States[J].Population Development Review.1989，15：235-267.

② Saito，Y.The Changes in the Level of Disability in Japan：1992—1998[C].XXIV IUSSP General Population Conference.IUSSP，Salvador，August，2001.

③ Manton，K.G.，Gu，X.，Lamb，V.L. Change in Chronic Disability from 1982 to 2004/2005 as Measured by Long-Term Changes in Function and Health in the U.S. Elderly Population[J].Proceedings of the National Academy of Sciences，103(48)：18374-18379.

④ Saito，Y.The Changes in the Level of Disability in Japan：1992—1998[C].XXIV IUSSP General Population Conference.IUSSP，Salvador，August，2001.

⑤ 乔晓春.健康寿命研究[M]//董维真.公共健康学.北京：中国人民大学出版社，2009：57-90.

障寿命、有活力的寿命、未患病健康寿命），可发现我国老年人不健康、带病的、有残障的，或生活不能自理的寿命至少都有好几年。

可见，随着经济发展、社会进步、医疗水平的普遍提高，人口预期寿命提升了，即更加"长寿"了。但是长寿并不等于健康，很多国家或地区都出现了平均预期寿命提高（长寿）的同时，人们的不健康期也在延长的情况。在老年健康的话题上，更应该采用"健康预期寿命"指标，具体区分未患病寿命、未残障寿命、未痴呆寿命、日常生活能自理的寿命或称有活力的寿命、去疾病寿命等情况，把握不同健康状态下老年人的生活情况，努力提升老年人口的生活质量。

二、女性长寿与健康

由上文可知，长寿不等于健康。除此之外，长寿与健康在老年人群体当中还存在性别差异。人口健康统计表明，女性平均寿命长于男性是一个世界性的人口事实。表 2-3 为全球各大洲的部分国家平均预期寿命性别比（预期寿命的性别比＝女性预期寿命/男性预期寿命×100），可见所有的平均预期寿命性别比都大于 100，即女性比男性长寿。根据 WHO 的《世界卫生统计 2018》的数据[①]，2016 年平均预期寿命的性别比（女性预期寿命/男性预期寿命×100）最大的前十位国家的女性平均寿命比男子长 10 岁左右，如俄罗斯、叙利亚、白俄罗斯等国家平均预期寿命性别比值都大于 110。日本 2016 年的女性平均预期寿命为 87.1 岁，男性平均寿命为 81.1 岁，女性比男性高出 6 岁，美国女性平均预期寿命比男性高出 5 岁，英国女性平均预期寿命比男性高出 3.5 岁，我国女性平均预期寿命比男性高出 2.9 岁，相对比较小。第六次人口普查的结果显示，长寿人口中男性只占 30％左右，女性

---

① WHO. Health Statistics，2018［EB/OL］.（2018-05-17）［2018-11-22］. http://www.who.int/gho/publications/world_health_statistics/2018/en/.

占 70% 左右。①

表 2-3   2016 年平均预期寿命* 的性别比(最大)的前十位国家及部分国家的情况

排名	国家	预期寿命性别比*	预期寿命(男)	预期寿命(女)	性别差(女－男)
1	俄罗斯	116.27	66.4	77.2	10.8
2	叙利亚	115.99	59.4	68.9	9.5
3	白俄罗斯	115.11	68.8	79.2	10.4
4	立陶宛	115.06	69.7	80.2	10.5
5	乌克兰	114.05	67.6	77.1	9.5
6	拉脱维亚	113.71	70.0	79.6	9.6
7	委内瑞拉	113.67	65.9	79.0	13.1
8	萨尔瓦多	113.19	69.0	78.1	9.1
9	塞舌尔	113.04	69.0	78.0	9.0
10	外蒙古	112.94	65.7	74.2	8.5
—	日本	107.40	81.1	87.1	6.0
—	美国	106.58	76.0	81.0	5.0
—	英国	104.39	79.7	83.2	3.5
—	中国	103.87	75.0	77.9	2.9

*:预期寿命的性别比＝女性预期寿命/男性预期寿命×100。

资料来源:WHO. Health Statistics, 2018 [EB/OL]. (2018-05-17) [2018-11-22]. http://www.who.int/gho/publications/world_health_statistics/2018/en/.

表 2-4 为福建省人口平均期望寿命的变动趋势。 1982 年在福建省女性平均寿命为 70.70 岁,男性平均预期寿命为 66.20 岁,女性比男性高出 4.5 岁;2010 年男性平均寿命为 73.27 岁,女性平均预期寿命为 78.64 岁,女性比男性高出 5.37 岁。 表 2-5 为台湾地区的人口平均预期寿命,可以看到男

---

① 樊新民.中国第六次人口普查长寿人口研究[J].人口学刊,2013,35(04):14-20.

性和女性的平均预期寿命也在逐年增加,从 1995 年的女性 77.7 岁,男性 71.9 岁,增加到 2013 年的女性 83.3 岁,男性 76.7 岁。 与 1995 年相比,女性平均寿命提高了 5.6 岁,男性平均寿命提高了 4.8 岁。 可见,平均寿命存在明显的性别差异,女性比男性长寿。

表 2-4　1982—2010 年福建省人口平均期望寿命表

单位:岁

寿命	1982 年	1990 年	2000 年	2010 年
平均值	68.50	70.50	72.55	75.76
男	66.20	68.40	70.30	73.27
女	70.70	72.60	75.07	78.64
男女差	4.5	4.2	4.77	5.37

数据来源:福建省统计年鉴—2013;中国卫生和计划生育统计年鉴 2014。

表 2-5　台湾地区人口平均寿命的变化趋势

单位:岁

年份	总计	男	女
1995	74.5	71.9	77.7
2000	76.5	73.8	79.6
2005	77.4	74.5	80.8
2010	79.2	76.1	82.5
2013	79.9	76.7	83.3

资料来源:台湾当局有关统计处。

"男性要比女性更可能死亡,但是女性要比男性更容易得病"(men are more likely to die than women, but women are sicker than men)。[1] 在健康方面,国外许多研究都证实老年人口的健康存在着性别差异。 研究认为女

---

[1]　Verbrugge L M.Females and Illness:Recent Trends in Sex Differences in the United States[J].J Health Soc Behav,1976,17(4):387-403.

性老年人的自评日常生活自理能力（activity of daily living，简称 ADL）[①]比男性老年人的自评要差；[②]女性老年人相比男性老年人在晚年患有认知和生理缺陷的可能性更大。[③] 国内近几十年来所开展的大量实证研究也都印证了我国女性老年人在躯体健康、生活自理能力以及心理健康等诸多方面的评估指标均显著差于男性老年人。 曾毅[④]、柳玉芝[⑤]、王树新[⑥]、牛飚[⑦]等研究也都先后提出我国女性长寿并不等于女性比男性更健康，特别是高龄女性的健康水平明显低于同龄男性。

对于老年健康性别差异的解释，国外学者认为一方面和男性老年人相比，女性老年人要倾向高报（over-report）发病的情况，女性老年人更容易把自己的健康状况报为不好；[⑧]另一方面，性别差异主要来自男女在社会经济

---

① 日常生活自理能力,是指人们在每日的生活中,为了照料自己的衣、食、住、行,保持个人卫生整洁和进行独立的社区活动所必需的一系列的基本活动。是人们为了维持生存及适应环境而每天必须反复进行的、最基本的、最具有共性的活动。参见王德文,叶文振,朱建平,等.高龄老人日常生活自理能力及其影响因素[J].中国人口科学.2004:91-96.

② Guralnik J M,Simonsick E M,Ferrucci L,et al.A Short Physical Performance Battery Assessing Lower Extremity Function:Association with Self-reported Disability and Prediction of Mortality and Nursing Home Admission[J].Journal of Gerontology,1994,49(2):M85.

③ Carol Jagger PhD,Fiona Matthews MSc.Gender Differences in Life Expectancy Free of Impairment at Older Ages[J].Journal of Women & Aging,2002,14(1-2):85.

④ 曾毅,柳玉芝,萧振禹,等.中国高龄老人的社会经济与健康状况[J].中国人口科学,2004(S1):173-176.

⑤ 柳玉芝.关注中国高龄老人中的性别问题——中国高龄老人健康长寿影响因素研究项目简介[J].妇女研究论丛,2001(4):47-51.

⑥ 王树新,曾宪新.中国高龄老人自理能力的性别差异[J].中国人口科学,2001(s1):50-54.

⑦ 牛飚,黄润龙.我国高龄老人健康状态的性别差异[J].人口与发展,2003,9(2):51-57.

⑧ Waldron I.Sex Differences in Illness Incidence,Prognosis and Mortality:Issues and Evidence[J].Social Science & Medicine,2010,17(16):1107-1123.

地位和物质上的差异。[①]　西方女性主义有关性别与健康的研究发现，由于妇女拥有的社会经济资源有限，她们在获得医疗保险、医疗保健及预防性健康服务等方面，与男性相比均处于劣势地位，这是导致女性老年人健康状况不如男性老年人的一个重要方面。　我国学者曾毅等通过对中国老年人的性别差异分析发现，中国老年人的教育水平中性别差异巨大，很多老年女性是文盲。　老年女性更容易成为寡妇和经济依赖者，她们很少拥有养老金，因此，更可能和她们的孩子一起居住并依赖孩子的经济支持和照料。　张辉等认为老年妇女是"弱势中的弱势群体"，相对于男性老年人口，她们更呈现出经济生活贫困化、社会境遇底层化的不利景象。[②]　张文娟等通过对枣庄市某辖区空巢老年人的调查研究发现，女性空巢老年人在自测心理、社会健康各因子分及总分上均显著低于男性。[③]　张雨明研究发现，女性老年人无论是在居住环境还是社会生活满意度等各方面较男性老年人均处于较为劣势/弱势地位，如女性老年人拥有的家庭内生活设施少，丧偶、独居的多，医疗保障水平低，生活照料更依赖儿女，生活状况满意度低于男性老年人等。[④]　另外，第二期中国妇女社会地位调查的实证数据显示，我国妇女在获得医疗服务和使用各种健康照料资源上均显著低于男性。[⑤]　学者段建明和张宗玉在他们的研究中提出，雌性激素有利于加强胸腺功能，提高人体的免疫力；同时，雌性激素还有利于胆固醇、脂蛋白代谢，因此女性的动脉硬

---

①　Arber S,Cooper H.Gender Differences in Health in Later Life:The New Paradox? [J].Social Science & Medicine,1999,48(1):61-76.

②　张辉.中国老年妇女经济与生活状况的社会性别分析[J].兰州学刊,2006(12):88-91.

③　张文娟,李树苗,胡平.农村老年人日常生活自理能力的性别差异研究[J].人口与经济,2003(4):75-80.

④　张雨明.中国女性老年人的生活现状与需求研究——与日本比较[D].上海:华东师范大学,2008.

⑤　贾云竹.老年人健康状况及家庭照料资源的社会性别分析[J].浙江学刊,2008(3):207-212.

化及心脑血管的发病率会明显低于男性,如果仅从先天因素而言,女性应该
比男性更长寿、更健康。[①] 因此,老年健康的性别差异应该更多归因于非
自然因素。

从中国的现实语境中看,高龄女性老年人的健康状况不如同龄男性是
不可避免的。 首先,如今这一代的中国老年女性,在过去"重男轻女"的
性别文化下,使她们从小就缺少保健的家庭投入,在进入成年,特别是成婚
以后,她们在从事农活或者在城镇户外就业的同时,还要承担大量的家庭事
务,身体长期处于透支状态;另外,受家庭有限经济资源的约束,以及家庭
资源投放向男性倾斜,透支的女性体能并没有得到和男性一样的正常补偿,
久而久之,女性将带着比男性低下的身体健康状况进入人生的老年阶段。[②]
其次,在精神方面,女性老年人得到的精神慰藉比男性要少得多,她们的抑
郁症发病率高于男性,自杀率也高于男性,她们所能获得的心理治疗和救助
也不如男性。 可见,虽然女性的平均预期寿命比男性长,但有很长时间是
在不健康的状态中度过的。[③]

上述研究结果表明,老年健康水平确实存在性别差异。 总体上看,
女性相较于男性更加长寿,但是比男性更不健康。 如果健康水平的这种
性别差异也是一个客观事实,那么健康状况比较差的高龄女性人口的增加
不仅降低高龄女性本人的生活质量和幸福,加重家人在护理和照顾方面的
负担,而且还会增加一个国家的医疗支出,进而减少对经济社会发展的再
投入。[④] 同时,不利的后天社会环境与老年人口健康状况的性别差异存在

---

① 段建明,张宗玉.寿命的性别差异[J].生命的化学,1996(4):49-50.

② 王梅.老年人寿命的健康状况分析——老年人余寿中的平均预期带病期[J].人口研
究,1993,17(5):26-31.

③ 姜秀花.社会性别视野中的健康公平性分析[J].妇女研究论丛,2006(4):27-34.

④ 金晓彤,戴美华.台湾地区人口老龄化对经济社会的影响研究[J].人口学刊,2012
(5):72-80;吴宏洛.闽台养老模式差异与合作机制研究[J].福建论坛(人文社会科学版),
2013(3):154-159.

统计学上的高度关联，老年健康问题作为一个典型的社会公共管理问题，以社会性别视角探讨老年人口健康促进的研究具有重要的现实意义。

三、老年健康促进的研究

研究老年健康促进，必然要从健康促进谈起。国内有关健康促进的研究是在 20 世纪末 21 世纪初逐渐发展起来的。以此为主题，截至 2016 年 1 月，可以在知网上检索到 3612 条结果，其中确切地以"健康促进"为标题内容的文献最早可以追溯到 1989 年，对健康促进的内容及其定义提出了简要的讨论，健康促进的相关内容才在国内真正有一个浅显的直观认识。[①] 同期，关于健康促进的相关讲座对健康观、健康促进概念、健康促进途径及健康促进的测量方法诸方面做了理论阐述，并列举大量实例做说明，包括影响健康水平的因素、健康促进的概念和途径、个人健康促进、社区健康促进、健康促进的有关领域、各部门间的协作、健康促进的规划和测量以及健康促进实例等内容。[②] 可以发现，相关主题的研究主要局限于医学领域以及体育学方面的探讨，且大多尚处在流行病学的实证研究阶段，研究对象集中于青少年和成年人群体，如健康促进对学生营养与健康状况的影响研究，[③]指出青少年健康促进自我干预是未来国家开展体育与健康工作的发展方向，青少年健康促进自我干预能力的培养需要家庭、学校、社会共同承担。[④] 探讨健康促进生活方式与大学生疲劳的相关性，为干预疲劳提供科

---

① 胡丙长.健康促进观念的发展与更新[J].中国社会医学杂志,1989(4):193-195.

② 梁浩材.健康促进系列讲座[J].中国初级卫生保健,1989(7):47-5.

③ 孙桂菊,张小强,刘莎,等.健康教育和午餐干预对学生营养与健康状况的影响研究[C]// 达能营养中心第十一次学术年会会议.2008.

④ 方放.大学生体质下降背景下青少年健康促进的自我干预[J].长春中医药大学学报,2015(5):968-969.

学依据。① 提出高校学生结核病防治健康促进工作有待加强，需进一步完善健康促进计划,切实提高学校结核病健康教育工作的效果,②以及对青少年吸烟等不良行为的抑制③等。

若将"老年人"和"健康促进"作为并列关键词进行搜索，在核心刊物上只有19条结果，主要集中于如下几点：(1)以地区为研究范围，梳理了影响老年人健康状况的主要因素有文化程度、情绪、健康自评(SRH)及社会活动等，社区卫生服务应充分考虑服务对象的民族、文化、健康促进因素，实施适合的行为干预,④运用实证分析，指出影响湖南省中老年健康素养的主要因素是文化程度、月平均收入、年龄和职业，在制定中老年人健康教育和健康促进策略时,应关注低文化水平、低收入的居民,同时应考虑年龄和职业两个因素。⑤ (2)在具体的疾病防治的探讨上，指出生活方式与社会支持方面的健康促进可有效提高社区老年高血压患者的自我护理能力；⑥有关健康促进干预活动预防和控制老年人慢性病危险因素效果的探讨认为老年人健康促进干预活动是预防和控制慢性病危险因素的一项经济、有效的措

---

① 吴六国,曹明满,孙晓敏,等.大学生疲劳与健康促进生活方式的相关性分析[J].广州中医药大学学报,2015(3):426-429.

② 罗兴能,贾红莲,刘雄娥,等.重庆市大学生结核病防治知识知晓率及健康促进现状[J].中国学校卫生,2014(7):998-1000.

③ 周雷,黄敬亨.大学生吸烟行为调查及健康教育干预对策[J].中国健康教育,1994(4):17-21.

④ 李春玉,李现文,黄金凤,等.延边朝鲜族汉族老年人健康状况与健康促进行为的比较[J].中国老年学杂志,2009(22):2930-2931.

⑤ 赵利,孙振球,谢冬华,等.湖南省中老年人健康素养影响因素的有序 Logistic 回归分析[J].中华老年医学杂志,2011(1):69-72.

⑥ 庾江东,李健芝,王蕊,等.健康促进生活方式与社会支持对社区老年高血压病人自我护理能力的影响[J].中南医学科学杂志,2013(6):629-633.

施。[1]（3）在健康促进路径的未来发展上，有研究提出社会资本对社区老年人健康促进的作用，探讨社区护士如何帮助老年人利用现有的社会资本以促进健康，为社区护士完善健康保健策略提供了新视角。[2]　按照老年人健康状况分层进行指导和护理，让专业护士及志愿者进社区，可以对社区老年健康促进发挥积极作用。[3]（4）在其他领域的探讨中，有研究指出个体自身对健康促进的重视很大程度上影响个体自身的健康水平，健身教育对老年人健康需求及其健身运动具有指导作用，[4]社区健康促进人员应为老年人提供个性的锻炼教育和干预项目，以促进和维持老年人坚持有效锻炼。[5]　研究还发现长期太极拳练习对提高社区老年人超越老化观感有着积极作用。[6]

　　国外对于老年健康促进也进行了大量的探索。　研究表明，老年健康促进活动通过建立老年人健康生活方式，可以帮助老年人改变可能导致疾病的行为举止。　虽然老年人疾病无法消除，但可以通过良好的健康实践来改善老年人的生活质量。[7]　生活在城市中的老年人群体常常处于不好的状况，美国 CAPABLE 项目（社区宣传、促进和为老年人建立生命线）为

①　魏咏兰,贾勇,王琼,等.社区老年人健康促进效果评价[J].中国慢性病预防与控制,2006(1):46-48.

②　毛翠,曹梅娟.社会资本对社区老年人健康促进的作用[J].护理学杂志:综合版,2014(9):86-89.

③　陈菡,王丽霞,陆霞.护士志愿者参与社区老年健康促进的探讨[J].护理学杂志:综合版,2012(7):81-82.

④　张方方,王晶晶.社区老年人"健身路径"健康教育手册的制作与应用[J].全科护理,2011,9(30):2810-2812.

⑤　张新宇,王君俏,周洁.老年人参与锻炼促进与阻碍因素的分析[J].中华护理杂志,2009(4):318-320.

⑥　李国平,左小辉,谢文,等.太极拳运动对社区老年人超越老化观感的影响[J].中国老年学杂志,2011(7):1129-1131.

⑦　Heckler M M.Health Promotion for Older Americans[J].Public Health Reports,1985,100(2):225-230.

生活在低收入的、以西班牙裔为主的一个社区里 55 岁以上的老年人提供
了一个避难所，通过提供健康促进和病例管理服务帮助留在家中的老年
人。① 健康促进对于老年人群体来说是必要的，老年健康促进项目是老年
健康保健项目的一个组成部分。② Watkins 等的研究表明社会孤立、运动
耐受性差和存在健康问题的人群参加社区健康促进项目的可能性越低。
然而，具有这些特征的老年人又最需要健康促进干预。 因此，他们呼吁
以社区为基础的预防服务需要针对老年人采取创新性的方式。③ 相比年
轻人，有更多老年人参与健康促进活动，④而较少依附于常规体检筛查。⑤
老人的健康动机对其参与健康促进活动具有紧密的关系。 Acton 等的研
究还表明与其他人的积极互动对于增强老年人从事促进健康的活动非常
重要。⑥ 随着预期寿命的增加，改善老年人的健康和生活质量已成为一项
专业任务，有学者认为需要用更大、更多样化的样本进行进一步研究，同
时考虑到正规方案以外的促进健康的因素，还需要更多地应用激励策略以
促进参与健康促进方案活动，尤其注意老年群体的需要。⑦

---

① Wieck K L. Health Promotion for Inner-city Minority Elders[J]. Journal of Community Health Nursing,2000,17(3):131-139.

② Balsam A L,Ristinen E,Emond J,et al. Elder Health Programs in State Health Agencies [J]. Public Health Reports (1974—),1996,111(2):162-164.

③ Watkins A J,Kligman E W. Attendance Patterns of Older Adults in a Health Promotion Program[J]. Public Health Reports,1993,108(1):86.

④ Muhlenkamp A F,Brown N J,Sands D. Determinants of Health Promotion Activities in Nursing Clinic Clients[J]. Nursing Research,1985,34(6):327.

⑤ Victoriachampion Dns R F,Rn A M D. Recent Mammography in Women Aged 35 and Older:Predisposing Variables[J]. Issues in Health Care of Women,1996,17(3):233-245.

⑥ Acton G J,Malathum P. Basic Need Status and Health-promoting Self-care Behavior in Adults[J]. Western Journal of Nursing Research,2000,22(7):796.

⑦ Ms S J L R,Jacquelyn O'Neill R N,Dsn S H G F. Health Motivation:A Determinant of Older Adults' Attendance at Health Promotion Programs[J]. Journal of Community Health Nursing,2001,18(3):151-165.

为增进老年人健康，21 世纪以来 WHO 等国际组织及发达国家或地区已陆续针对老年人的健康需求，制定了老年人健康促进政策，参见表 2-6。 这些老年人健康促进的政策内容主要在建立在各级政府对促进健康的职责、拟定基本政策方针，通过健康风险因子的监控与管制、实施预防保健与教育、设定健康目标等相关措施，进而增进国民健康状况。

表 2-6 列举国内外老年人健康促进政策

国际组织、国家或地区	年代	老年人健康促进政策
世界卫生组织	2002	Active Ageing：A Policy Framework
英国	2001	National Service Framework of Older People
欧盟组织	2003	Healthy Ageing：A challenge for Europe
日本	2005	Healthy People in Japan
美国	2007	The State of Aging and Health in America
中国台湾	2009	老年人健康促进计划 2009—2012

转载自：老年人健康促进计划 2009—2012。

四、研究评述

21 世纪全球人口老龄化已成为一个不可避免的发展趋势，所以，老年人口的健康问题倍受关注。 本书从三个方面（长寿与健康、女性长寿与健康、老年健康促进）对"老年健康"这一领域的研究进行梳理，有一些特别的发现。 首先，虽然人口老龄化能够从一定程度上反映社会整体健康水平的提升，但是，目前学界研究普遍认为，长寿并不一定健康，要准确区分平均预期寿命与健康预期寿命的概念，不能泛化地将长寿和健康等同起来，人们的生理寿命和健康寿命存在差额，许多老年人晚年深受病痛折磨。 这提醒我们，老年人健康问题是一个重要的社会问题，有关提升老年健康问题的研究具有重要的现实意义。 其次，当前的实证分析结果普遍表明，女性老年人的平均预期寿命高于男性老年人，但是总体而言，男性老年人的健康状况优于女性老年人，即女性老年人比男性长寿但并不健康。 这种差异的存在是复杂的因素导致的，尤其是非自然的社会因素和文化因素。 老年人健康状况的性别差异与社会性别理论在该领域的深入研究提供了一个可施展的空间，它呼吁我们在学术研究和政策制定中要关注到该差异存在的客观现实。 最后，国内外学界对于老年健康促进的研究角度十分多样，既有因果分析也有方案倡导，但是，本书通过梳理老年健康促进的研究成果发现，总体上对于老年人健康促进越来越得到国内外政府、组织机构及学术界的重视，然而，当前各国老年人现实生活依旧存在种种困境，老年健康促进政策还有待进一步实践落实与深入研究。 我国在老年健康促进的研究成果还略显单薄，老年健康促进事业依然任重道远。 老年健康促进涉及医疗保健、公共卫生、公共服务等多个方面，是一个系统性的工程。 另外，老年健康状况的性别差异与社会性别理论不谋而合地说明研究老年问题时不能忽视性别视角。 再有，闽台同根同源共同都面对着严峻的人口老龄化问题，但是至今未见有闽台老年健康促进的深入分析，所以，我们尝试以闽台老年健康促进为研究要点，基于协同发展理论与社会性别理论，为推进闽台老年健康促进与深度融合发展贡献微薄力量。

第三节　协同发展理论及其在健康促进领域的应用

一、理论基础

协同发展理论起源于联邦德国科学家赫尔曼·哈肯在 20 世纪 70 年代创建的"协同学"。[①] 协同学认为协同是系统各部分之间相互协作而产生的

---

① 吴大进,等.协同学原理和应用[M].武汉:华中理工大学出版社,1990:1.

整体效应或集体效应，[①]以探索带有普适性的规律为目标，研究系统如何通过子系统的自我组织，产生时间、空间或功能结构。协同学与传统科学的态度相反，它立足于各部分之间相互作用，而非把对象还原为各部分之和。理论上，协同学的原则是系统的行为并不单纯是其子系统行为的叠加，而是由子系统通过相互作用组织和调节起来的。宏观上来看，系统的性质和行为就是其各个子系统合作效应的体现。

协同学的主要研究内容就是各子系统之间的协同作用，即其从无序到有序的转变机制，这种协同作用也就是系统的自组织能力，即系统使自己统一为一个有机的整体、并使这个整体向着更完善的形式发展进化的动力。[②]协同论是系统论的延伸，系统能否发挥协同效应是由系统内部各子系统或组成部分的协同作用决定的，协同得好，系统的整体性功能就好。若一个管理系统内部，人、组织、环境等各子系统内部以及他们之间相互协调配合，共同围绕目标齐心协力地运作，那么就能产生 $1+1>2$ 的协同效应。反之，若一个管理系统内部相互掣肘、离散、冲突或摩擦，就会造成整个管理系统内耗增加，系统内各子系统难以发挥其应有的功能，使整个系统陷于一种混乱无序的状态。协同理论强调作为一个系统，组织必须不断与外界进行资源交换，在组织间关系的平衡与不平衡的动态发展中从无序走向有序。[③]

二、协同理论与老年健康促进

从定义出发，协同治理是指政府组织企业和社会力量创造公共价值的

---

① H.哈肯.协同学：大自然成功的奥秘[M].凌复华，译.上海：上海译文出版社，2005：12.

② 韩雪磊.基于协同管理理论的综合性公立医院公共卫生职能实现策略及路径研究[D].武汉：华中科技大学，2013.

③ 孙迎春.发达国家整体政府跨部门协同机制研究[M].北京：国家行政学院出版社，2014：63-64.

方式，具有协同性[①]；而卫生协同治理的核心价值是以人为本，以实现全面健康为导向，旨在实现卫生服务一体化、卫生服务便捷化、卫生资源普惠化、服务供给多元化的目标。微观层次上的卫生协同治理涉及同一类别主体之间和内部的结构与运作关系，包括了政府、卫生机构、社会三类。健康不等于医疗、不等于看病，这是卫生体系建设必须首先明确的问题；健康中国将目标定位在健康，而不是医疗卫生工具，健康中国也不是只靠吃药治病实现，这是正确理解卫生服务现代性的关键所在。[②]

现有对健康协同的研究中，协同发展理论较多被用于地区间的医疗卫生协同发展。医疗卫生事业作为政府公共服务的重要组成部分之一，在跨区域城市群发展中起到了重要的基础保障作用。国内研究较多围绕着京津冀、长三角、珠三角地区和武汉城市圈的医疗卫生协同发展的实践经验。有学者对比了以上四个城市群的医疗卫生协同发展的现状，发现虽然各城市群的医疗卫生协同发展各具特色，如京津冀和珠三角地区建立了卫生应急管理区域合作机制、武汉城市圈建立了医疗信息一体化工作平台，但医疗资源较多地集中在"核心"城市，跨区域城市群医疗卫生资源总体配置不均衡。[③] 协同理论还体现在医疗卫生协同网络构建实践中，例如上海浦东新区区域医疗中心联合区域内 11 家社区卫生服务中心构建了业务紧密型的医疗卫生协同网络，新型的区域医疗卫生协同网络在促进医疗资源纵向整合上有着明显优势。[④]

---

① 王有强,叶岚,吴国庆.协同治理:杭州"上城经验"[M].北京:清华大学出版社,2014:66-72.

② 王有强,李海明,王文娟.卫生体系和服务能力现代化的实现路径:基于协同治理视角[J].中国行政管理,2017(4):35-39.

③ 牟燕,何有琴,程艳敏,等.城市群医疗卫生协同发展现状及主要措施研究[J].中国卫生事业管理,2015,32(12):887-889,910.

④ 余波,王薇,吴晓君,等.分级诊疗下业务紧密型医疗卫生协同网建设的实践[J].中国医院管理,2015,35(12):7-9.

老年健康促进事业作为公共卫生领域的重要工作，需要政府间的共同行动保证其有效进行。 同其他政府间的合作一样，老年健康促进在落实过程中存在一定的障碍：一是体制机制的障碍。 从横向来看，不同地方、不同部门、不同行业的制度差异，可能影响政府间合作过程中目标和行为规范的一致性。 二是信任的缺乏。 信任是合作的前提和基础，没有信任，合作很难达成，更不用说相互啮合的协同状态。 信任问题不仅有赖于政府诚信度和威信的提升，而且有赖于全社会资本和信任文化塑造。 社会信任的培养并非单纯依靠经济发展或宣传教育就能实现，也并非朝夕可成，缺乏信任所导致的集体行动困境非短期内可以克服。 三是官员政绩博弈的影响。 当地方政府间合作中掺杂政绩博弈的因素，当官员政绩与公众利益不相一致甚至发生冲突时，协同行动将变得更加复杂。 在此形势下，官员们往往更看重经济效益而忽视社会效益，看重短期政绩而忽视长期利益，看重集团利益而忽视公共利益，从而不可避免地出现"诸侯经济""地方保护主义"等现象。[①] 协同理论为这些障碍的解决提供了思路。

一般而言，协同理论所讨论和研究的对象既可以是宏观系统，也可以是微观系统，可以归纳为是一个开放、处于非平衡状态且由大量子系统组成的复杂系统，这些子系统可以通过自组织形成有序结构。 老年健康促进系统是一个体系庞大、结构复杂的系统，其内部涵盖了老年健康促进的社会环境、主体、对象等多个子系统和重要影响因素。 通常情况下，各个子系统之间、子系统与外界环境之间处于开放的状态，它们能实现能量流、信息流、物质流的流动互通。 目前的老年健康促进事业的发展存在诸多障碍，比如，老年服务人力资源的短缺就是一个最大的障碍，如何通过协同发展理论开发老年服务人力资源，确保老年服务人力资源的"质"和"量"由无序

---

① 李辉.区域一体化中地方政府间合作的预期与挑战——以协同理论为分析框架[J].社会科学辑刊,2014(1):107-110.

向有序的渐变转化，这是一项很有意义的研究。因此，老年人口健康状况改善的过程就是老年健康促进系统由无序向有序的渐变转化过程，以协同理论来讨论分析老年健康促进工作存在逻辑上的适用性。

三、闽台老年健康促进协同基础

从协同发展理论出发，在老年健康促进领域，闽台之间有着良好的协同发展基础：

一是地缘上的邻近性。福建省与台湾地区仅隔台湾海峡相望，台湾在历史上曾是福建省的一部分。在康熙收复台湾之后，清朝为了加强对台湾地区的管理，于 1684 年设置台湾府，隶属福建省，直到 1885 年 10 月，清政府决定在台湾建省。正是因为地缘上的邻近，闽台之间的经济、文化、人口的密切交流才得以成为可能，地缘上的邻近性是闽台协同发展最重要的基础。

二是经济发展水平的相似性。闽台同属于经济较为发达的地区。中国台湾作为亚洲四小龙之一，在 20 世纪七八十年代经济获得较快发展，已经步入发达地区行列。2016 年台湾地区人均国内生产总值为 22530 美元，属于高收入地区。而位于中国东部的福建省经济也较为发达，2017 年福建省人均 GDP 为 74707 元①，按汇率计算约折合 11746 美元，虽然福建省的人均 GDP 与台湾地区相比仍有一定的差距，但是相比起台湾经济当前停滞不前的现状，福建省经济总量近几年仍能保持每年约 8%～10% 的增长，相信用不了多久就会达到台湾地区的经济发展水平。闽台经济发展水平为闽台协同发展奠定了经济基础。

三是人口构成的相似性。首先是人种类似，福建与台湾同根同源，关

---

① 国家统计局［EB/OL］.［2018-04-29］.http://data.stats.gov.cn/easyquery.htm? cn＝E0103&zb＝A0201&reg＝350000&sj＝2016.

系密切，自明末清初始有较显著之福建南部人民移垦台湾，[①]台湾同胞中有80％的人祖籍福建。[②]　其次，闽台都面临着较为严重的人口老龄化问题。截至 2016 年年末，福建省 60 岁以上的老年人占总人口的 13.73％[③]；而台湾地区的老龄化情况更为严重，截至 2017 年年末，60 岁以上老年人口占总人口的19.80％。[④]　闽台两地都面临着严重的人口老龄化问题，这就需要通过协同发展推动两地老年健康促进事业的发展。

四是文化的同根同源。　台湾同胞大部分都是历史上从福建迁移过去的移民的后代，人口的大规模迁徙也伴随着中华传统文化的传播，台湾社会的发展始终延续着中华文化的传统，即使在被日本侵占的 50 年间，这一基本情况也没有改变。　在文化上，虽然融合了日本文化与欧美文化，但是台湾文化的主体仍是中华传统文化。　这是一种血浓于水的同根同源历史关系。闽台两岸同根同源的文化广泛影响着闽台两岸对老年问题的判断和观念，对闽台现实中的养老问题以及老年健康促进事业等产生了重要影响，是闽台协同发展老年健康事业的文化基础。

目前，闽台之间由于政治上的分离，还难以做到医疗卫生、社会保障方面的老年协同发展，但是在发展理念与老龄健康促进产业上，有着协同发展的可能性。　首先，闽台两岸都应该树立起协同发展理念和老年健康促进的理念。　其次，闽台两岸在老龄健康促进产业上有着很大的合作空间。　最后，闽台两岸应该加强老年健康促进事业的交流。　总体来看，闽台之间在

---

① 中央政府驻港联络办.台湾问题与中国的统一[EB/OL].(1993-08-13)[2018-03-26]. http://www.locpg.gov.cn/jsdt/1993-08/13/c_125955424.htm.

② 张雅真.福建中国闽台缘博物馆藏清卢毅亭墓志铭浅谈[J].南方文物,2013(4):188-190.

③ 福建省统计局福建统计年鉴—2017[EB/OL].[2018-04-29].http://www.stats-fj.gov.cn/tongjinianjian/dz2017/index-cn.htm。

④ 台湾有关当局(2018).历年人口统计资料[EB/OL].[2018-08-01].https://www.ndc.gov.tw/Content_List.aspx? n=84223C65B6F94D72.

地缘、经济发展、人口结构、文化等方面具有良好的协同基础,若能协同闽台之间的老年健康促进事业,定能通过互相借鉴、取长补短,协同推动闽台老龄事业以及老龄产业的发展。 同时,我们可以将不同性别视为老年健康促进的子系统,在老年健康促进过程中要着眼于老年人健康的性别差异,通过性别协同发展,全面提升老年人口健康素养和健康水平。

习近平总书记于中共中央政治局第三十二次集体学习时强调:"要适应时代要求创新思路,推动老龄工作向主动应对转变,向统筹协调转变,向加强人们全生命周期养老准备转变,向同时注重老年人物质文化需求、全面提升老年人生活质量转变。"①从这"四个转变"再审视现有研究,就知道当下急需创新思路加强闽台协同发展及性别协同发展的机制探讨以提供我国老龄事业与产业高质量发展的成功案例,回应新时代应对人口老龄化的需求,建构和完善应对人口老龄化的中国话语权。

---

① 习近平:推动老龄事业全面协调可持续发展[EB/OL].(2016-05-28)[2018-07-15].ht-tp://www.xinhuanet.com/politics/2016-05/28/c_1118948763.htm.

第三章

养老环境的健康促进：闽台
老年人口居住安排与经济状况

　　"父母在，不远游"是中国的古老传统，是传统国人尽孝的常态。然而，随着人类社会经济发展模式的改变，以及人口及家庭结构的变迁，家庭照护老年人的传统功能逐渐减弱。完善养老保障体系已成为社会安全体系建设中重要的一环。本研究将基于闽台大规模的调查数据①，进行闽台对比兼论性别视角的实证分析。本章节重点把握现阶段闽台老年人口居住及经济生活状况。

第一节　数据来源

一、福建省的主要研究数据来源

本研究使用的福建省部分的数据主要来源于第四次城乡老年人生活状

---

　　① 本书的第三章、第五章、第六章将基于统一的闽台大规模的调查数据展开分析。

况抽样调查。[①] 该调查于 2015 年在福建省实施，采用"分层、多阶段
PPS[②]、最后阶段等概率"近似自加权样本的抽样设计，在福建省 85 个县级
行政单位数中随机抽取了福州市、厦门市、南平市、莆田市、泉州市和漳州
市六个地级市的 11 个县级行政单位数，按照县、县级市与市辖区再进行分
层随机抽样，在 11 个县级行政单位数中，按照县、县级市与市辖区又进行
了随机抽样，一共抽取了 176 个村（社区）作为调查地区，具体见表 3-1。 以
福建省全体 60 岁以上老年人口为调查对象所进行的分层随机抽样，共获得
有效样本 5280 个。

　　第四次城乡老年人生活状况抽样调查包括 5 种问卷类型（参见附录一），
依次是个人问卷（长表）、个人问卷（短表）、社区（村/居）问卷、乡镇（街道）问
卷和县（市/区）问卷。 个人问卷（短表）的调查内容：老年人基本状况、老年
人家庭状况、老年人经济状况等。 个人问卷（长表）的内容是在个人问卷（短
表）内容的基础上增加了老年人健康及照护状况及老年人精神文化生活状况
的内容。 老年人健康及照护状况的具体内容有：老年人照顾护理服务状
况，涵盖日常生活状况、失禁、辅助用品、日常生活需要别人照护护理的
情况、愿意接受照护护理服务的情况、需要的社区老龄服务等项目。 老
年人精神文化生活状况的内容有：经常参加的活动类型、上网情况、参加
老年大学、未来一年准备旅游、宗教信仰、孤独感、幸福感等。 在福建
省的 5280 位调查对象中，有 4753 位 60 岁以上老年人接受个人问卷（短
表）调查，有 527 位 60 岁以上老年人接受个人问卷（长表）调查。

---

① 福建省老龄工作委员会办公室.福建省老年人生活状况与老龄事业发展研究[M].厦门；厦门大学出版社，2018.

② PPS：Probability Proportionate to Size Sampling 的简称，即与人数规模成正比例的样本抽样法。

表 3-1　福建省第四次城乡老年人生活状况抽样调查的抽样情况

城市	县(市/区)	具体街道	街道数	社区(村/居)数	样本数
福州市	台江区	茶亭街道、瀛洲街道、苍霞街道、上海街道	4	48	1440
	晋安区	茶园街道、新店镇、岳峰镇、鼓山镇	4		
	闽侯县	竹岐乡、南通镇、青口镇、上街镇	4		
厦门市	思明区	鹭江街道、梧村街道、开元街道、筼筜街道	4	16	480
漳州市	漳浦县	前亭镇、深土镇、旧镇镇、绥安镇	4	32	960
	诏安县	梅岭镇、官陂镇、桥东镇、南诏镇	4		
泉州市	鲤城区	临江街道、海滨街道、鲤中街道、开元街道	4	32	960
	德化县	美湖镇、上涌镇、浔中镇、龙浔镇	4		
莆田市	涵江区	涵西街道、白塘镇、三江口镇、江口镇	4	32	960
	荔城区	镇海街道、北高镇、新度镇、黄石镇	4		
南平市	延平区	紫云街道、四鹤街道、塔前镇、夏道镇	4	16	480
合　计	6个市,11个县(市、区),44个乡镇(街道)			176	5280

二、台湾的主要研究数据来源

本书主要是以台湾卫生福利主管部门编印的《2013 年老年人状况调查报告》①作为研究资料进行分析。虽然 2017 年台湾又开展了新一轮的相关调查，但是，截至 2018 年 7 月 6 日尚未见到台湾卫生福利主管部门公开调查结果。② 老年人状况调查是由台湾行政主管部门主持，以 2013 年 6 月底设籍于新北市、台北市、台中市、台南市、高雄市、台湾省各县市及福建省金门县、连江县的普通住户及共同事业户内年满 55 岁以上台湾人口作为调查对象。 2013 年台湾老年人状况调查的抽样原则如下：按照年龄组和性别

①　台湾卫生福利主管部门.老人状况调查报告(2013)[EB/OL].[2018-10-02].http://www.mohw.gov.tw/cht/DOS/DisplayStatisticFile.aspx? d=47398&s=1.

②　虽然 2017 年台湾又开展了新一轮的相关调查,但是,截至 2018 年 7 月 6 日尚未见到台湾卫生福利主管部门公开的数据。因此,本书依旧采用 2013 年老年人状况调查报告。https://dep.mohw.gov.tw/DOS/lp-1767-113.htm,浏览时间:2018 年 7 月 6 日。

采用分层随机抽样法，在置信水平至少99％的情况下，抽样误差不超过1.85％，有效样本至少5000人，其中共同事业户以不超过400人为原则，由于80岁以上人口较少，为提高其精确度，故他们采用了较高样本抽出率。于同年7月到8月在新北市、台北市、台中市、台南市、高雄市、金门县、连江县等各县（市）进行电话访问或是实地访问。[①] 详见表3-2《台湾老年人状况调查》的抽样情况，台湾在该调查中完成5674份有效样本，其中普通住户电话访问5076人，共同事业户实地访谈598人。男性老年人2764人，女性老年人2910人，55～64岁者共计有2776人，65岁以上共计2898人。表3-3为台湾2013年调查中的母体与样本结构分布情形；表3-4为台湾55岁以上人口比例及有效样本数分配表；表3-5为台湾养老机构的有效样本配置表。本研究很多有关台湾数据结果来自母体的数据分析。

　　台湾的调查问卷包括3种问卷类型（参见附录二），调查内容主要包括居住状况、就业状况、经济状况、自我照顾能力、对福利措施的了解情形及对老年生活的期望与担心问题等和老年人生活福祉相关的信息。在调查中，对普通住户采用分层随机抽样法，在抽到的各县市内再以住宅电话簿作为抽样清册，将电话号码簿的电话号码建成电话档案，然后以简单随机抽样法抽出样本电话号码。所抽出的访问对象一旦确定后，于不同时段再打电话追踪3次的方式找到指定的受访对象，完成访问。若追踪3次仍无法完成访问，则以同县市电话作为替代样本。对于共同事业户，先按"长期照顾机构、安养机构、'荣民'之家、护理之家"类别为4个副母体，各副母体内再依照县市分层，总共分为21层（金门县、连江县合并为一个层）。各层内采二段式等概率集群随机抽样：以机构为集群单位。（1）第一阶段：先随机

---

① 虽然2017年台湾又开展了新一轮的相关调查，但是，截至2018年7月6日尚未见到台湾官方公开的数据。因此，本研究依旧采用2013年老年人状况调查报告[EB/OL]．[2018-07-6]．https://dep.mohw.gov.tw/DOS/lp-1767-113.html．

抽出样本机构，各机构的抽出概率与机构的进住人数成正比例的 PPS 抽样法。 将共同事业机构依入住人数排序，并累计进住人数，再用系统随机抽样法抽出应有的样本机构数。 （2）第二阶段：以床位号码或入住编码排序，以系统随机抽样法抽出受访者。 依据上述抽样原则，各县市四类机构共抽出 190 家访查机构，此为第一套正式样本，长期照顾机构共计访查 88 家，安养中心 22 家，"荣民"之家共 17 家，护理之家访查 63 家。 共同事主户访查部分，当该层、该机构类别回收样本数不足，且正式样本抽出机构不愿意受访或无法配合调查，则采用第二套样本替代，替代原则以同县市、同机构类别的样本替代。

表 3-2　2013 年《台湾老年人状况调查》的抽样情况

单位：人；%

项目类别	样本数	百分比	项目类别	样本数	百分比
总计	5674	100.00			
区域别			**年龄别**		
新北市	814	14.35	55～64 岁	2776	48.92
台北市	659	11.61	55～59 岁	1363	24.02
台中市	516	9.09	60～64 岁	1413	24.90
台南市	450	7.93	65 岁以上者	2898	51.08
高雄市	644	11.35	65～69 岁	728	12.83
台湾省北区	858	15.12	70～74 岁	682	12.02
台湾省中区	780	13.75	75～79 岁	553	9.75
台湾省南区	592	10.43	80 岁以上	935	16.48
台湾省东区	248	4.37	**身份别**		
金马地区	113	1.99	一般民众	4954	87.31
性别			"荣民"、"荣眷"*	660	11.64
男	2764	48.71	"原住民"	60	1.06
女	2910	51.29			

注：* "荣民"是台湾对服役多年的退伍军人的称呼，"荣誉国民"的简称，狭义上指随蒋介石撤到台湾的外省老兵；"荣眷"为"荣民"的眷属。 参见：https://www.vghtpe.gov.tw/Fpage.action? muid=1476&fid=1296。

资料来源：台湾卫生福利主管部门.台湾老年人状况调查报告（2013）[EB/OL].[2018-08-10].http://www.mohw.gov.tw/cht/DOS/DisplayStatisticFile.aspx? d=47398&s=1.

表 3-3　台湾 2013 年调查中母体与样本结构分布情形

单位：人；％

区域别	母体分配			样本分配	
	母体人数	应抽样本人数	百分比	实抽样本人数	百分比
总计	5623188	5638	100.00	5674	100.00
新北市	888422	891	15.80	814	14.35
台北市	737237	739	13.11	659	11.61
台中市	561784	563	9.99	516	9.09
台南市	470875	472	8.37	450	7.93
高雄市	686586	688	12.21	644	11.35
台湾省北区	819238	822	14.57	858	15.12
基隆市	97132	97	1.73	120	2.11
新竹市	86582	87	1.54	119	2.10
宜兰县	118361	119	2.10	121	2.13
桃园县	405620	407	7.21	380	6.70
新竹县	111543	112	1.98	118	2.08
台湾省中区	803766	806	14.29	780	13.75
苗栗县	144210	145	2.56	143	2.52
彰化县	319400	320	5.68	308	5.43
南投县	141075	141	2.51	146	2.57
云林县	199081	200	3.54	183	3.23
台湾省南区	475072	476	8.45	592	10.43
嘉义市	64556	65	1.15	112	1.97
嘉义县	155405	156	2.76	143	2.52
屏东县	228704	229	4.07	221	3.89
澎湖县	26407	26	0.47	116	2.04
台湾省东区	148455	149	2.64	248	4.37
台东县	59800	60	1.06	118	2.08
花莲县	88655	89	1.58	130	2.29
金马地区	31753	32	0.56	113	1.99

表 3-4 台湾 55 岁以上人口比例及有效样本数分配表（普通住户部分）

单位：人

区域别	性别	总计		55～64 岁		65～79 岁		80 岁及以上	
		人口数	有效样本数	人口数	有效样本数	人口数	有效样本数	人口数	有效样本数
总 计	计	5520909	4600	2920757	2434	1940219	1617	659933	550
	男	2652199	2210	1427830	1190	901395	751	322974	269
	女	2868710	2390	1492927	1244	1038824	866	336959	281
新北市	计	866108	684	512712	405	271211	214	82185	65
	男	410178	323	242228	191	125302	99	42648	34
	女	455930	361	270484	214	145909	115	39537	31
台北市	计	726025	571	377369	297	250522	197	98134	77
	男	338465	265	176683	139	111865	88	49917	39
	女	387560	306	200686	158	138657	109	48217	38
台中市	计	549879	449	306682	250	184383	151	58814	48
	男	263924	215	148877	121	85236	70	29811	24
	女	285955	234	157805	129	99147	81	29003	24
台南市	计	463032	386	240102	200	165814	138	57116	48
	男	223307	186	120742	101	76778	64	25787	21
	女	239725	200	119360	99	89036	74	31329	27
高雄市	计	673950	551	371990	304	232774	190	69186	57
	男	322738	263	178652	146	108365	88	35721	29
	女	351212	288	193338	158	124409	102	33465	28
宜兰县	计	116574	97	55437	46	45698	38	15439	13
	男	56701	47	27823	23	21850	18	7028	6
	女	59873	50	27614	23	23848	20	8411	7
桃园县	计	395442	329	221176	184	125563	105	48703	40
	男	192504	160	106098	88	57204	48	29202	24
	女	202938	169	115078	96	68359	57	19501	16
新竹县	计	109642	92	51701	43	42727	36	15214	13
	男	54882	46	26515	22	20956	18	7411	6
	女	54760	46	25186	21	21771	18	7803	7

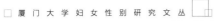
续表

区域别	性别	总计		55～64 岁		65～79 岁		80 岁及以上	
		人口数	有效样本数	人口数	有效样本数	人口数	有效样本数	人口数	有效样本数
苗栗县	计	142528	119	66166	55	55654	46	20708	18
	男	70943	59	34288	29	27420	22	9235	8
	女	71585	60	31878	26	28234	24	11473	10
彰化县	计	314364	262	152221	127	121134	101	41009	34
	男	152431	127	77814	65	57890	48	16727	14
	女	161933	135	74407	62	63244	53	24282	20
南投县	计	139234	116	66693	56	53832	44	18709	16
	男	68579	57	34463	29	25801	21	8315	7
	女	70655	59	32230	27	28031	23	10394	9
云林县	计	197241	164	87077	73	82898	69	27266	23
	男	95989	80	46388	39	38975	32	10626	9
	女	101252	84	40689	34	43923	37	16640	14
嘉义县	计	153869	128	68257	57	62741	52	22871	19
	男	75355	63	36590	31	29351	24	9414	8
	女	78514	65	31667	26	33390	28	13457	11
屏东县	计	226152	188	113699	95	85923	71	26530	22
	男	111002	92	57376	48	41302	34	12324	10
	女	115150	96	56323	47	44621	37	14206	12
台东县	计	59156	60	28686	29	22369	23	8101	8
	男	28819	30	14350	15	10304	11	4165	4
	女	30337	30	14336	14	12065	12	3936	4
花莲县	计	87389	73	44024	37	31744	26	11621	10
	男	43060	36	22054	18	14738	12	6268	6
	女	44329	37	21970	19	17006	14	5353	4
澎湖县	计	25913	60	11803	27	9783	23	4327	10
	男	12673	30	6087	14	4656	11	1930	4
	女	13240	30	5716	13	5127	12	2397	6

续表

区域别	性别	总计		55～64 岁		65～79 岁		80 岁及以上	
		人口数	有效样本数	人口数	有效样本数	人口数	有效样本数	人口数	有效样本数
基隆市	计	95308	79	51750	43	32315	27	11243	9
	男	45495	38	25327	21	14629	12	5539	5
	女	49813	41	26423	22	17686	15	5704	4
新竹市	计	85119	71	44351	37	29370	24	11398	9
	男	40155	33	21322	18	12952	11	5881	5
	女	44964	37	23029	19	16418	14	5517	5
嘉义市	计	63608	62	32447	31	23399	23	7762	8
	男	29705	30	15585	16	10454	10	3666	4
	女	33903	32	16862	15	12945	13	4096	4
福建省（金马地区）	计	30376	60	16414	32	10365	21	3597	7
	男	15294	30	8568	17	5367	10	1359	3
	女	15082	30	7846	15	4998	11	2238	4

表 3-5　台湾养老机构的有效样本配置表

单位：人

县市	总计		长期照顾机构		赡养机构		荣民之家		护理之家(2011 年底)	
	进住人数	样本人数	进住人数	样本人数	进住人数	样本人数	进住人数	样本人数	进住人数	样本人数
总计	76359	400	37711	146	5449	66	8156	53	25043	135
新北市	11588	40	5743	15	1623	6	1132	6	3090	13
台北市	6084	23	4295	13	863	5	—	—	926	5
台中市	6807	30	2854	12	262	5	—	—	3691	13
台南市	8016	31	3802	10	476	5	1038	5	2700	11
高雄市	9762	35	5066	13	434	5	1123	6	3139	11
宜兰县	2116	16	1491	6	76	5	—	—	549	5
桃园县	5594	22	2421	8	—	—	1353	6	1820	8
新竹县	1382	15	747	5	43	5	—	—	592	5

续表

县市	总计		长期照顾机构		赡养机构		荣民之家		护理之家(2011年底)	
	进住人数	样本人数	进住人数	样本人数	进住人数	样本人数	进住人数	样本人数	进住人数	样本人数
苗栗县	1438	10	859	5	—	—	—	—	579	5
彰化县	5003	24	2157	7	309	5	822	5	1715	7
南投县	2459	21	486	5	452	5	459	5	1062	6
云林县	1754	15	971	5	161	5	—	—	622	5
嘉义县	1665	10	860	5	—	—	—	—	805	5
屏东县	3828	18	2302	7	—	—	458	5	1068	6
台东县	1484	15	565	5	—	—	731	5	188	5
花莲县	2054	20	505	5	273	5	574	5	702	5
澎湖县	236	10	101	5	—	—	—	—	135	5
基隆市	1700	15	943	5	348	5	—	—	409	5
新竹市	1201	15	495	5	—	—	466	5	240	5
嘉义市	2012	10	1001	5	—	—	—	—	1011	5
金马地区	176	5	47	0	129	5	—	—	—	—

第二节　性别视角下闽台老年人口基本特征分析

一、性别视角下福建老年人口基本特征

（一）年龄结构

福建省参与第四次老年生活状况调查的共有 5268 位老年人，其中男性老年人 2495 位，约占 47%，女性老年人 2773 位，约占 53%，被访老年人中女性所占比例高于男性。 参见图 3-1。 被访老年人平均年龄为 69.84 岁，

标准差为 8.07 岁，最小值为 60，最大值为 101。 其中，男性老年人平均年龄为69.36岁，女性老年人平均年龄为 70.26 岁，被访女性老年人平均年龄略

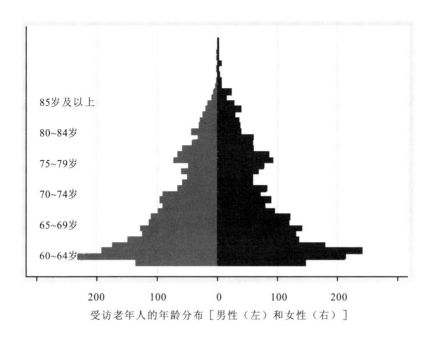

受访老年人的年龄分布［男性（左）和女性（右）］

图 3-1　受访老年人分性别的年龄结构人口金字塔(n＝5268)

高于男性。 将年龄进行分组分析，如表 3-6 所示，可以看到，60～64 岁组的被访女性老年人所占比例为 33.42％，对应的男性老年人在这一年龄段的占比为 35.56％，可见"年轻"的男性老年人所占比例高于女性老年人；在"75～79 岁"、"80～84 岁"以及"85 岁以上"这三个年龄段中，被访女性老年人占比分别为 13.91％、9.41％和 7.17％，对应的男性老年人的比例分别为 12.04％、8.40％和 4.65％。 被访老年人年龄段分布存在统计学上显著性的性别差异($\chi^2＝25.879$，$P＝0.000$)，即高龄组女性老年人所占比例高于男性老年人，这也许是我国人口平均寿命性别差异现象的体现。

表 3-6 福建受访老年人年龄结构的性别分布

单位:n(%)

年龄组(岁)	性别		合计	P
	女	男		
60～64	913(33.42)	880(35.56)	1793(34.43)	
65～69	608(22.25)	573(23.15)	1181(22.68)	
70～74	378(13.84)	401(16.20)	779(14.96)	
75～79	380(13.91)	298(12.04)	678(13.02)	0.000
80～84	257(9.41)	208(8.40)	465(8.93)	
≥85	196(7.17)	115(4.65)	311(5.97)	
合计	2732(100.00)	2475(100.00)	5207(100.00)	

注:$\chi^2 = 25.879, P = 0.000$。

(二)户籍与文化程度

从户籍方面来看,农业户口的女性老年人占 50.42%,农业户口的男性老年人所占比例略低,为 46.91%,与此相对应,非农业户口的女性老年人的比例(37.03%)低于非农业户口的男性老年人(41.08%),统一居民户口的女性老年人年的比例为 12.56%,与男性老年人(12.01%)相当。被访老年人在户籍分布上存在性别上的统计学显著性差异($\chi^2 = 9.178$, $P = 0.010$),如表 3-7 所示。

表 3-7 福建受访老年人户籍类型的性别分布

单位:n(%)

户籍类型	女	男	合计
农业	1397(50.42)	1168(46.91)	2565(48.75)
非农业	1026(37.03)	1023(41.08)	2049(38.95)
统一居民户口	348(12.56)	299(12.01)	647(12.30)
合计	2771(100.00)	2490(100.00)	5261(100.00)

注:$\chi^2 = 9.178, P = 0.010$。

在 5280 位福建省老年人中，有 5256 位老年人报告了自己的文化程度，如表 3-8 所示，文化程度所占比例从高到低分别是：小学（包括私塾）（35.98％）、未上过学（包括扫盲班）（23.34％）、初中（21.23％）、高中（包括中专/职高）（14.16％）、大学专科（3.42％）和大学本科（1.86％）。福建省老年人口文化程度存在统计学上显著的性别差异（$\chi^2 = 860.487$，$P < 0.001$），即男性老年人高学历的比例显然高于女性老年人。如图 3-2 所示，女性老年人文化程度在"高中以下"的比例为 87.24％，只有 12.76％的女性老年人文化程度达"高中及以上"，与此相对应的是男性老年人文化程度在"高中以下"的比例是 73.13％，有 26.87％的男性老年人文化程度为"高中及以上"。

表 3-8 福建受访老年人教育程度的性别分布

单位：n(％)

教育程度	女	男	合计
未上过学(包括扫盲班)	1070(38.68)	157(6.31)	1227(23.34)
小学(包括私塾)	940(33.98)	951(38.19)	1891(35.98)
初中	403(14.57)	713(28.63)	1116(21.23)
高中/中专/职高	277(10.01)	467(18.76)	744(14.16)
大学专科	54(1.95)	126(5.06)	180(3.42)
本科及以上	22(0.80)	76(3.05)	98(1.86)
合计	2766(100.00)	2490(100.00)	5256(100.00)

注：$\chi^2 = 860.487$，$P < 0.001$。

(三)离退休前职业

在 5258 位报告了自己的离退休情况的老年人中，有 41.09％已经办理了离退休手续，4.94％的老年人尚未离退休，还有 53.97％的老年人表示从未有过正式工作。如图 3-3 所示，女性老年人有 35.63％已经办理了离退休手续，58.53％从未有过正式工作；男性老年人已经离退休的比例是 47.17％，有 48.90％的男性老年人从未有过正式工作，性别差异存在统计学上显著性

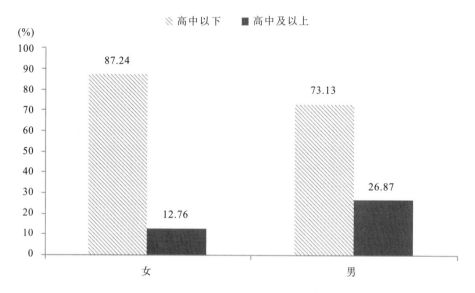

图 3-2　福建省老年人的文化程度分布情况

意义($\chi^2 = 74.763$，$P < 0.001$)，即福建省女性老年人从未有过正式工作的比例明显高于男性。

在 2141 位已经办理离退休手续的老年人中，男性老年人平均离退休年龄为 59.02 岁，女性老年人离退休的平均年龄为 51.31 岁，男性老年人的平均离退休年龄显著高于女性老年人($P < 0.001$)。这与我国男女退休年龄的政策要求大体一致，值得一提的是办理离退休手续的最小年龄是 35 岁，最高的是 70 周岁。老年人离退休前工作单位排名前三位的分别是国有企业(45.4％)、集体企业(21.8％)、事业单位(19.6％)，只有 4 人(0.2％)离退休前的工作单位是三资企业。调查对象中"高中以下"文化程度的老年人在离退休前工作单位性质排名前三位的分别是国有企业(51.8％)、集体企业(29.0％)和事业单位(8.5％)，文化程度在"高中及以上"的老年人离退休前的工作单位主要有国有企业(36.5％)、事业单位(35.1％)和党政机关(12.4％)，且福建省老年人的文化程度与其离退休前的工作单位性质存在统

计学上的显著性差异（$\chi^2 = 378.031$，$P < 0.001$），文化程度高的多半是政府及事业单位。

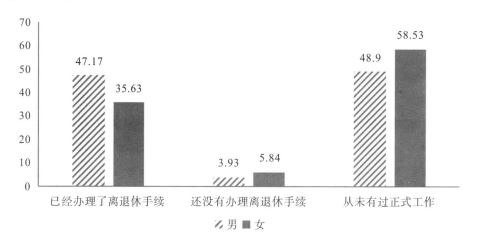

图 3-3　福建被访老年人的离退休情况

二、性别视角下台湾老年人基本特征

（一）年龄结构

2013 年台湾老年人状况调查报告显示，5623188 名老年人中，男性 2697208 人，女性 2925980 人，女性比男性多 8.48％。台湾老年人的年龄和性别构成见表 3-9。可以看到，55～59 岁和 60～64 岁是人数最多的两个年龄段。随着年龄组的增大，老年人所占的比例也有所降低。但是，80 岁以上高龄老年人占比为 11.89％。总体上，女性老年人总数量多于男性老年人。

表 3-9　台湾老年人年龄结构的性别分布

单位：n(％)

年龄组	男	女	总人数
55～59 岁	812129 (30.11)	841512(28.76)	1653641(29.41)
60～64 岁	645442 (23.93)	683509(23.36)	1328951(23.63)
65～69 岁	367090 (13.61)	401152(13.71)	768242(13.66)
70～74 岁	318001(11.79)	370136(12.65)	688137(12.24)
75～79 岁	230611(8.55)	285283(9.75)	515894(9.18)
80 岁及以上	323935(12.01)	344388(11.77)	668323(11.89)
总计	2697208(100.00)	2925980(100.00)	5623188(100.00)

注：上述年龄段的人数是根据总人数与比例估算的结果。

(二)身份

在台湾的调查问卷中有"身份别"项目，分为"一般民众"、"荣民与荣眷"和"原住民"三类。"荣民"是台湾对服役多年的退伍军人的称呼，是"荣誉国民"的简称，狭义指随蒋介石撤到台湾的外省老兵；"荣眷"即"荣民"的眷属。[①] 台湾"原住民"，即是汉人移居台湾前，台湾最早定居或本土的族群。

在 5623188 名老年人中，一般民众占 89.09％，"荣民"、"荣眷"占 9.95％，"原住民"仅占 0.96％。 整体来看，女性老年人比例高于男性老年人，尤其是"原住民"中，女性老年人占 75.15％，男性仅占 24.85％。 分年龄段来看，这三种身份 65 岁及以上的老年人都是女性老年人的比例高于男性老年人，而 55～64 岁的老年人中，只有"荣民"、"荣眷"的男性比例略高于女性老年人。 参见表 3-10。

---

① 台北"荣民"总医院简介[EB/OL].(2018-08-02)[2018-08-10].https://www.vghtpe.gov.tw/Fpage.action? muid＝1476&fid＝1296.

表 3-10　台湾老年人身份类型的性别分布

单位：%

身份类型	总数（人）	性别总占比		55～64 岁段占比		65 岁及以上占比	
		男	女	男	女	男	女
一般民众	5009844	48.11	51.89	27.22	28.36	20.89	23.53
"荣民"、"荣眷"	559596	48.90	51.10	15.47	15.13	33.42	35.97
"原住民"	53748	24.85	75.15	13.26	36.61	11.59	38.54

（三）文化程度

台湾老年人的文化程度分布见表 3-11 所示，不识字的老年人所占的比例为 11.99％，自修、私塾或小学等识字者占比 34.78％，具有初中学历的占比 13.75％，高中（职）国（初）中者占比 20.13％，专科者占比 8.08％，大学者占比 9.27％，研究所者占比 1.81％。 整体上高中及以上教育的台湾老年人占比为 39.47％，台湾女性老年人的文化程度低于男性老年人。 比如，不识字的女性老年人所占的比例是男性的 4.6 倍左右。 分年龄段分析，55～64 岁段不识字的女性老年人所占的比例是男性的 5.6 倍左右，65 岁及以上不识字的女性老年人所占的比例是男性的 4.5 倍。

表 3-11　台湾老年人的受教育程度的性别分布

单位：%

受教育程度	人数（人）	小计	性别总占比		55～64 岁		65 岁及以上	
			男	女	男	女	男	女
不识字	674544	11.99	17.86	82.14	2.00	11.14	15.86	71.01
自修、私塾或小学等识字者	1955981	34.78	43.61	56.39	16.20	25.89	27.41	30.49
初中	773085	13.75	49.68	50.32	30.15	33.16	19.53	17.17
高中（职）	1142074	20.31	54.95	45.05	36.59	35.15	18.36	9.90
专科	454382	8.08	65.04	34.96	44.39	26.67	20.66	8.29
大学	521405	9.27	65.43	34.57	41.00	26.68	24.43	7.89
研究所	101716	1.81	74.12	25.88	59.58	25.05	14.53	0.83

第三节　福建老年人口居住安排与经济状况

一、婚姻状况与居住安排

(一)婚姻状况

在5280个福建省老年人样本中，有5222位老年人回答了自己现在的婚姻状况。 如表3-12所示，有配偶和丧偶的比例分别为73.36％和24.63％，离婚的比例为1.34％，从未结婚的比例为0.67％。 男性老年人和女性老年人的婚姻状况分布在统计学上呈显著差异($\chi^2 = 433.978$，$P < 0.001$)。 男性老年人有配偶的比例为85.34％，高于女性老年人(62.56％)；女性老年人丧偶的比例高达36.23％，约是男性老年人丧偶比例(11.75％)的3倍。

表 3-12　福建受访老年人的性别与婚姻状况

单位:n(％)

婚姻状况	女	男	合计
有配偶	1718(62.56)	2113(85.34)	3831(73.36)
丧偶	995(36.23)	291(11.75)	1286(24.63)
离婚	28(1.02)	42(1.70)	70(1.34)
从未结婚	5(0.18)	30(1.21)	35(0.67)
合计	2746(100.00)	2476(100.00)	5222(100.00)

注:$\chi^2 = 433.978$,$P < 0.001$。

(二)居住安排

表3-13为不同户籍老年人的居住安排情况，可以看到，农业户口老年人的独居比例为17.2％，非农业户口老年人的独居比例为12.7％。"农业户口"老年人中同吃同住比例较高的成员分别是配偶(68.3％)、儿子(43.2％)、(外、重)孙子女(41.5％)、儿媳(38.6％)、单独居住(17.2％)，只有6.4％的

"农业户口"老年人与女儿同吃同住。 与"非农业户口"老年人同吃同住的主要成员有配偶(72.4％)、(外、重)孙子女(45.3％)、儿子(43.9％)、儿媳(36.6％)、女儿(16.1％)，与女儿同吃住的比例高于"农业户口"老年人与女儿同吃住的比例。 从性别观察，男性老年人与配偶同住的比例(82.88％)高于女性老年人(62.03％)，和儿子一起居住的老年人比例(41.89％)与和(外、重)孙子女一起居住的比例(42.40％)相当。 18.34％的女性老年人单独居住，且单独居住的女性老年人比例高于男性老年人。

表3-13　不同户籍、性别老年人的居住安排情况

单位：n(％)

同吃住成员	户籍		性别	
	农业户口	非农业户口	女	男
单独居住	443(17.2)	342(12.7)	494(18.34)	291(11.83)
配偶	1757(68.3)	1954(72.4)	1671(62.03)	2038(82.88)
(岳)父母	34(1.3)	70(2.6)	37(1.37)	67(2.72)
儿子	1111(43.2)	1185(43.9)	1250(45.21)	1043(41.89)
儿媳	993(38.6)	987(36.6)	1083(39.31)	894(35.98)
女儿	165(6.4)	436(16.1)	282(10.42)	319(12.95)
女婿	92(3.6)	192(7.1)	145(5.37)	139(5.65)
(外、重)孙子女	1068(41.5)	1222(45.3)	1234(44.78)	1054(42.40)
保姆	4(0.2)	27(1.0)	20(0.74)	11(0.45)
其他	14(0.5)	17(0.6)	20(0.74)	12(0.49)

二、家庭经济情况

(一)收入与资产

1.养老金与存有养老钱情况

本次受访老年人中有4972位回答了每月领取养老金情况，其平均值为每月1328.64元，标准差为1620.19元，最低每月领取67.5元，每月最高领取10000元。 由于是该变量是偏态分布，所以，根据其分布特征进行分组梳理

如表 3-14 所示，超过 60％的老年人每月养老金在 2000 元及以下，只有 5.99％的老年人每月能够领取到 4000 元以上的养老金。 男性老年人每月的养老金（离退休金）平均是 1594.27 元，女性老年人平均每月有 1082.39 元的养老金（离退休金）。 不同性别老年人每个月的养老金（离退休金）金额存在统计学上的显著差异($\chi^2 = 130.581$，$P < 0.001$)。 分户籍类型来看，非农业户籍的老年人每月领取养老金的情况好于农业户籍的老年人，且这一差异具有统计学的显著意义($\chi^2 = 2.5e + 03$，$P < 0.001$)。 基本上所有农业户籍的老年人（99.20％）的每月养老金数额小于等于 2000 元，农业户籍的老年人平均每月养老金为 146.23 ± 314.80 元，只有 20 人（仅占 0.8％）的月养老金超过 2000 元。 而非农业户籍的老年人中，多数（55.93％）每月领取的养老金在 2000 元至 4000 元之间，32.06％的非农业户籍老年人表示每月养老金不足 2000 元，12.02％的老年人收入较高、每月领取养老金超过 4000 元。

表 3-14　被访老年人养老金情况的调查结果

单位：n(％)

项　　　目	2000 元及以下	2000～4000 元	4000 元以上	总计
性别				
女	1856(72.19)	638(24.82)	77(2.99)	2571(100.00)
男	1417(59.31)	752(31.48)	220(9.21)	2389(100.00)
合计	3273(65.99)	1390(28.02)	297(5.99)	4960(100.00)
户籍类型				
农业	2490(99.20)	18(0.72)	2(0.08)	2510(100.00)
非农业	787(32.06)	1373(55.93)	295(12.02)	2455(100.00)
合计	3277(66.00)	1391(28.02)	297(5.98)	4965(100.00)

2.目前从事工作及家庭收入情况

5247 个被访老年人汇报了其当前是否还在从事有收入的工作。 如表 3-15所示，87.12％的老年人现在都没有从事有收入的工作，仅 12.88％的老年人从事有收入的工作。 男性老年人从事有收入的工作的比例为18.40％，女性老年人这一比例仅为7.93％。 老年人在从事有收入的工作上具有显著的性别差异($x^2 = 127.794$，$P = 0.000$)。 分户籍类型来看，在5252名老年人中，农业户籍的老年人当前仍从事有收入工作的比例(18.20％)高于非农业户籍的老年人(7.78％)，且这一差异存在统计学上的显著性($x^2 = 127.017$，$P = 0.000$)。

表 3-15　老年人现在从事有收入工作的情况

单位：n(％)

项目	是否在从事有收入的工作		总计
	否	是	
性别			
女	2544(92.07)	219(7.93)	2763(100.00)
男	2027(81.60)	457(18.40)	2484(100.00)
合计	4571(87.12)	676(12.88)	5247(100.00)
户籍			
农业	2099(81.80)	467(18.20)	2566(100.00)
非农业	2477(92.22)	209(7.78)	2686(100.00)
合计	4576(87.13)	676(12.87)	5252(100.00)

3.拥有房产及房租收入情况

从图 3-4 可以看到，3861 名老年人(73.35％)表示有产权属于自己(或老伴)的房子，26.65％的老年人没有产权属于自己(或老伴)的房子，女性老年人和男性老年人拥有房产的平均数量分别为 1.148 和 1.183。 女性老年人中69.35％表示有产权属于自己(或老伴)的房子，男性老年人这一比例更高、达 77.79％，是否拥有产权属于自己(或老伴)的房子具有显著的性别差异($x^2 = 47.782$，$P = 0.000$)。 在 5280 名被访老年人中，只有 165 名老年人表示 2014 年有房租收入，平均房租收入为 3611.35 元，标准差为 5777.81 元，最大值为 54000 元。 男性老年人和女性老年人的房租收入分别为 3260 元和3993.84 元，且男性老年人和女性老年人的房租收入不存在统计学上的显著性差异。 从户籍方面来看，2698 名非农业户籍的老年人中拥有产权属于自己的房子的比例近八成（78.39％），高于 2571 名农业户籍老年人的这一比例（67.99％）。 卡方检验的结果表明不同户籍老年人在是否拥有产权属于自己的房子这一问题上的差异显著（$\chi^2 = 72.8149$，$P = 0.000$）。

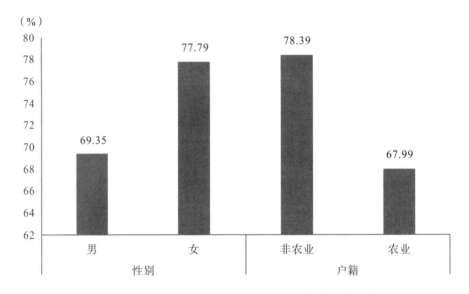

图 3-4　被访老年人拥有产权属于自己（或老伴）的房产的情况

4.子女或亲戚的资助及其他津贴

3433 名被访老年人表示 2014 年有收到子女的资助，老年人平均收到子女们给的钱的金额为 6227.64 元，标准差为 8542.47 元，收到子女的钱的最大金额为 100000 元。 女性老年人和男性老年人平均收到子女的资助金额分别为 6161.27 元和 6319.32 元，这一差异在统计学上没有显著性。 799 名被访老年人 2014 年有收到过其他亲戚的资助，平均金额为 926.90 元，标准差为 1232.82 元，收到亲戚资助的最大金额为 10000 元。 女性老年人收到其他亲戚给的钱的平均值为 814.19 元，男性老年人的这一金额为 1081.41 元，且这一差异具有统计学上的显著性（t＝－3.041，$P = 0.0024$），即男性老年人收到其他亲戚资助的平均水平高于女性老年人，参见表 3-16。 农业户籍的老年人无论是收到子女给的钱还是其他亲戚给的钱都不如非农业户籍的老年人收到的多（$P=0.0000$）。 农业户籍和非农业户籍的老年人在 2014 年收到子女给的钱的数目分别为 5816.85 元和 6928.16 元，这一差异具有显著性意义（$t=-3.6886, P=0.0002$）。 说明，农村户籍老年人生活依然子女的程度高于非农村户籍老年人。

表 3-16　被访老年人 2014 年收到的资助情况

单位：元

项目	子女给的钱	其他亲戚给的钱
性别		
女	6161.27	814.19
男	6319.32	1081.41
户籍		
农业	5816.85	803.94
非农业	6928.16	1666.74

（二）支出

1.老年人衣装鞋帽类的支出

2766 位女性老年人和 2491 位男性老年人汇报了自己 2014 年衣装鞋帽类的支出情况。 将衣装鞋帽类支出分组后，结果如表 3-17 所示。 被访老年人在衣装鞋帽类的平均支出金额为 654.82 元，其中女性老年人在衣装鞋帽类的平均支出为 650.50 元，男性老年人为 659.62 元，女性老年人和男性老年人在衣装鞋帽类的支出没有统计学上的显著差异（$P>0.05$）。 分户籍类型来看，2570 位农业户籍老年人和 2692 位非农业户籍老年人汇报了自己在 2014 年的衣装鞋帽类的支出情况。 可以看到，农业户籍老年人的支出大多（79.26%）处于 500 元及以下，部分（15.95%）农业户籍的老年人 2014 年用于衣装鞋帽类的支出在 500 元至 1000 元之间，只有少数农业户籍的老年人在此方面的支出超过 1000 元。 而非农业户籍的老年人在衣装鞋帽方面的支出略高，54.83% 和 24.41% 的非农业户籍的老年人在衣装鞋帽类的支出处于 500 元以下或者 500 元至 1000 元，还有 5.42% 和 8.73% 的非农业户籍的老年人在此方面的支出达到 1000 元至 1500 元或者 1500 元至 2000 元。

表 3-17 被访老年人在衣装鞋帽类的支出情况

单位:n(%)

分类	500 元及以下	500~1000 元	1000~1500 元	1500~2000 元	2000~2500 元	2500~3000 元	3000 元以上	合计
性别								
女	1841 (66.56)	573 (20.72)	121 (4.37)	137 (4.95)	14 (0.51)	37 (1.34)	43 (1.55)	2766 (100)
男	1667 (66.92)	493 (19.79)	96 (3.85)	139 (5.58)	10 (0.40)	48 (1.93)	38 (1.53)	2491 (100)
合计	3508 (66.73)	1066 (20.28)	217 (4.13)	276 (5.25)	24 (0.46)	85 (1.62)	81 (1.54)	5257 (100)
户籍								
农业	2037 (79.26)	410 (15.95)	71 (2.76)	41 (1.60)	1 (0.04)	7 (0.27)	3 (0.12)	2570 (100)
非农业	1476 (54.83)	657 (24.41)	146 (5.42)	235 (8.73)	23 (0.85)	77 (2.86)	78 (2.90)	2692 (100)
合计	3513 (66.76)	1067 (20.28)	217 (4.12)	276 (5.25)	24 (0.46)	84 (1.60)	81 (1.54)	5262 (100)

2.卫生保健及雇佣保姆/钟点工/护工等支出

3159 名被访老年人汇报了自己平均每月的卫生保健支出费用为 56.46 元，标准差为 184.43 元，最大支出金额为 3000 元。 男性老年人和女性老年人的平均水平分别为 55.30 元和 57.60 元，这一差异不具有统计学的显著性($P > 0.05$)。 分户籍类型来看，农业户籍老年人和非农业户籍老年人平均每月的卫生保健支出费用为 30.32 元和 78.70 元，非农业户籍老年人在此方面的月支出显著高于农业户籍老年人($t = -7.4180, P = 0.0000$)。 228 名被访老年人表示自己每月有雇佣保姆/钟点工/护工方面的支出，平均支出金额为 1233.29 元，标准差为 1339.78 元，最大值为 6000 元，其中女性老年人在这方面的支出平均每月为 1319.10 元，男性老年人为 1113.16 元，农业户籍老年人为 2200 元，非农业户籍老年人为 1170.05 元，且这一差异在性别和户籍方面都不具有统计学显著性（$P > 0.05$）。

3.文体娱乐及旅游的支出

1021 名被访老年人汇报了自己平均每月在文体娱乐（看电影、订书报等）方面的支出为 61.44 元，标准差为 99.37 元，最大支出金额为 1000 元，男性老年人平均每月的文体娱乐支出为 66.42 元，略高于女性老年人的平均水平 54.75 元，非农业户籍老年人的平均水平（64.79 元）高于农业户籍老年人（40.57 元），且不同性别老年人和不同户籍类型老年人在文体娱乐方面的支出不具有统计学的显著差异（$P > 0.05$）。

650 名老年人汇报了自己 2014 年的旅游支出，平均为 5275.99 元，标准差为 6768.80 元，最大支出金额为 100000 元。 女性老年人的平均旅游支出为 5336.92 元，男性老年人的平均旅游支出为 5209.97 元，这一支出在性别上没有统计学显著性（$P > 0.05$）。 从户籍类型角度来看，非农业户籍老年人 2014 年用于旅游的花费平均为 5648.90 元，农业户籍老年人在此方面的支出水平仅为 3108.76 元，农业户籍老年人和非农业户籍老年人在旅游方面的支出具有统计学上的显著差异（t＝－3.4363，$P = 0.0006$）。

4.家庭现有债务及对"啃老"现象的自我评价

522 名老年人表示现在家庭有债务，这一负担的平均水平为 6944.46 元，标准差为 41411.35 元，债务的最大值为 750000 元，男性老年人汇报的家庭债务平均水平为 9778.71 元，远高于女性老年人汇报的家庭债务平均水平（4456.84 元），非农业户籍老年人的家庭债务水平也高于农业户籍老年人，分别为 7150.20 元和 6718.88 元，但这一性别差异和户籍差异并不具有统计学上的显著意义（$P > 0.05$）。

5103 名被访老年人中只有 4.17% 认为其(孙)子女存在"啃老"的现象，女性老年人中有 4.08%（110 名）认为其(孙)子女存在"啃老"的现象、男性老年人中这一比例为 4.28%，但这一性别差异并不具有统计学上的显著意义（$\chi^2=0.118$，$P>0.05$）。2492 名农业户籍老年人和 2616 名非农业户籍老年人回答了这一问题。整体来看，绝大多数（95.83%）老年人认为其(孙)子女不存在"啃老"的现象，且农业户籍老年人的这一情况好于非农业户籍老年人，分别为 97.47% 和 94.27%。不同户籍老年人认为其(孙)子女存在"啃老"的现象的差异具有统计学意义（$\chi^2=32.8240$，$P=0.000$）。

(三)经济状况的自我评价

在 2757 名女性被访老年人和 2482 名男性老年人中，21.47% 表示自己的经济情况属于非常宽裕或者比较宽裕，66.63% 表示当前的经济状况属于基本够用的程度，还有 11.89% 的老年人表示自己的经济状况比较或非常困难。男性老年人和女性老年人对经济状况的自评情况见表 3-18，这一差异不具有统计学上的显著意义（$\chi^2=3.997$，$P>0.05$）。分户籍类型来看，2559 名农业户籍老年人和 2685 名非农业户籍老年人中，均有近七成老年人表示经济基本够用，16.76% 的农业户籍老年人表示经济方面宽裕，这一比例低于非农业老年人（25.92%），而自评经济困难的农业户籍老年人的比例（16.1%）高于非农业户籍老年人（7.93%）。老年人在自评经济方面存在户籍差异（$\chi^2=124.737$，$P=0.000$）。

表 3-18　被访老年人的经济状况自评情况

单位:n(%)

分类	宽裕	基本够用	困难	合计
性别				
女	563(20.42)	1857(67.36)	337(12.22)	2757(100.00)
男	562(22.64)	1634(65.83)	286(11.52)	2482(100.00)
合计	1125(21.47)	3491(66.63)	623(11.89)	5239(100.00)

续表

分类	宽裕	基本够用	困难	合计
户籍				
农业	429(16.76)	1718(67.14)	412(16.1)	2559(100.00)
非农业	696(25.92)	1776(66.15)	213(7.93)	2685(100.00)
合计	1125(21.45)	3494(66.63)	625(11.92)	5244(100.00)

三、子女数量与孝顺情况

1.子女数量及子女生活情况

被访的福建省老年人平均有 1.61±1.03 个儿子，1.61±1.15 个女儿，二者的最小值均为 0，最大值均为 9。 将老年人的户籍简要划分为"农业"和"非农业"两个组别，其中，"非农业户口"包括"非农业"和"统一居民户口"。 图 3-5 的结果显示，农业户口的老年人平均子女数为 3.8 个，非农业户口的平均子女数为 2.5 个，这也许与农村居民"多子多福""养儿防老"等思想相契合。 统计学检验结果显示，福建省不同户籍类型老年人的平均子女数存在显著性差异（$P<0.001$）。

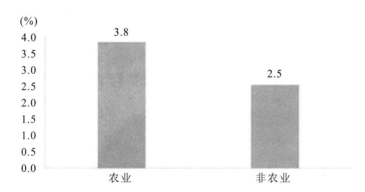

图 3-5　不同户籍老年人的平均子女数量

在 527 位接受长表问卷的被访老年人中,有 434 位老年人表示子女生活无困难,占比 83%,有 87 位老年人表示子女生活有困难,比例为 17%,如图 3-6 所示。 男性老年人和女性老年人认为自己子女生活有困难的情况并不存在显著性差异。

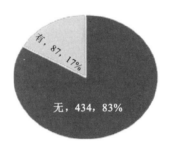

图 3-6 被访老年人子女生活困难情况

将老年人文化程度按高中进行分组展开分析,如表 3-19 所示,文化程度为高中以下的老年人有 18.5% 表示子女生活有困难,高中及以上的老年人子女生活有困难的比例为 9.5%。 统计学检验结果显示,福建省老年人口的文化程度与其子女生活是否有困难的情况存在统计学上显著性差异($\chi^2 = 4.867$,$P < 0.05$),即文化程度低下的老年人口其子女贫困的发生率更高。

表 3-19 老年人文化程度与子女生活困难情况

单位:n(%)

文化程度	子女生活是否有困难		总计
	无	有	
高中以下	339(81.5)	77(18.5)	416(100.00)
高中及以上	95(90.5)	10(9.5)	105(100.00)
总计	434(83.3)	87(16.7)	521(100.00)

注:$\chi^2 = 4.867$,$P = 0.027$。

2.子女在外省、轮流赡养及孝顺情况

有 521 位老年人回答了子女是否孝顺的情况，如图 3-7 所示。 78.1% 的老年人认为子女孝顺，21.7% 的老年人认为子女的孝顺程度一般，只有 1 位（0.2%）老年人表示子女不孝顺。 将孝顺程度简要划分为"很孝顺"和"一般/不孝顺"两个组别展开分析，如表 3-20 所示，可以看到，女性老年人表示子女很孝顺的比例为 81.79%，男性老年人这一比例为 73.86%。 男性老年人和女性老年人与其子女孝顺程度存在统计学上显著性差异（$\chi^2 = 4.761$，$P < 0.05$），即女性老年人认为子女孝顺的程度要高于男性老年人。

表 3-20　受访老年人按性别和子女是否孝顺的情况

单位:n(%)

子女是否孝顺的情况	女	男	合计
很孝顺	229(81.79)	178(73.86)	407(78.12)
一般/不孝顺	51(18.21)	63(26.14)	114(21.88)
合计	280(100.00)	241(100.00)	521(100.00)

被访的老年人中有 4375 位（84%）老年人表示无子女在外省居住，有 820 位（16%）的老年人有子女在外省居住，如图 3-8 所示。 男性老年人和女性老年人子女在外省居住的情况并没有统计上的显著差异。 其中 820 位老年人中，平均在省外居住的子女数量为 1.59 个，最少为 1 个，最多为 8 个。有 97 位老年人说明了子女每年回家看望自己次数的情况，"少于一次"的比例为 17.5%，每年回家看望一次、两次至三次、四次以上的比例分别为 32.0%、33.0% 和 17.5%。 结合老年人的年龄段分析，发现"75 岁及以上"年龄组老年人相比"75 岁以下"的其子女每年回家看望的次数更多，说明父母年龄是让子女牵挂的原因之一，参见表 3-21。

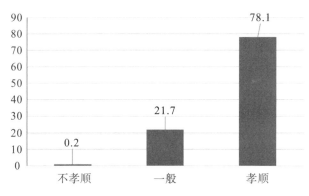

图 3-7　被访老年人子女孝顺情况　　　　图 3-8　被访老年人子女
　　　　　　　　　　　　　　　　　　　　　　　　　在外省居住情况

表 3-21　不同年龄老年人在外省居住子女每年回家看望频率情况

单位:n(%)

年龄	一年看望次数				总计
	少于一次	一次	两至三次	四次以上	
75 岁以下	11(16.2)	26(38.2)	22(32.4)	9(13.2)	68(100.00)
75 岁及以上	6(20.7)	5(17.2)	10(34.5)	8(27.6)	29(100.00)
总计	17(17.5)	31(32.0)	32(33.0)	17(17.5)	97(100.00)

四、住房条件

1.现在住房的建造时间及面积等情况

5253 名被访老年人介绍了自己现在住房的建造时间，其中 4.11％表示房子建于中华人民共和国成立前，5.18％表示现在居住的这个房子是 50—60 年代建造的，29.16％表示房子是 70—80 年代建的，31.62％和 29.93％的老年人现在居住的房子是 90 年代和 2000 年以后建造的。男性老年人和女性老年人现在居住的房子的建造时间的具体分布如表 3-22 和图 3-9 所示，在住房的建造时间上不存在统计学上的显著性差异（$\chi^2 = 6.117$，$P > 0.05$）。

表 3-22　被访老年人当前住房的建造时间

单位：n(%)

建造时间	女	男	合计
中华人民共和国成立前	116(4.20)	100(4.01)	216(4.11)
50—60 年代	159(5.76)	113(4.53)	272(5.18)
70—80 年代	816(29.57)	716(28.72)	1532(29.16)
90 年代	845(30.62)	816(32.73)	1661(31.62)
2000 年以后	824(29.86)	748(30.00)	1572(29.93)
合计	2760(100.00)	2493(100.00)	5253(100.00)

有 5230 位老年人回答了自己居住房子的面积。农业户口老年人现在住房的平均面积是 162.1 平方米，非农业户口老年人现在平均住房面积是 118.2 平方米。可见，不同户籍类型的老年人现有住房面积存在显著差异（$P < 0.001$），即农业户口老年人的平均住房面积要高于非农业户口老年人，参见表 3-23。在被访老年人中，有 4930 位老年人表示自己（和老伴）有单独居住的房间，占 94%，另有 6% 的老年人表示自己（和老伴）没有单独居住的房间。表 3-24 显示了不同文化程度的老年人的居住情况，高中及以上文化程度的老年人有自己（和老伴）单独居住房间比例均超过 95%，大学本科及以上的所有老年人都表示有自己（和老伴）单独居住房间，未上过学（包括扫盲班）文化程度的老年人自己（与老伴）有单独居住房间的比例最低，为 93.3%。不同文化程度老年人有无自己（和老伴）单独居住房间存在统计学上的显著性差异（$\chi^2 = 12.469$，$P < 0.05$）。

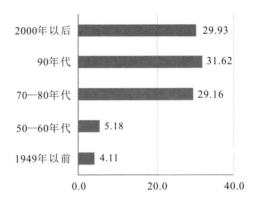

图 3-9 被访老年人现在住房的建造时间

表 3-23 不同户籍老年人现在住房的建造时间

单位:n(%)

户籍类型	现住房的建造时间					总计
	中华人民共和国成立前	50—60 年代	70—80 年代	90 年代	2000 年以后	
农业	121(4.7)	206(8.0)	815(31.8)	735(28.7)	688(26.8)	2565(100.0)
非农业	76(3.7)	50(2.4)	565(27.6)	684(33.4)	671(32.8)	2046(100.0)
统一居民户口	19(2.9)	15(2.3)	151(23.3)	241(37.2)	221(34.2)	647(100.0)
总计	216(4.1)	271(5.2)	1531(29.1)	1660(31.6)	1580(30.0)	5258(100.0)

注:$\chi^2=134.338,P=0.000$。

表 3-24 不同文化程度老年人(和老伴)有单独居住房间的情况

单位:n(%)

文化程度	你(和老伴)是否有单独居住的房间		总计
	无	有	
未上过学(包括扫盲班)	82(6.7)	1140(93.3)	1222(100.0)
小学(包括私塾)	128(6.8)	1754(93.2)	1882(100.0)
初中	61(5.5)	1048(94.5)	1109(100.0)
高中/中专/职高	36(4.8)	707(95.2)	743(100.0)
大学专科	8(4.4)	174(95.6)	182(100.0)
本科及以上	0(0.0)	97(100.0)	97(100.0)
总计	315(6.0)	4920(94.0)	5235(100.0)

注:$\chi^2=12.469,P=0.029$。

2.现住房存在的问题

5213 名被访老年人介绍了自己现在的住房存在的问题。 48.67％的老年人表示自己现在的住房没什么问题，各方面都很好。 住房存在的最大问题是没有呼叫/报警设施，31.29％的老年人选择了此项，19.49％的老年人家中光线昏暗，14.77％的老年人现在住房的厕所/浴室不好用，10.57％的老年人家中没有扶手，这些都是老年人现在住房存在的比较多的问题，具体见表 3-25。

表 3-25　被访老年人现在的住房存在的问题

单位:％

问题类型	女	男	合计
没有呼叫/报警设施	31.62	30.91	31.29
光线昏暗	20.67	18.17	19.49
厕所/浴室不好用	15.03	14.48	14.77
没有扶手	10.81	10.3	10.57
有噪声	7.93	8.11	8.02
门槛绊脚或地面高低不平	8.26	7.46	7.88
门用起来不合适	4.55	3.57	4.09
地面滑	3.53	2.88	3.22
其他问题	3.28	2.88	3.09
都很好,没什么问题	47.34	50.14	48.67

3.老年人对现住房的满意度调查

5261 名被访老年人表达了自己对现在住房条件的满意情况，其中近五成（46.59％）表示自己对现在的住房条件满意，约四成（42.81％）觉得现在的住房条件一般，还有 10.61％的老年人不满意自己现在的住房条件。 男性老年人和女性老年人对现在住房条件的满意情况具体如表 3-26 所示，且老年人对住房条件的满意情况不存在性别上的统计学显著性差异（$\chi^2 = 0.190$，$P > 0.05$）。

表 3-26　被访老年人对现在住房的满意情况

单位:n(%)

对现住房的满意情况	女	男	合计
满意	1283(46.33)	1168(46.87)	2451(46.59)
一般	1193(43.08)	1059(42.50)	2252(42.81)
不满意	293(10.58)	265(10.63)	558(10.61)
合计	2769(100.00)	2492(100.00)	5261(100.00)

4.老年人对本社区(村/居)宜居环境的知晓与利用情况

长表问卷中针对老年人所在社区(村/居)宜居环境情况进行了详细调查。519位老年人应答了自己在本社区(村/居)的平均居住的年数为 42.95±23.54 年,最小值为 1 年,最大值为 95 年。 其中,农业户籍的老年人在本村居住的年数明显高于非农业户籍的老年人,差异呈现统计学上的显著性意义,参见表 3-27。

表 3-27　老年人在本社区(村/居)平均居住的年数

单位:平均值±标准差　年

户籍类型	在本社区(村/居)住的年数
农业	57.34±18.01
非农业	29.35±19.93
统一居民户口	31.37±20.67
总计	42.95±23.54

注:N=519,F=2.78,P=0.0000。

老年人对公园、广场、老年活动中心/站/室和健身场所的知晓率普遍较高,如表 3-28 所示,分别达到95.81%、95.43%、93.5%和92.56%,对图书馆/文化站的知晓率略低,近九成(88.31%)。 虽然老年人对家附近的活动场所知晓率较高,但公园、广场、老年活动中心/站/室和健身场所的覆盖率并不高,除了71.13%的老年人表示加附近有老年活动中心/站/室外,只有约五成的老年人的家附近有公园(52.57%)、广场(48.38%)和健身场所

（53.05％），40.61％的老年人的家附近有图书馆/文化站。

表3-28　被访老年人对家附近的活动场所的知晓情况

单位:％

活动场所	女	男	合计
公园			
有	54.29	50.61	52.57
无	42.14	44.49	43.24
不知道	3.57	4.90	4.19
广场			
有	51.07	45.31	48.38
无	45.00	49.39	47.05
不知道	3.93	5.31	4.57
老年活动中心/站/室			
有	69.29	73.25	71.13
无	23.93	20.58	22.37
不知道	6.79	6.17	6.50
健身场所			
有	51.44	54.88	53.05
无	40.29	38.62	39.50
不知道	8.27	6.50	7.44
图书馆/文化站			
有	38.49	43.03	40.61
无	50.00	45.08	47.70
不知道	11.51	11.89	11.69

调查结果显示，老年人对公园、广场、健身场所、老年活动中心/站/室和图书馆/文化站的使用频率并不高，男性老年人和女性老年人经常去活动场所参加活动的情况如表3-29所示。可以看到，最受老年人喜爱的地方为公园，29.25％的老年人表示自己经常去参加活动，其次有21.5％的老年人经常去家附近的广场，14.29％的老年人经常去健身场所，经常去老年活动中心/站/室的老年人仅占12.89％，而常去图书馆/文化站的老年人寥寥无

几，仅占 3.38%。

表 3-29　被访老年人对家附近的活动场所的利用情况

单位：%

活动场所	女	男	合计
公园			
从不	36.56	31.54	34.33
偶尔	37.63	34.90	36.42
经常	25.81	33.56	29.25
广场			
从不	40.11	36.11	38.32
偶尔	41.81	38.19	40.19
经常	18.08	25.69	21.50
健身场所			
从不	59.34	49.69	54.81
偶尔	30.22	31.68	30.90
经常	10.44	18.63	14.29
老年活动中心/站/室			
从不	54.02	41.03	47.97
偶尔	35.71	43.08	39.14
经常	10.27	15.90	12.89
图书馆/文化站			
从不	78.74	62.25	71.08
偶尔	19.54	32.45	25.54
经常	1.72	5.30	3.38

老年人对道路/街道照明的满意度普遍较高，达 72.57%；其次是治安环境和交通状况，分别达到 65.33% 和 61.14%；约五成老年人（50.67%）对环境绿化的情况也感到满意。47.43% 的老年人认为尊老敬老的氛围较好，40.19% 的老年人对指示牌/标识的情况满意，对生活设施和健身活动场所情况感到满意的老年人均占 38.86%，满意情况最差的是公共卫生间，满意度仅为 28.57%。另外有 3.81% 的老年人表示对以上这些方便均不满意，其中

男性老年人不满意的比例达 4.49%。 男性老年人和女性老年人对本社区（村/居）的各方面的满意情况详见表 3-30。

表 3-30　被访老年人对社区环境的满意度

单位：%

项目	女	男	合计
道路/街道照明	73.93	71.02	72.57
治安环境	66.79	63.67	65.33
交通状况	56.07	66.94	61.14
环境绿化	50.36	51.02	50.67
尊老敬老	45.71	49.39	47.43
指示牌/标识	37.50	43.27	40.19
生活设施	35.36	42.86	38.86
健身活动场所	37.86	40.00	38.86
公共卫生间	26.79	30.61	28.57
都不满意	3.21	4.49	3.81

第四节　台湾老年人口居住安排与经济状况

一、婚姻状况与居住安排

(一)婚姻状况

2013 年台湾老年人状况调查报告显示，5623188 位台湾老年人中，近七成（69.43%）老年人有配偶或者同居，24.11% 的老年人处于丧偶状态，4.37% 的老年人离婚或者分居，还有 2.08% 的老年人表示从未结婚。 分年龄段分析，随着年龄的增加，丧偶的老年人比例增加。 分性别来看，有配偶或同居的男性老年人（57.30%）比例高于女性老年人（42.70%）；丧偶女性老年人比例(78.16%)高于男性老年人(21.84%)。 在丧偶的老年人中，19.79%为55~64岁的女性老年人，而超过半数(58.37%)为65岁及以上的女性老年人。 离婚或分居以及未婚的女性老年人比例也都比男性老年人要高。 可以说明女性老年人的婚姻状态处于"单身"(single)的比例高于男性老年人，详见表3-31。

表 3-31　台湾老年人的婚姻状况

单位:%

婚姻类型	人数(人)	性别总占比		55~64 岁段占比		65 岁及以上占比	
		男	女	男	女	男	女
有配偶或同居	3903959	57.30	42.70	33.30	28.09	23.99	14.61
丧偶	1356261	21.84	78.16	3.71	19.79	18.13	58.37
离婚或分居	245892	43.22	56.78	28.96	43.33	14.25	13.45
未婚	117076	49.43	50.57	30.39	45.69	19.04	4.88

注:来自《2013年老年人状况调查报告》"贰"部分的统计结果表。以下台湾数据的情况类似,将不再说明。

(二)居住安排

2013 年，台湾 55~64 岁老年人的居住安排以"两代家庭"最多占47.3%，其次为"三代家庭"达到 25.5%；65 岁以上老年人的居住安排以"三代家庭"最多占 37.5%，其次为"两代家庭"，占比为 25.8%。 65 岁以上老年人独居所占的比例也较 55~64 岁高 5.5 个百分点。

2013 年的调查结果与 2009 年的比较，台湾 55~64 岁及 65 岁以上老年人"两代家庭"所占比例分别减少 5.7 个及 4.0 个百分点，独居以及仅与配偶同住情形则略为增加，如表 3-32 所示。

表 3-32　台湾老年人的居住安排情况之一

单位：%

项　目		年龄段			
		55～64 岁		65 岁以上	
		2009 年	2013 年	2009 年	2013 年
独居		5.0	5.6	9.2	11.1
仅与配偶同住		17.4	18.3	18.8	20.6
两代家庭	合计	53.0	47.3	29.8	25.8
	与配偶及子女同住	38.5	35.3	13.9	12.6
	仅与子女同住	9.7	6.6	11.8	9.8
	与父母同住	3.5	4.1	1.2	1.2
	与(外)孙子女同住	1.3	1.2	2.9	2.2
三代家庭	合计	22.1	25.5	37.9	37.5
	与子女及(外)孙子女同住	15.9	19.5	37.0	36.6
	与父母及子女同住	6.1	5.8	0.8	0.8
	与父母及(外)孙子女同住	0.0	0.2	0.0	0.0
四代家庭		1.2	1.8	0.8	1.0
仅与其他亲戚或朋友同住		1.1	1.2	0.8	0.6
住在机构或其他		0.2	0.4	2.8	3.4

台湾 55～64 年龄段的老年人中，99％以上的都住在家中，仅有 0.41％的老年人住在机构等地方，具体有老年人福利机构、护理之家、"荣民"之家、老年公寓。其中，老年人住在"护理之家"所占的比例最高。在 65 岁以上老年人中，住在机构等地方的占比为 2.88％，高于 55～64 年龄段，但是，老年人福利机构为 65 岁以上老年人的最多选择，占比 1.72％，其次才为护理之家，占比 0.86％，参见表 3-33。

表 3-33　台湾老年人的居住安排情况之二

单位：%

年龄段	性别	总人数（人）	住在一般住宅	住在机构及其他				
				合计	老年人福利机构	护理之家	"荣民"之家	老年人公寓
55～64 岁	合计	2982449	99.59	0.41	0.08	0.31	0.02	—
	男	1457377	99.56	0.44	0.12	0.29	0.03	—
	女	1525072	99.63	0.37	0.04	0.33	—	—
65 岁以上	合计	2640739	97.10	2.88	1.72	0.86	0.30	0.02
	男	1239831	97.17	2.82	1.52	0.69	0.62	0.01
	女	1400908	97.05	2.92	1.89	1.01	0.02	0.03

二、家庭经济情况

(一)收入与资产

1.主要经济来源

图 3-10 展示了台湾 55～64 岁老年人以"自己工作或营业收入"为最重

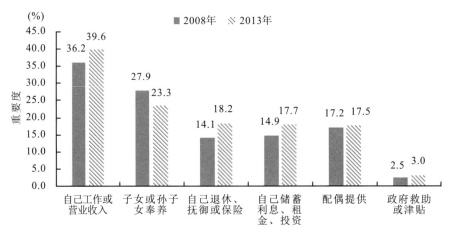

图 3-10　台湾 55～64 岁准老年人主要经济来源(按重要度排序)

要经济来源；图 3-11 展示了 65 岁及以上老人以"子女或孙子女奉养"及"政府救助或津贴"为最重要经济来源。 就性别分析，男性老年人"自己工作或营业收入"的重要度最高为 53.88，是女性老年人的 2 倍多（25.89），参见表 3-34。 女性则以来自"子女或孙子女奉养"的重要度最高为 32.4。从文化程度分析，小学及以下的来自"子女或孙子女奉养" 的重要度最高，初中以上"工作或营业收入"为最重要最高。

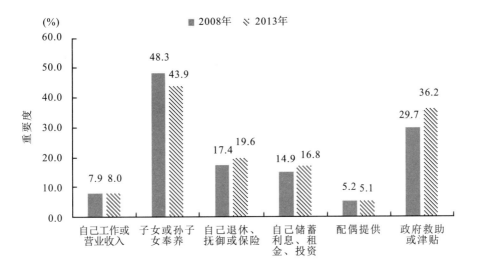

图 3-11　台湾 65 岁以上老年人主要经济来源（按重要度排序）

表 3-34　台湾老年人主次要经济来源情况

单位:重要度

项目别		自己工作或营业收入	配偶提供	自己储蓄、利息、租金或投资所得	自己退休金、抚恤金或保险给付	子女或孙子女奉养	向他人或金融机构借贷	政府救助或津贴	社会或亲友救助	其他
55～64岁	合计	39.6	17.4	17.7	18.1	23.3	0.2	3.0	0.6	0.5
	性别 男	53.9	6.0	19.5	21.2	13.7	0.2	2.9	0.7	0.8
	性别 女	25.9	28.3	15.9	15.2	32.4	0.3	3.1	0.6	0.2
	教育程度 不识字	29.0	14.3	13.5	4.9	47.0	—	8.8	0.4	0.6
	教育程度 自修或小学	30.8	17.4	12.2	11.4	40.3	0.6	5.0	1.1	0.5
	教育程度 国(初)中	42.3	20.9	15.3	12.6	25.0	0.2	2.4	0.1	1.0
	教育程度 高中(职)	43.8	19.6	19.8	16.3	18.1	0.1	2.4	0.8	0.4
	教育程度 专科	45.5	13.9	23.9	26.9	9.3	0.3	1.0	0.5	0.0
	教育程度 大学以上	42.9	12.9	22.7	36.7	4.6	—	1.3	0.4	0.6
65岁以上	合计	8.0	5.1	16.8	19.6	43.9	0.2	36.2	0.6	0.7
	性别 男	11.9	2.2	19.9	29.0	32.9	0.4	32.0	0.7	0.4
	性别 女	4.5	7.7	14.0	11.3	53.6	0.1	39.8	0.5	0.9
	教育程度 不识字	5.4	3.1	10.4	6.5	54.8	0.1	49.9	0.9	0.9
	教育程度 自修或小学	8.4	5.2	14.8	11.7	49.9	0.3	41.5	0.6	0.6
	教育程度 国(初)中	10.0	7.8	19.1	19.7	42.2	0.3	31.6	0.1	0.9
	教育程度 高中(职)	9.4	5.5	25.1	31.0	31.7	—	24.5	0.1	0.4
	教育程度 专科	6.4	5.2	18.1	62.7	22.0	1.1	8.8	1.4	0.7
	教育程度 大学以上	9.8	6.1	30.1	59.4	11.2	—	7.4	0.1	1.4

　　从表 3-35 可以看到，55～64 岁年龄段的台湾老年人目前从事有酬工作者占 43.2%。工作原因主要为"负担家计"，占 66.5%，"经济独立并自

主"次之。 从性别角度来看，72.1％的男性老年人是以"负担家计"为主要
工作原因，明显高于女性老年人（56.4％）。 65 岁以上老年人目前从事有酬
工作的占 10.3％，工作之原因选择"负担家计"的比例也是最高，为
51.0％。 当然也有 33.1 ％的 65 岁以上老年人仍旧工作是为了"打发时
间"。 分性别来看，值得关注的是 65 岁以上的台湾女性老年人选择"负担
家计"的比例高于男性老年人，当然选择"打发时间"女性老年人的比例也高
于男性老年人；而男性老年人选择"维持社会参与"的比例高于女性老年人。

表 3-35　55 岁以上老年人从事有酬工作情形及其工作原因

项目别	总计	无工作（％）	有酬工作（％）	工作原因（重要度）				
				负担家计	经济独立并自主	维持社会参与	打发时间	其他
55～64 岁	100.0	56.8	43.2	66.5	29.1	12.0	14.0	1.2
男	100.0	42.8	57.2	72.1	24.2	11.7	12.3	0.8
女	100.0	70.2	29.8	56.4	38.2	12.7	17.2	2.1
65 岁以上	100.0	89.7	10.3	51.0	27.4	12.0	33.1	1.2
男	100.0	84.6	15.4	49.1	28.0	15.0	30.9	1.7
女	100.0	94.2	5.8	55.5	26.0	4.9	38.2	—

注：1.无工作者含无酬工作者；
2.重要度＝（1×主要百分比＋1/2×次要百分比）×100。

2.自己保存资产情况

55～64 岁年龄段的老年人为了未来老年生活，自己保存资产的比例占
74.4％，而自己与配偶均会保存资产的占 53.7％，男性这一比例（76.8％）高
于女性（72.1％）。 自己不会保存资产以应对未来老年生活的比例占 22.4％，
其中 4.2％表示配偶会保存资产，而 11.0％表示配偶也不会保存资产。 从表
3-36 可以看到，65 岁以上参加调查的老年人中，超过半数（51.94％）表示自
己有保存储蓄或财产，而自己与配偶均会保存资产者占 25.4％。 从性别视
角来看，男性老年人自己保存资产的比例为 57.8％，高于女性老年人

(46.8％)。 65 岁以上老年人中有 46.0％表示目前自己不会保存资产，但这部分老年人中其配偶会保存资产的比例为 4.5％，配偶也不会保存的占 19.7％。 从年龄段上分析，发现随着年龄的增加，自己会保存资产的比例在下降。

表 3-36 台湾 55 岁以上老年人本人与配偶为未来老年生活保存资产情形

单位：％

项目别	总计	自己会保存					自己不会保存					不知道/拒答
		合计	配偶会保存	配偶不会保存	无配偶	配偶情形不清楚或拒答	合计	配偶会保存	配偶不会保存	无配偶	配偶情形不清楚或拒答	
55～64 岁	100.0	74.4	53.7	7.2	13.2	0.2	22.4	4.2	11.0	6.1	1.0	3.2
男	100.0	76.8	63.2	6.1	7.1	0.3	20.1	4.0	11.2	3.6	1.3	3.1
女	100.0	72.1	44.7	8.2	19.0	0.1	24.5	4.4	10.9	8.5	0.8	3.3
65 岁以上	100.0	51.9	25.4	5.6	20.5	0.4	46.0	4.5	19.7	21.6	0.1	2.1
男	100.0	57.8	37.0	7.9	12.3	0.6	40.3	5.0	23.5	11.6	0.2	1.9
女	100.0	46.8	15.1	3.6	27.8	0.2	51.0	4.2	16.4	30.5	0.0	2.2

从保存财产的类型来看，55～64 岁年龄段的老年人自己在保存资产类型中以存款所占的比重最高，为 62.4％，其次为房子、土地或其他不动产 (51％)、储蓄型保险(31.1％)。 57.6％的男性老年人以房子、土地或其他不动产为主要保存资产类型，高于女性老年人(44.7％)；参加储蓄型保险的女性老年人达 32.7％，高于男性老年人(29.4％)，详见表 3-37。 65 岁以上的老年人保存资产的类型中，拥有存款的老年人比例最高，达 43.1％，其次是有房子、土地或其他不动产，这一比例达 33.3％；10.4％和 10.0％的老年人表示有储蓄型保险或者股票、债券、基金、金饰等投资工具或保值财物。男性老年人保存各类型资产较的比例都高于女性老年人。

表 3-37　台湾 55 岁以上老年人为未来老年生活保存资产类型

单位：%

项目别	自己保存资产类型					配偶保存资产类型					不清楚（有保存，但不知为何种财产）
	房子、土地或其他不动产	存款	股票、债券基金、金饰等投资工具或保值财物	储蓄型保险	其他	房子、土地或其他不动产	存款	股票、债券基金、金饰等投资工具或保值财物	储蓄型保险	其他	
55～64 岁	51.0	62.4	21.5	31.1	0.9	37.2	47.6	15.8	24.0	0.3	3.1
男	57.6	65.0	22.0	29.4	0.8	40.7	56.2	20.0	28.2	0.4	3.0
女	44.7	60.0	21.0	32.7	1.0	33.8	39.3	11.7	20.1	0.2	3.1
65 岁以上	33.3	43.1	10.0	10.4	1.1	17.1	23.7	6.6	7.5	0.3	1.9
男	43.0	47.7	12.5	12.1	1.3	22.7	34.0	10.0	12.0	0.6	2.7
女	24.7	39.1	7.8	9.0	1.0	12.2	14.5	3.5	3.5	0.1	1.3

（二）支出

1.每月可使用的生活费用

65 岁以上老年人平均每月可使用的生活费用以"6000～11999 元（新台币）"最多，占比28.5%，其次为"5999 元及以下（新台币）"，占比 23.3%，平均每月可使用的生活费用为 12875 元（新台币）。就性别观察，男性平均每月可使用的生活费用为 14066 元（新台币），较女性 11716 元（新台币）为高，参见表 3-38。就主要经济来源别观察，以经济来源为"自己的退休金，抚恤金或保险给付"者，其平均每月可使用的生活费用最高为 18708 元（新台币），其次为"自己的储蓄、利息或租金或投资所得"，其平均每月可使用的生活费用为 15903 元（新台币）。就经济状况自评"大致够用"者，其平均每月可使用生活费用为 12447 元（新台币）。

表 3-38　台湾 65 岁以上老年人平均每月可使用的生活费用

单位：%

项目别		总计	5999 元及以下	6000 元～11999 元	12000 元～17999 元	18000 元～23999 元	24000 元～29999 元	30000 元及以上	很难说或拒答	平均每月可使用的生活费用（元）
总计		100.0	23.3	28.5	11.8	8.6	3.4	6.2	18.2	12875
性别	男	100.0	22.1	29.3	13.7	8.8	3.7	8.4	14.1	14066
	女	100.0	24.4	27.7	10.2	8.4	3.2	4.2	21.9	11716
主要经济来源	自己工作或营业收入	100.0	17.7	24.6	14.3	10.0	2.9	6.8	23.7	14085
	配偶提供	100.0	24.4	20.7	8.1	10.0	4.0	6.9	26.0	14189
	自己储蓄、利息、租金或投资所得	100.0	18.5	25.5	12.8	9.3	4.6	10.7	18.6	15903
	自己的退休金、抚恤金或保险给付	100.0	14.3	23.6	13.4	14.9	5.6	15.4	12.8	18708
	子女或孙子女奉养	100.0	26.3	29.9	11.6	7.7	3.0	3.1	18.4	10874
	向他人或金融机构借贷	100.0	31.8	47.1	—	—	—	4.9	16.2	9857
	政府或民间救助或津贴	100.0	30.6	34.3	10.5	3.8	1.7	0.7	18.5	8645
	其他	100.0	17.9	39.3	10.5	4.7	—	—	27.6	9166

续表

项目别		总计	5999元及以下	6000元~11999元	12000元~17999元	18000元~23999元	24000元~29999元	30000元及以上	很难说或拒答	平均每月可使用的生活费用（元）
经济状况	相当充裕且有余	100.0	19.6	23.9	9.9	9.7	4.9	19.1	12.9	19880
	大致够用	100.0	21.5	27.9	12.2	9.0	3.4	4.8	21.1	12447
	有点不够用	100.0	25.7	33.7	13.4	7.9	2.7	3.8	12.7	11138
	非常不够用	100.0	38.7	28.7	8.0	4.7	1.9	1.6	16.5	8386

注：这里的元为新台币。

2.提供父母经济支援的情形

参见图 3-12，有 25.8％的台湾 55～64 岁年龄段的老年人提供其父母的经济支援（含经常支援、不定期支援）。 参见图 3-13，65 岁以上老年人需支援父母者占比为 4.6％。 就性别观察，台湾 55～64 岁年龄段的男性老年人需提供支援者较女性高 9 个百分点左右。 65 岁以上男性老年人"需要经常支援"父母者占 5.2％，也较女性 1.4％为高。 就教育程度别观察，55～64 岁年龄段的老年人大学以上者"需要经常支援"父母的比率为 24.0％，明显较其他教育程度者高。 65 岁以上老年人大学以上者"需要经常支援"父母者（占 10.7％）较其他教育程度者高。

3.提供子女或孙子女经济支援情形

图 3-14、图 3-15 显示台湾 55～64 岁年龄段的老年人需要提供子女或孙子女经济支援的占比 24.8％（含经常支援、不定期支援），"不需要支援"子女或孙子女经济者占 68.3％。 65 岁以上老年人需要提供子女或孙子女经济

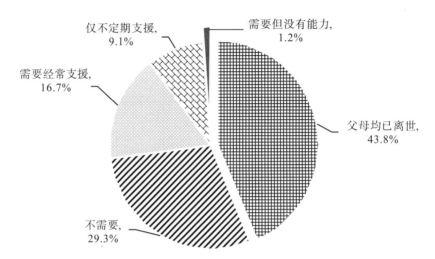

图 3-12　台湾 55～64 岁年龄段的老年人提供其父母的经济支援情形

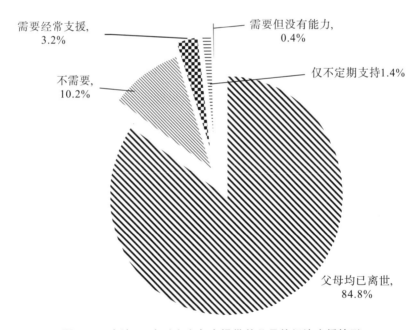

图 3-13　台湾 65 岁以上老年人提供其父母的经济支援情形

支援者占比 9.8％，"不需要支援"子女或孙子女经济者占 86％，另有 2.5％
老人表示有"需要但没能力"提供支援。

就性别观察，台湾 55～64 岁男性"需支援"者占比 29.2％，较女性
20.6％为高。 65 岁以上老年人两性提供经济支援给子女或孙子女各种情形
差异不大。 就教育程度别观察，教育程度较高者，"需要支援"子女或孙子
女之情形愈多。

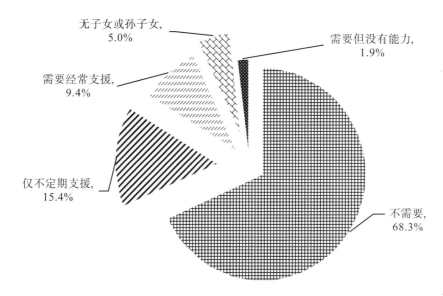

图 3-14　台湾 55～64 岁年龄段的老年人提供子女或孙子女经济支援情形

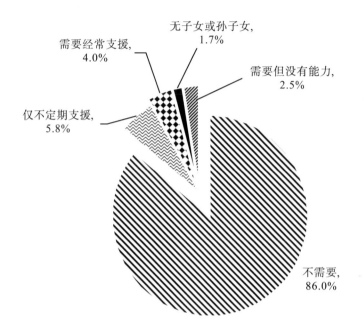

图 3-15　台湾 65 岁以上老年人提供子女或孙子女经济支援情形

（三）经济状况的自我评价

从性别视角分析，女性老年人自评经济相当充裕且有余的比例为12.6％，略高于男性老年人的情况（12.2％）。自评经济大致够用的女性老年人比例为61.4％，男性老年人的情况为63.3％；自评经济有点不够用的女性老年人比例为18.4％，男性老年人的情况为17.3％；自评经济非常不够用的女性老年人比例为7.6％，男性老年人的情况为7.2％，如表 3-39 所示。

按主要经济来源别观察，经济来源于向他人或金融机构借贷、政府或民间救助的老年人认为日常生活费"不够用"的比率相对其他经济来源者高，尤其是"向他人或金融机构借贷"为主要经济来源的老年人中超过四成认为其日常生活费"不够用"；经济来源为"自己的退休金、抚恤金或保险给付"及"自己储蓄、利息、租金或投资所得"的老年人，生活费"够用"的比率都超过八成。 与 2009 年的调查结果相比，2013 年的调查结果显示 65 岁以上老年人的日常生活费用使用情况变化不大。 认为日常生活费用相当充裕且有余的老年人占 12.4％，比 2009 年下降了 0.8 个百分点；认为大致够用的老年人基本持平（2009 年为 63.5％，2013 年为 62.3％）；认为有点不够用和非常不够用的老年人的比例都有所上升，分别从 2009 年的 15.3％和 6.6％增加到 2013 年的 17.9％和 7.4％，说明台湾近几年的不乐观的经济形势对老年人生活造成了客观的影响。

表 3-39　65 岁以上老年人日常生活费用使用情形

单位:％

项目别	总计	相当充裕且有余	大致够用	有点不够用	非常不够用	不知道或拒答
性别						
男	100.0	12.2	63.3	17.3	7.2	—
女	100.0	12.6	61.4	18.4	7.6	—
主要经济来源						
自己工作或营业收入	100.0	12.6	66.8	16.6	4.0	—
配偶提供	100.0	13.3	63.9	15.8	7.0	—
自己储蓄、利息、租金或投资所得	100.0	19.3	62.4	14.0	4.3	—
自己的退休金、抚恤金或保险给付	100.0	19.3	64.2	13.2	3.3	—
子女或孙子女奉养	100.0	10.5	64.2	19.2	6.1	—
向他人或金融机构借贷	100.0	4.9	53.5	25.5	16.2	—
政府或民间救助或津贴	100.0	5.4	56.7	22.4	15.4	—
其他	100.0	16.7	31.1	35.9	16.4	—

三、子女数量

台湾老年人中 96.61％的人生育过儿子女，没有子女的老年人仅占 3.39％。 有 1 个孩子的老年人占 5.74％，这一情况的男性老年人和女性老

年人比例相当,有 2～4 个子女的老年人比例最高,占 78.22％,其中男性老
年人的比例低于女性老年人,12.64％的老年人表示子女数超过 4 人。 在没
有子女的老年人中,女性老年人比例略低于男性老年人,参见表 3-40.

表 3-40 台湾老年人的子女数量情况

单位:％

现有子女数	总人数	小计	性别		55～64 岁		65 岁及以上	
			男	女	男	女	男	女
有子女	5432485	96.61	47.82	52.18	25.55	26.66	22.27	25.51
1 人	322578	5.74	50.65	49.35	36.88	31.93	13.77	17.42
2～4 人	4398887	78.22	48.63	51.37	28.10	29.06	20.53	22.30
5 人及以上	711020	12.64	41.52	58.48	4.61	9.44	36.91	49.04
无子女	190703	3.39	52.04	47.96	36.44	40.13	15.60	7.83

四、住房条件

从全台湾的住房情况结合年龄段观察,55～64 岁年龄段准老年人中,
有 50％居住于两层楼以上的家宅,有 25.1％的居住于公寓,14.3％的人居住
在电梯大楼,8.5％住在平房,2.1％的人住在一般搭建屋。 65 岁以上老年
人住宅类型相似,但住宅排序略有不同。 居住于两层楼以上的家宅的人数
最多,占比 48.1％,其次为公寓占比 21.9％,再次为平房占比 15.1％,复次
为电梯大楼占比 10.8％,最后为一般搭建屋占比 4.1％,参见表 3-41。 目前
两层楼以上家宅(含透天厝、别墅等)有电梯设备的总体占比0.6％,公寓有
电梯设备的总体占比 2.6％。

从地区视角观察,台湾北部地区(如新北市、台北市、基隆市等)居住于
公寓者为 45％,远远大于两层楼以上的家宅所占比例(26.8％)。 其余,中
部、南部、东部、金马地区则是两层楼以上的家宅所占比例居多,约占 70％
左右。

表 3-41　台湾 55 岁以上老年人的主要住宅类型

单位：%

项目别	电梯大楼	公寓			两层楼以上家宅			平房	一般搭建屋
		合计	有电梯设备	无电梯设备	合计	有电梯设备	无电梯设备		
总计	12.7	23.6	2.6	21.0	49.1	0.6	48.5	11.6	3.0
年龄别									
55～64 岁	14.3	25.1	2.2	22.9	50.0	0.6	49.3	8.5	2.1
65 岁以上	10.8	21.9	3.1	18.8	48.1	0.5	47.6	15.1	4.1
地区别									
北部地区	21.3	45.0	3.6	41.4	26.8	0.6	26.2	5.3	1.6
中部地区	4.1	5.1	2.4	2.7	67.2	0.5	66.7	19.6	4.0
南部地区	8.1	8.9	1.2	7.7	65.6	0.6	65.0	13.4	3.9
东部地区	3.1	5.7	1.8	3.9	65.3	0.6	64.6	18.9	7.0
金马地区	—	4.9	0.9	4.0	70.9	—	70.9	24.2	—

注："北部地区"：新北市、台北市、基隆市、宜兰县、桃园县、新竹市；"中部地区"：苗栗县、台中市、彰化县、南投县、云林县；"南部地区"：嘉义县、嘉义市、台南市、高雄市、屏东县、澎湖县；"东部地区"：台东县、花莲县；"金马地区"：金门县、连江县。

第五节　提升闽台老年人口居住安排与经济状况策略

一、闽台共同趋势：子女供养老人比例逐年下降，养老金存在地区及个体差异

（一）闽台老年人居住安排与经济来源的比较

表 3-42 为闽台老年人年龄、文化程度、居住安排与主要经济状况地区及性别比较结果。可见，闽台共性为女性老年人比男性老年人长寿，高龄女性均多于男性；同时，闽台老年人文化程度均为男高女低。福建省的调

查结果发现福建省农业户口老年人的独居比例为 17.2%，非农业户口老年人的独居比例为 12.7%。 另外，福建"农业户口"和"非农业户口"老年人中仅与配偶同住的比例分别是 68.3% 和 72.4%，台湾老年人的这些比例对应的为 20.6% 和 12.6%。 从性别视角观察，闽台女性老年人独居的比例高于男性老年人。

从区域内部观察，福建省第四次城乡老年人生活状况调查时被抽样到的 6 个样本市的老年人独居分布情形如表 3-43 所示，老年人口独居比例最高的为南平市，南平市有 40.21% 的被访老年人处于独居状态，远高于其他地区市，也许这与南平市就业机会相对于较少有关，许多子女为了更好的就业机会流出本地。 厦门市的被访老年人口处于独居状态的比例最低，为 7.95%。 厦门的这种现象也许与当地的房价有关，由于高房价必然导致人口密集度提高，同时，厦门生活工作环境良好也许也是使得许多子女愿意留在父母的身边的一个原因。 在台湾地区内部也存在区域差异，偏远地方也是以老年人为主的居住方式，这些现象可谓是人口流动、城镇化发展等经济现象的产物，有待于今后进一步探讨。

经济收入方面，福建调查数据显示，不同地区市每月领取到的养老金也呈现差异，参见表 3-44。 很明显可以看到，厦门市的最高平均为 3529.59 元，漳州市的最低平均为 346.81 元。 也许是因为每月领取到的养老金有限，所以比较 60 岁老年人目前从事有收入工作的情况，发现漳州市有 19.35% 的老年人仍在从事有收入工作，参见图 3-16，其次为泉州地区，有 14.37% 的老年人目前从事有收入工作，厦门市比例最低，为 6.04%。 不同性别以及城乡老年人每个月的养老金（离退休金）金额存在统计学上的显著性差异。 总体来说，在养老金收入和收到资助金额上，福建男性老年人的经济状况均好于女性老年人。

台湾 25.89% 的男性老年人主要经济来源于"自己工作或营业收入"。女性老年人则三分之一左右以"子女或孙子女奉养"为主要经济来源。 从性别视角分析，女性老年人自评经济相当充裕且有余的比例为12.6%，略高于男性老年人的情况（12.2%）。 自评经济大致够用的女性老年人比例为61.4%，男性老年人的情况为63.3%；自评经济有点不够用的女性老年人比例为18.4%，男性老年人的情况为17.3%；自评经济非常不够用的女性老年人比例为7.6%，男性老年人的情况为7.2%。

闽台具有文化和观念共性，可以发现，女性老年人经济状况较男性老年人处于劣势。 随着社会变迁与家庭结构改变，闽台家庭照护老年人的传统功能逐渐减弱，子女供养老人比例逐年下降，因此，完善养老保障体系，已成为社会安全体系中重要的一环。

表 3-42　闽台老年人年龄、文化程度、居住安排与主要经济状况比较

分类	闽台比较	性别比较
年龄	闽台共性:女性老年人比男性老年人长寿	闽台高龄女性均多于男性
文化程度	福建 60 岁以上女性老年人不识字的接近四成,高于台湾的情况(注:台湾 65 岁以上女性老年人不识字的一成一)。	闽台老年人文化程度均为男高女低
居住安排	福建老年人独居或仅与配偶居住的比例高于台湾地区;台湾地区老年人与子女同住比例高于福建省	闽台女性老年人独居的比例高于男性老年人
经济状况	福建:男性老年人养老金收入为女性老年人养老金收入的 1.5 倍 台湾:男性老年人"自己工作或营业收入"是女性老年人的 2.5 倍	闽台女性老年人收入均低于男性老年人

表 3-43　福建省老年人独居情形的地区市比较

单位:n(%)

地区市	不是独居	独居	合计
福州市	1252(89.24)	151(10.76)	1403(100)
南平市	287(59.79)	193(40.21)	480(100)
莆田市	825(89.58)	96(10.42)	921(100)

续表

地区市	不是独居	独居	合计
泉州市	773(83.12)	157(16.88)	930(100)
厦门市	440(92.05)	38(7.95)	478(100)
漳州市	800(83.95)	153(16.05)	953(100)
合　计	4377(84.74)	788(15.26)	5165(100)

注:$\chi^2 = 291.8065, P = 0.000$。

表 3-44 每月养老金的地区市比较

单位:元

市	平均数	标准差
福州市	1673.29	1474.57
南平市	1302.47	1509.01
莆田市	583.56	1143.79
泉州市	1528.10	1646.76
厦门市	3529.59	1593.20
漳州市	346.81	814.96

注:N=4972,ANOVA F=409.52,P=0.0000。

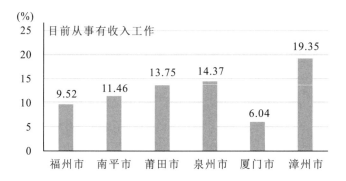

图 3-16 老年人目前从事有收入工作情况

(二)台湾养老保障体系简介

21 世纪以来,台湾养老保险制度不断改革,目前绝大多数台湾民众享有基础年金与职业年金的双重退休保障,但不同社会群体的缴费标准、养老退休待遇等方面有较大差异,存在所谓的"多轨并存"现象。 目前台湾岛内养老保障体系主要有三大支柱,第一支柱是台当局举办的保险或津贴,如劳保老年给付,老农及敬老津贴,即"国民年金"等;第二支柱是雇主为劳工举办的企业退休金;第三支柱是商业养老保险等。 在人口老化加快与养老基金巨大财务压力下,台湾当局目前积极推动新一轮的养老保险制度改革,逐步缩小不同职业与群体的养老标准,建立更完善与统一的养老保险制度。

　　台湾养老保险制度主要包括两大块或两个类别。 一是社会保险(台湾称为"法定公共年金",即基础年金),包括公教人员社会保险、军人社会保险、劳工保险、"国民年金"保险、农民健康保险等。 二是法定职业退休金(职业年金),包括公教人员退抚基金(年金)、军职人员退抚基金(年金)、政务人员离职储金、劳工退休金以及聘雇人员离职储金、"国营事业"退抚制度、私立学校教职工退抚制度等各种退休金,详见表3-45。 另外,个人储蓄与商业保险也是一种养老保险。 与目前大陆推进的多层次养老保险体系的改革方向基本一致:第一支柱为基本养老保险(基本全面实现),第二支柱为补充养老保险(企业年金与职业年金,仅在少数企业或单位实施,未普遍化),第三支柱是个人储蓄性养老保险。 不过,台湾军工教、劳工等群体享有双层养老保险(年金),但农民与"其他未享受社会保险的民众"(相当于我国城镇居民)只有基础养老保险,没有职业退休金保障。

表 3-45　台湾社会保险及职业退休金体系架构

养老保险种类	参保对象		
	劳工(军人、公教人员)	农民	民众
法定职业退休金	劳工退休金	—	—
法定公共年金	劳工社会保险	老农津贴	"国民年金"
＊个人保障	个人储蓄、商业保险		
＊社会救助	中低收入老人津贴、"荣民""就养给予"		

资料来源:台湾经建会人力规划主管部门。

129

1."国民年金"

"国民年金"主要是针对未参加公劳保(劳工)等社会保险与缺乏社会保障或没有享受社会保险的民众建立的一种社会保障制度,相当于大陆城镇居民的社会保险。 20世纪90年代初,台湾开始研究"国民年金"保障制度,直到2007年7月台湾当局有关部门才通过"国民年金法",2008年10月1日起正式实施,并依法建立"国民年金保险基金",台湾有关当局为主管机构、"劳工保险局"负责办理保险业务[①]。"国民年金"保险范围主要包括老年年金、身心障碍年金、丧葬补贴与遗属年金等。 保险对象主要是针对年满25岁、未满65岁、尚未参加其他社会保险的居民。 目前参加或享受"国民年金"保障的台湾民众约有380万人。 保险缴费由个人与政府共同承担,个人负担保费的60%,政府补助40%。 如果按时缴纳保费,投保人可在年满65岁以后定期领取养老保险金;对未缴保费者,不采取强制执行或处罚;未缴清保费者,不能领取养老保险金,故属于"柔性强制社会保险"而非"强制性社会保险"。"国民年金"不只是养老保险(老年年金),为配合政府鼓励生育政策,解决少子化问题,还包括生育给付(2011年7月1日起在加保期间分娩或早产,可一次领取17280新台币补贴)、身心残障年金(加保期间被鉴定为身心残障或无工作能力者有基本保障,月领4700新台币)、丧葬给付(加保期间死亡,一次领取86400新台币)、遗嘱给付(加保期间死亡,或未及领取老年年金即死亡,可领取不同的遗嘱年金)等。

"国民年金"的开办使台湾的社会安全网得以全面性建构,补足了以往社会保险制度的缺口,让台湾迈入全民保险的时代,落实台湾当局全民照顾的理念。 采行"年金"方式办理可以避免一次给付后因资金运用不当所发生的损失;此外,年金制度在设计时考虑到配合物价指数调整投保金额(投

---

① 台湾劳动部劳工保险局.Bureau of Labor Insurance,Ministry of Labor[EB/OL].[2018-08-10].https://www.bli.gov.tw/sub.aspx? a=DUbMXxAoFv4％3d.

保金额为计算年金给付的基础）以及定期调整年金给付基本保障金额，可以避免因通货膨胀造成给付缩水，确实保障年金给付对象的生活需要。"国民年金"制度采用社会保险的方式办理，开办之初提供"老年年金"、"身心障碍年金"、"遗属年金"及"丧葬给付"四大给付项目，并整合"国民年金"开办前已经在发放的"敬老津贴"及"'原住民'敬老津贴"，改为"老年基本保证年金"及"'原住民'给付"①。 为加强对弱势民众基本经济生活的照顾，避免所领给付因通货膨胀而缩水，同时建立起了津贴调整的制度化机制。 2011 年 12 月 21 日修正公布所谓的"国民年金法"第 54 条之 1，规定自 2012 年 1 月 1 日起，调高老年年金给付金额、遗属年金给付基本保障、老年基本保证年金、"原住民"给付、身心障碍年金给付基本保障及身心障碍基本保证年金金额，未来每 4 年参照消费者物价指数成长率，定期调增各项给付金额。

2.劳保年金

台湾劳工养老保险（年金）制度包括了劳工社会保险与劳工退休金两部分。 目前参加劳工社会保险的被保险人或享受法定公共年金的劳工约为981.9 万人，享受劳工退休金的劳工合计 900.4 万人。 其中享受新制劳工退休金者 561.3 万人，享受旧制劳工退休金者 339.1 万人。② 可以说，台湾所有劳工享有基本的退休养老保障。

（1）劳工社会保险

2008 年 7 月，台湾当局有关部门完成《劳工保险条例》修正案，并于2009 年 1 月 1 日起正式实施，这是台湾劳工养老保险制度的重大改革，它由过去一次性领取退休后的养老保险金改为年金制的按月领取，资金的安全性

---

① 台湾劳动部劳工保险局.Bureau of Labor Insurance，Ministry of Labor［EB/OL］.［2018-08-10］.https://www.bli.gov.tw/sub.aspx? a＝DUbMXxAoFv4％3d.

② 台湾老年经济安全保险制度概况［R］.台湾经济论衡，2012(11).

和保障性增强。 台湾劳工社会保险包括老年年金、失能年金与遗嘱年金（被保险人退保，在领取失能年金给付或年金年给付期间死亡者，其符合规定之遗嘱，可申请领遗嘱年金）等，各项年金给付均规定了最低基础保障金额。同时规定，保险基金余额足以支付未来 20 年保险给付时，不予调高。 保费由企业、劳工与政府三方共同负担，政府负担比例 10％～80％ 不等，个人负担20％～80％ 不等，企业或投保单位负担 70％。 目前劳工社会保险（劳保）的所得替代率为 1.55％[①]。 劳保年金施行后，除了将"残废给付"名称改为"失能给付"外，失能、老年及死亡三种给付更增加了可以每个月领年金的方式，也就是"老年年金"、"失能年金"和"遗属年金"三种给付。 有了劳保年金，台湾劳工获得了更完善的劳保保障。

依据台湾当局有关部门统计，台湾劳工 60 岁以后平均余命 22 年，平均每位劳工获得老年给付金额仅 107 万余元新台币[②]，不足以保障劳工退休后平均 22 年或更长久之老年生活所需。 旧制劳保给付系一次给付，易因通货膨胀而贬值，或因投资不当，供子孙花用，甚或遭人觊觎骗取而瞬间一无所有，致使老年生活顿失依靠，也无法确保其遗属之长期生活。 为了应对人口老化及少子女化趋势所带来之长期经济生活保障问题，劳工保险迈向年金化，为劳工提供更完善的劳保体系。 劳工或其遗属可以在请领老年、失能或死亡给付时，选择请领年金给付或一次给付，以提供被保险人或其遗属长期且安定的生活保障年金给付系按月领取，既安全又有保障老年年金可提供被保险人老年退职后安定之生活所需，亦得视个人退休需求而选择延后或提前请领。 被保险人活到老领到老，保愈久领愈多，没有年资上限。 此外，年金可以避免因通货膨胀导致给付缩水为确保年金给付之实质购买力，年金给付

---

① 王建民.台湾养老保险制度现状、改革方向及启示[J].北京联合大学学报(人文社会科学版),2015,13(3):32-42.

② 台湾劳动部劳工保险局.Bureau of Labor Insurance, Ministry of Labor[EB/OL].[2018-08-10].https://www.bli.gov.tw/sub.aspx? a＝DUbMXxAoFv4％3d.

金额会随着消费者物价指数累计成长率来调整，年金给付是对抗通货膨胀之最佳选择。提供被保险人或其受益人基本生活保障为使被保险人或其受益人获得最基本之生活保障，劳保年金规范各项年金给付之最低基础保障金额，老年及遗属年金给付最低保障金额为3000元新台币，失能年金给付为4000元新台币。

（2）劳工退休金（"劳退新制"）

2005年7月1日起，台湾实施新的劳工退休制度。改革主要是建立劳工"个人账户退休金提拨制度"，由雇主（企业）强制提拨月薪的6％作为退休金，这就是"劳退新制"。原来的制度即"劳退旧制"是依《劳动基准法》规定，企事业单位（雇主）按月为员工以每月薪资总额的2％～15％提拨"劳工退休准备金"。2009年，台湾劳保退休金改革后，退休金由过去的一次性支付改为按月领取，短期基金支付压力有所缓和。劳工退休金的所得替代率约为30％～70％，即根据不同工作年资，在退休后领取的退休金是其工资所得的30％～70％，按退休后的存活时间领取，活得越长，领得越多。按60岁退休，平均寿命80岁推算，大部分退休者较一次性领取的退休金多1.5倍，一般退休后领退休金超过8年，所领退休金的总额就超过了以前一次领取的。因此，劳工退休制度的改革大大增加了退休金的支出。目前台湾劳工法定退休年龄为60岁，规划2027年之后延迟到65岁。雇主应为适用劳基法之劳工按月提缴不低于其每月工资6％劳工退休金，储存于本局设立之劳工退休金个人专户，退休金累积带着走，不因劳工转换工作或事业单位关厂，歇业而受影响，专户所有权属于劳工。劳工亦得在每月工资6％范围内，个人自愿另行提缴退休金，劳工个人自愿提缴部分，从当年度个人综合所得总额中全数扣除。劳工年满60岁即得请领退休金，提缴退休金年资满15年以上者，得选择请领月退休金或一次退休金，提缴退休金年资未满15年者，应请领一次退休金。领取退休金后继续工作提缴，1年得请领1次续提退休金。另劳工如于请领退休金前死亡，可由遗属或遗嘱指定请领人请领退休金。 又劳工未满 60 岁为丧失工作能力者,得提早请领退休金①。

3.老农津贴

老农津贴,这是台湾特殊政治环境下形成的一种变相的农民老年保障。有鉴于军、公教及劳工,参加军、公教或劳保均享有老年给付保障,而农民参加农保却没有老年给付项目。 为照顾农民晚年生活,台湾自 1995 年 6 月起开始发放老农津贴,并且规定 1998 年 11 月 12 日前已参加农保或加入劳工保险的渔会会员也可以领取老农津贴,台湾农民自此有了相应的年金保障制度,包括了农民健康保险与老农津贴两部分,均属法定公共年金,尚没有法定职业退休金。 年满 65 岁以上、参加农保 6 个月以上,每月可领取老农津贴 7000 元新台币,目前享受老农津贴的老年农民为 67.5 万人。

台湾社会养老保险制度内容参见表 3-46。

表 3-46 台湾社会养老保险制度内容概要

养老保障制度	具体内容
"国民年金"	提供"老年年金""身心障碍年金""遗属年金"三大年金给付保障,及"生育给付""丧葬给付"两种一次性给付保障。 被保险人只要按时缴纳保险费,在生育,遭遇重度以上身心障碍或死亡事故,以及年满 65 岁时,就可以依规定请领相关年金给付或一次性给付,以保障本人或其遗属的基本经济生活。
劳保年金	劳保年金给付主要按月领取,既安全又有保障,可提供被保险人老年退职后安定之生活所需;亦得视个人退休需求而选择延后或提前请领。 失能年金并有加发眷属补助,可保障失能不能从事工作的保险人家庭经济生活。遗属年金另有遗属加计,可提供被保险人遗属长期之生活照顾。1991年 4 月起提供被保险人或其遗属长期且安定的生活保障,提供被保险人或其受益人基本生活保障为使被保险人或其受益人获得最基本之生活保障,劳保年金规范各项年金给付之最低基础保障金额,老年及遗属年金给付最低保障金额为 3000 元新台币,失能年金给付为 4000 元新台币。

---

① 台湾劳动部劳工保险局. Bureau of Labor Insurance,Ministry of Labor[EB/OL].[2018-08-10].https://www.bli.gov.tw/sub.aspx? a=ZnMHe3vCHio%3d.

续表

养老保障制度	具体内容
劳退新制	首先,劳保被保险人之相关权益(例如投保年资并计,可以请领的老年给付等)并不会因为劳工选择适用退休金新,旧制而受到任何影响。劳退新制主要内容为劳工年满60岁即可请领退休金;提缴退休金年资满15年以上者,得选择请领月退休金或一次退休金;提缴退休金年资未满15年者,应请领一次退休金;领取退休金后继续工作提缴,1年得请领1次续提退休金。另外,劳工如于请领退休金前死亡,可由遗属或遗嘱指定请领人请领退休金。
老农津贴	为农民增加老年给付项目。台湾为照顾农民晚年生活,自1995年6月起开始发放老农津贴,于2014年7月16日修法将申领老农津贴之年资由6个月延长为15年。

资料来源:台湾劳动部劳工保险局.Bureau of Labor Insurance,Ministry of Labor[EB/OL].[2018-08-10].https://www.bli.gov.tw/.

(三)福建养老保障体系简介

伴随着我国经济的快速发展和社会结构的加剧转型,人口老龄化和家庭结构小型化趋势愈加明显,城乡居民的养老问题越来越突出,养老保障问题备受党中央、国务院的重视。 党的十七大明确提出,要实现让全体人民"老有所养"的目标,建设覆盖城乡居民的养老保障体系。 2009年9月1日,国务院印发了《国务院关于开展新型农村社会养老保险试点的指导意见》(以下简称新农保),标志着我国农村社会养老保险制度建设进入了一个崭新时期。

根据党的十七大精神和《中华人民共和国国民经济和社会发展第十二个五年规划纲要》、《中华人民共和国社会保险法》的规定,国务院决定从2011年起开展城镇居民社会养老保险试点。 2011年7月1日启动试点工作①,实施范围与新农保试点基本一致,2012年基本实现城镇居民养老保险制度全覆盖。 部分地区在"新农保"制度的基础上,适时调整制度安排,

---

① 温家宝说的"两个全覆盖"告诉我们什么? [EB/OL].(2011-06-21)[2018-06-10].http://cpc.people.com.cn/GB/64093/64103/14960620.html.

结合本地实际情况，建立起全覆盖的统一的城乡居民社会养老保险制度。
这项制度的建立打破了城乡二元化界限，使得社会养老保险向着城乡一体
化转变，朝着社会公平迈出了重要一步。 2014 年 2 月 24 日，人社部、财政
部印发《城乡养老保险制度衔接暂行办法》，于 2014 年 7 月 1 日起实施，首
次明确城乡居民养老保险和城镇职工养老保险之间可以转移衔接，但要在参
保人达到法定退休年龄后进行。 城乡居民社会养老保险制度在我国部分地区
刚刚建立起来，制度本身及在运行的过程中正在试点及完善，如河南省出台
多项举措完善城乡居民养老保险制度①。 城镇居民社会养老保险是覆盖城镇
户籍非从业人员的养老保险制度和城镇职工养老保险体系、新型农村社会养
老保险制度共同构成我国社会养老保险体系。 下文就逐一进行了解。

1.福建省城镇职工基本养老保险

职工基本养老保险是社会保险中的一个险种。 社会保险是指国家通过
立法，多渠道筹集资金，对劳动者因年老、失业、患病、工伤、生育而劳动
收入减少时给予的经济补偿，使他们能够享有基本生活保障的一项社会保
障。 职工基本养老保险的缴纳比例是：职工所在企业缴纳 20%，职工个人
承担 8%。 以前的规定是，单位那 20%里面的一部分和个人的 8%全部划
入个人账户，现在单位缴费不再划入，仅个人缴的那 8%划入个人账户，参
见表 3-47。 2017 年 10 月 18 日，习近平同志在十九大报告中指出，要完善
城镇职工基本养老保险制度。 2017 年年末，福建省参加城镇基本养老保险
人数为1022.31万人，比 2016 年增加了 54.45 万人。 其中参保职工 840.29
万人，参保的离退休人员 182.02 万人。 全省企业参加基本养老保险离退休
人员为 135.91 万人，全部实现养老金按时足额发放。 全省参加基本医疗保
险人数 3768.22 万人，其中参保职工 818.96 万人，参保的城乡居民 2949.26

---

① 河南出台多项举措完善城乡居民养老保险制度[EB/OL].(2018-03-01)[2018-05-08].ht-
tp://www.gov.cn/xinwen/2018-03/01/content_5269727.htm? _zbs_baidu_bk.

万人。 全省参加失业保险人数 612.33 万人，增加 36.81 万人[①]。

表 3-47　福建省城镇职工社会养老保险的主要内容

基本要素		基本内容
法律法规		《福建省社会保险费征缴办法》 （自 2001 年 1 月 1 日起实施）
适用对象		本省范围内的城镇实行企业化管理的事业单位、企业及其在职人员，社会团体和民办非企业单位专职人员，城镇个体经营者和灵活就业人员
征收机构		地方税务机关
个人缴费	缴费基数	本人月工资总额
	缴费比例	8%
单位缴费	缴费基数	全部职工月工资总额
	缴费比例	18%
缴纳缴费	下限	职工工资收入低于上一年省、市在岗职工月平均工资算术平均数 60% 的，以上一年省、市在岗职工月平均工资算术平均数的 60% 为缴费基数
	上限	职工工资收入超过上一年省、市在岗职工月平均工资算术平均数 300% 以上的部分不计入缴费基数，以上一年度社会月平均工资的 300% 为缴费基数
基金管理		实行收支两条线管理

资料来源：福建省社会劳动保险经办管理服务主要法规、政策汇编。

2.福建省城乡居民社会养老保险

城镇居民养老保险基金由个人缴费、集体补助政府补贴构成，个人缴标准目前设为每年 100 元至 2000 元 20 个档次（每 100 元档），各市、县（区）人民政府可根据实际情况增设缴费档次。 政府对参保人缴费给予适当补贴：选择 100 元缴费档次标准的，政府补贴 30 元；每提高一个缴费档次标准（100元），政府补贴增加 10 元；对选择 800 元及以上缴费档欠标的，政府补贴均为

[①]　福建省 2017 年统计年鉴［EB/OL］.［2018-05-08］.http://tjj.fujian.gov.cn/xxgk/tjgb/201802/t20180226_1487394.htm.

100 元。[①] 此外,为贯彻落实人社部、财政部《关于 2018 年提高全国城乡居民基本养老保险基础养老金最低标准的通知》(人社部规〔2018〕3 号),进一步提高我省城乡居民社会养老保险(以下简称"城乡居民保")待遇水平,经省政府同意,自 2018 年 1 月 1 日起,全省城乡居民保基础养老金最低标准提高至每人每月 118 元。

福建省城乡居民社会养老保险的主要内容参见表 3-48。

表 3-48　福建省城乡居民社会养老保险的主要内容

覆盖范围			年满 16 周岁、未参加企业职工基本养老保险的城镇非从业居民
基金筹集	个人缴费		缴费标准目前设为每年 100 元至 2000 元 20 个档次(每 100 元一档),各市、县(区)人民政府(含平潭综合实验区管委会,下同)可根据实际情况增设缴费档次,但最高缴费标准原则上不超过当地灵活就业人员参加职工基本养老保险的年缴费额
	政府补贴	中央政府	补助国家确定的基础养老金的 50%
		省级政府	基础养老金中央财政补贴后的剩余部分以 80%、60%、50% 的比例对试点县进行分档补助 参保人选择 100 元缴费档次标准的,政府补贴 30 元;每提高一个缴费档次标准(100 元),政府补贴增加 10 元;对选择 800 元及以上缴费档次标准的,政府补贴均为 100 元 根据各地不同的财力状况,分别以 80%、60%、40%、20% 的比例对试点县(市、区)进行分档补助
		区市和试点县政府	基础养老金省级政府补贴后的剩余部分 参保人缴费省级政府补贴后的剩余部分 提高缴费补贴标准的部分 选择较高档次标准缴费的给予鼓励性补贴 对低保户、重点优抚对象、计生对象中独生子女死亡或伤残、手术并发症人员以及非重度残疾人等缴费困难群体,政府为其代缴不低于 50% 的最低标准养老保险费
	其他来源		鼓励其他经济组织、社会组织和个人为参保人员缴费提供资助
个人账户			个人缴费、地方政府对参保人员的缴费补贴及其他来源的缴费资助,全部计入个人账户,参考一年期存款利率计息

---

① 福建省人力资源和社会保障厅 福建省财政厅关于提高城乡居民基本养老保险基础养老金最低标准的通知 [N/OL]. (2018-06-22) [2018-06-30]. http://rst. fujian. gov. cn/zw/zfxxgk/zfxxgkml/zyywgz/ylbx/201806/t20180622_3359825.htm.

续表

覆盖范围		年满 16 周岁、未参加企业职工基本养老保险的城镇非从业居民
给付标准	养老金待遇	由基础养老金和个人账户养老金组成,支付终身
	基础养老金	自 2018 年 1 月 1 日起,福建省城乡居民保基础养老金最低标准提高至每人每月 118 元
	个人账户养老金	个人账户全部存储额/120#
	月领养老金	基础养老金＋个人账户养老金
养老金待遇领取条件		按规定参保、缴费的城乡居民,年满 60 周岁,且未享受职工基本养老保险待遇、无力参保县及以上集体所有制企业退休人员老年生活保障金和未参保高龄职工老年生活保障金的,可以按月领取城乡居民养老保险待遇
制度衔接		有条件的地方,"城居保"应与"新农保"合并实施 与企业职工基本养老保险衔接,执行人社部、财政部制定的办法
基金管理		纳入社会保障基金财政专户,建立健全财务会计制度,单独核算

♯:个人全部存储金额÷120(月)

3.福建新型农村养老保险

新型农村社会养老保险是 2009 年国务院办公厅发布的《国务院关于开展新型农村社会养老保险试点的指导意见》(以下简称《指导意见》)之中提到的"国家新农保"。"新农保"是以"保基本、广覆盖、有弹性、可持续"为基本原则,采取个人缴费、集体补助、政府补贴相结合的筹资模式,实行社会统筹与个人账户相结合,与家庭养老、土地保障、社会救助等其他社会保障政策措施相配套,保障农村居民老年基本生活的制度。 福建省于 2009 年12 月颁发《福建省人民政府关于开展新型农村社会养老保险试点工作的实施意见》(以下简称《实施意见》)。 福建新农保基础养老金与城镇居民养老保险一样,由省级财政安排的补助资金与中央财政按 50％比例补助的基础养老金捆绑使用,省级政府根据各地不同的财力状况,分别以 80％、60％、50％、50％四档比例对试点县(市、区)进行分档补助,其余基础养老金部分由设区市和试点县(市、区)分担。 试点县(市、区)政府可以自费适当提高

139

基础养老金标准。 政府对参保人缴费给予补贴,补贴标准不低于每人每年
30元,由省级政府按每人每年30元的补贴标准,再根据各地不同的财力状
况,试点县(市、区)可自费提高缴费补贴标准。

对农村重度残疾人,农村低保户,农村计生对象中独生子女死亡或伤
残、手术并发症人员等缴费困难群体,政府为其代缴不低于50%的最低标准
养老保险费,所需资金由市、县政府承担。 对参加新农保的农村45～59周
岁生育两个女孩或生育一个子女的夫妻,在每人每年不低于30元缴费补贴
的基础上,省财政再增加20元缴费补贴。 根据第一批试点的情况,福建省人
民政府于2010年4月制定了激励多缴费的省级补助办法,对选择较高档次
标准缴费的,可给予适当奖励补助,补助在限额20元以内的部分,省级政府
按不同县市的财力状况,分别以80%、60%、40%和20%四档比例给予补
助。 根据新农保《指导意见》和福建省政府《实施意见》,福建省新农保的
试点工作得到有序的推进。 2009年、2010年,福建省先后两批在33个县
(市、区)开展新农保试点(其中国家试点17个,省、市级试点16个),试点覆
盖面达40%。 随着2011年7月第三批新农保试点全面启动,截至2011年
年底新农保制度已经在福建省所有的县市区全面实施。 全省84个县(市、
区)中,有46个县(市、区)纳入国家试点,38个县(市、区)列为省级试点,实
现了新农保制度在福建的全覆盖。

福建各地区市近年来努力结合实际情况,在缴费标准、养老金补贴标
准、缴费财政补贴等方面做了积极的探索,详见表3-49。 厦门市、区两级
政府将参保个人缴费补贴由原省定的每人每年30元提高到45元及以上,如
厦门市海沧区结合实际,将对60岁以上基础养老金给付标准从每人每月55
元提高到200元。 泉州市鲤城区考虑农民缴费能力,灵活设置缴费档次,在
省定100～1200元12个档次基础上,增加1200元以上的缴费档次,不设上
限。 福州市晋安区对选择缴费标准100～300元的,补贴标准为每人每年30
元,选择缴费标准400～1200元的,每提高一个缴费档次增加补贴5元,最高

补贴标准为每人每年 75 元,积极引导农民参保缴费。 有些经济发达的村为鼓励村民参保,对参保村民给予补助,如晋安区村给予每个参保村民 100 元的补助。 截至 2011 年 5 月底,福建全省共有 530.12 万人参加新农保,参保率达 81.87%（其中：首批 92.67%,第二批 76.57%）,有 120 万名老年农民领取养老金,累计发放 8.32 亿元。 同年 12 月底,全省已有 1209.99 万名农民参加新农保,参保率达 81.09%,收缴保费 15.62 亿元,有 301.88 万名老年农民领取养老金,累计发放养老金 18.75 亿元。[①]

表 3-49　福建省新型农村社会养老保险的主要内容

覆盖范围			年满 16 周岁(不含在校学生)、未参加城镇职工基本养老保险的农村居民城
基金筹集	个人缴费		缴费标准目前设为每年 100～1200 元,以每 100 元为一个缴费档次,各试点县(市、区)可根据当地实际情况增设缴费档次
	集体补助		有条件的村集体应当对参保人缴费给予补助,鼓励其他经济组织、社会公益组织、个人为参保人缴费提供资助
	政府补贴	中央政府	补助国家确定的基础养老金的 50%
		省级政府	基础养老金中央财政补贴后的剩余部分以 80%、60%、50%、50% 的比例对试点县进行分档补贴 按对参保人缴费时给予每人每年不低于 30 元的补贴,根据各地不同的财力状况,分别以 80%、60%、40%、20% 的比例对试点县(市、区)进行分档补贴
		区市和试点县政府	基础养老金省级政府补贴后的剩余部分 参保人缴费省级政府补贴后的剩余部分 提高缴费补贴标准的部分 选择较高档次标准缴费的给予鼓励性补贴 农村重度残疾人、低保户等缴费困难群体,负担不低于 50% 的最低标准保费保费
个人账户			个人缴费,集体补助及其他经济组织、社会公益组织、个人对参保人缴费的资助,地方政府对参保人员的缴费补贴,全部计入个人账户;参考一年期存款利率计息

① 王永礼.新型农村养老保险保障水平研究[D].福州:福建农林大学,2012.

续表

	覆盖范围	年满 16 周岁(不含在校学生)、未参加城镇职工基本养老保险的农村居民城
给付标准	养老金待遇	由基础养老金和个人账户养老金组成,支付终身
	基础养老金	中央确定的每人每月 55 元
	个人账户养老金	个人账户全部存储额/120*
	月领养老金	中央确定的每人每月 55 元+(个人账户存储额/120)*
	待遇调整	在国家确定的基础养老金最低标准基础上,根据本省经济发展和物价变动等情况,省政府适时调整基础养老金最低标准
	养老金待遇领取条件	按规定投保,年满 60 周岁
制度衔接	与"老农保"的衔接	已参加"老农保"年满 60 周岁,可直接享受"新农保"基础养老金;已参加"老农保"未满 60 周岁的参保人,将"老农保"个人账户资金并入新农保个人账户,按"新农保"标准继续缴费
	与城镇职工基本养老保险的衔接	执行人力资源和社会保障部、财政部制定的办法
	基金管理	纳入社会保障基金财政专户,建立健全财务会计制度,实行收支两条线管理,单独记账、核算,按照国家规定保值增值,不得挤占挪用

*:个人账户全部存储额÷120
资料来源:福建省社会劳动保险经办管理服务主要法规、政策汇编。

近几年我国政府大力投入民生工程,不断提高养老保障水平,大大提升了老年人的获得感。 表 3-50 为近五年内我国养老保险新方向新政策汇总。2014 年关于建立统一的城乡居民基本养老保险制度的意见,这项制度的建立打破了城乡二元化界限,使得社会养老保险向着城乡一体化转变,朝着社会公平迈出了重要一步。 2016 年《国民经济和社会发展第十三个五年规划纲要》提出要完善统账结合的城镇职工基本养者保险制度,构建包括职业年金、企业年金和商业保险的多层次养老保险体系, 推出税收递延型养老险。 2017 年 7 月推出《关于加快发展商业养老保险的若干意见》,旨在为个人和家庭提供个性化、差异化养老保障: 推动商业保险机构提供企业(职业)年金计划等产品和服务;鼓励商业保险机构充分发挥行业优势提供商业服务和支持。2017 年 11 月，划转部分国有资本充实社保基金实施方案的通知，将中央和地方国有及国有控股大中型企业、金融机构纳入划转范围，为我国养老金扩充做出战略安排。综上可见，我国政府在应对人口老龄化问题上的决心与作为。

表 3-50　近五年内我国养老保险新方向新政策汇总

时间	政策名称	政策内容
2014.02	《关于建立统一的城乡居民基本养老保险制度的意见》	城乡居民养老保险基金由个人缴费集体补助、政府补贴构成，个人缴费标准目前设为每年 100 元、200 元、300 元、400 元、500 元、600 元、700 元、800 元、900 元、1000 元、1500 元、2000 元 12 个档次。地方人民政府应当对参保人缴费给予补贴，对选择最低档次的标准缴费的，补贴标准不低于每人每年 30 元；对选择较高档次标准缴费的，适当增加补贴金额；对选择 500 元及以上档次标准缴费的，补贴标准不低于每人每年 60 元，具体标准和办法由省（区）人民政府确定。
2016.03	《国民经济和社会发展第十三个五年规划纲》要	完善统账结合的城镇职工基本养老保险制度，构建包括职业年金，企业年金和商业保险的多层次养老保险体系。推出税收递延型养老保险。
2017.07	《关于加快发展商业养老保险的若干意见》	到 2020 年，基本建立商业养老保险体系，丰富商业养老保险产品供给，为个人和家庭提供个性化、差异化养老保障；推动商业保险机构提供企业（职业）年金计划等产品和服务；鼓励商业保险机构充分发挥行业优势提供商业服务和支持。
2017.11	《划转部分国有资本充实社保基金实施方案的通知》	将中央和地方国有及国有控股大中型企业、金融机构纳入划转范围。划转比例统一为企业国有股权的 10%，2017 年选择部分中央企业和部分省份开展试点，中央企业包括国务院国资委监管的中央管理企业 3 家至 5 家、中央金融类 2 家；2018 年及以后，分批划转其他符合条件的中央管理企业、中央行政事业单位所办企业及中央金融机构的国有股权，尽快完成划转工作。

二、提升策略：抓住天时地利好时机推动闽台老龄事业与产业深度融合发展

综上可见，闽台基本建立了健全的养老保障制度，尤其台湾在社会保障体系建构方面比福建执行的时间更早、发展更加成熟。但是，在应对日益

严峻的人口老龄化问题上闽台各自都有优势与现实的困境，笔者认为基于闽台同根同源及地理位置的优势，可以协同合作一起应对人口老龄化问题。为此，我们有必要先了解闽台老年人理想居住方式与期望是什么。只切实掌握闽台老年人与准老年人对未来老年生活的规划，了解他们期望与担心的问题，才能真正有效满足他们的需求，从而有效推动闽台老龄事业与产业深度融合协同发展。

（一）了解闽台老年人的期望

1.闽台老年人认为理想的居住方式

表 3-51 及图 3-17 为福建老年人与子女长期生活意愿的地区市比较，从高到低依次为：莆田市 91.58％、福州市 74.65％、泉州市与南平市均为 64.58％、厦门市 58.33％和漳州市 54.74％。上述的地区市差异具有统计学上的显著性意义（$P<0.001$）。值得关注的是漳州市老年人平均子女数量最多，但是与子女同住的意愿最低，而莆田市的老年人 90％以上希望与子女同住。这种地区市差异说明要多了解不同地方文化或习俗，多了解老年人的期望。表 3-52 显示了无论男性还是女性老年人愿意和子女长期一起生活的大约为七成左右，性别不存在统计学上的显著性差异。表 3-53 反映了台湾 55～64 岁准老年人认为老年时理想的居住方式，大约有六成五的老年人认为老年时理想的居住方式是与子女同住（含配偶、子女配偶及孙子女）。

表 3-51　老年人和子女长期一起生活意愿的地区市比较

"您愿意和子女长期一起生活吗?"	愿意	不愿意	看情况
福州市	106(74.65)	14(9.86)	22(15.49)
南平市	31(64.58)	6(12.50)	11(22.92)
莆田市	87(91.58)	2(2.11)	6(6.32)
泉州市	62(64.58)	19(19.79)	15(15.63)
厦门市	28(58.33)	14(29.17)	6(12.50)
漳州市	52(54.74)	17(17.89)	26(27.37)

注：$\chi^2=49.1578, P=0.000$。

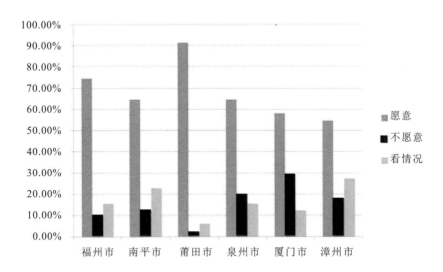

图 3-17　老年人与子女长期生活意愿的地区市比较

表 3-52　福建老年人愿意和子女长期一起生活的性别分布情况

单位:n(%)

类别	女性	男性	合计
愿意	199(70.8)	167(68.7)	366(69.9)
不愿意	36(12.8)	36(14.8)	72(13.7)
看情况	46(16.4)	40(16.5)	86(16.4)
合计	281(100.0)	243(100.0)	524(100.0)

注:$\chi^2=0.4631,P=0.793$。

表 3-53　台湾 55～64 岁老年人认为老年时理想的居住方式

单位:%

项目别	总计	与子女同住（含配偶、子女配偶及孙子女）	仅与配偶同住	独居	与亲戚朋友同住	可以和其他需要进住安养机构的老年人同住	其他	很难说或拒答
2009 年 6 月	100.0	51.0	27.9	6.9	2.9	2.9	0.3	8.3
2013 年 6 月	100.0	66.2	18.5	7.3	2.4	0.7	2.6	2.3

续表

项目别	总计	与子女同住（含配偶、子女配偶及孙子女）	仅与配偶同住	独居	与亲戚朋友同住	可以和其他需要进住安养机构的老年人同住	其他	很难说或拒答
性别								
男	100.0	67.3	21.1	5.1	2.4	0.4	2.4	1.2
女	100.0	65.2	16.0	9.4	2.5	0.9	2.7	3.3

在福建的调查中，超过八成表示愿意在家里接受照料护理服务，男性老年人和女性老年人这一比例相当，分别为80.19％和82.24％。和女性老年人相比，更多的男性老年人愿意白天在社区晚上回家（2.86％）和在养老机构（3.63％）接受照料护理服务。男性老年人和女性老年人在接受照护的地点选择上具有统计学的显著性差异（$\chi^2 = 8.072$，$P = 0.045$），参见表 3-54。如果入住养老机构，近四成（39.37％）老年人表示每月最多只能承担 1000 元以下的费用，38.92％的女性老年人和 34.04％的男性老年人每月最多能承担的费用在 1000～1999 元，15.72％的女性老年人和 19.26％的男性老年人每月最多能承担的费用在 2000～2999 元，仅 6.65％的老年人愿意承担超过 3000元的费用。男性老年人和女性老年人在养老机构月承担费用上面不存在统计学的显著差异（$\chi^2 = 2.731$，$P > 0.05$），参见表 3-55。

表 3-54　不同性别老年人愿意接受照料服务的地点选择情况

单位:n(％)

若需要,最愿意接受照料护理服务的地点	女	男	合计
在家里	2269(82.24)	1988(80.19)	4257(81.27)
白天在社区晚上回家	53(1.92)	71(2.86)	124(2.37)
在养老机构	79(2.86)	90(3.63)	169(3.23)
视情况而定	358(12.98)	330(13.31)	688(13.13)
合计	2759(100.00)	2479(100.00)	5238(100.00)

注:$\chi^2 = 8.072$,$P = 0.045$。

表 3-55 不同性别老年人若入住养老机构每月最多承担的费用情况

单位：n(%)

如果入住养老机构,您(和家人) 每月最多能承担的费用	女	男	合计
1000 元以下	150(38.66)	152(40.11)	302(39.37)
1000～1999 元	151(38.92)	129(34.04)	280(36.51)
2000～2999 元	61(15.72)	73(19.26)	134(17.47)
3000 元及以上	26(6.7)	25(6.6)	51(6.65)
合计	388(100.00)	379(100.00)	767(100.00)

注：$\chi^2 = 2.731$，$P > 0.05$。

台湾 55～64 岁准老年人表示未来生活可自理时，愿意住进老人安养机构、老人公寓、老人住宅或社区安养堂者占 27.2%。 就性别观察，女性表示"愿意"者占 31.1%，高于男性的 23.1%。 就教育程度别观察，随教育程度的提高，表示"愿意"者之比率呈现增加趋势，从不识字者的 15.4%，上升至大学以上的 40.4%。 65 岁以上老年人表示未来生活可自理时愿意住进老人安养机构、老人公寓、老人住宅或社区安养堂者占仅一成四。 就教育程度别观察，教育程度愈高者，表示"愿意"之比率相对较高，参见表 3-56。

台湾 55～64 岁准老年人表示未来生活如果无法自理时，愿意住进长期照顾机构或护理之家的比例为 72.2%，65 岁以上老年人的比例为 43.1%，如表 3-57 所示。 55～64 岁者当生活可自理而住进机构时，每个月能负担费用以 1 万元新台币以下者占 36.2%，为最高，1 万至 1.5 万元新台币以下者占 15.2% 次之，2 万元新台币以上者占 11.1%。 就性别观察，女性认为能负担费用在 1 万元新台币以下者占 41.1%，高于男性之 31.1%，详见表 3-58。 就教育程度别观察，可负担费用随着教育程度增加而递增，初中以下者不到一成能负担 2 万元新台币以上，大学以上程度者增至 27.8% 以上。

再详细了解台湾 65 岁以上老年人不愿意住进长期照顾机构或护理之家的原因，可以发现其原因排序从高到低为：（1）无认识者同住；（2）其他；

(3)无力负担费用;(4)不自由;(5)不喜欢与多人同住;(6)担心他人议论子女不孝;(7)机构服务品质不佳。 参见图 3-18、图 3-19。

表 3-56 台湾 55 岁以上老年人未来生活可自理时住进安养机构意愿

单位:%

项目别	55～64 岁老年人					65 岁以上老年人				
	总计	有表示住进意愿		不知道	拒答	总计	有表示住进意愿		不知道	拒答
		愿意	不愿意				愿意	不愿意		
2013 年 6 月	100.0	27.2	72.8	16.8	0.2	100.0	14.0	86.0	14.6	0.5
性别										
男	100.0	23.1	76.9	16.4	0.2	100.0	15.5	84.5	13.7	0.4
女	100.0	31.1	68.9	17.1	0.3	100.0	12.6	87.4	15.5	0.6

表 3-57 55 岁以上老年人未来生活无法自理时住进长期照顾机构或护理之家意愿

单位:%

项目别	55～64 岁老年人					65 岁以上老年人				
	总计	有表示住进意愿		不知道	拒答	总计	有表示住进意愿		不知道	拒答
		愿意	不愿意				愿意	不愿意		
2013 年 6 月	100.0	72.2	27.8	23.8	0.6	100.0	43.1	56.9	32.2	0.8
性别										
男	100.0	69.9	30.1	24.2	0.5	100.0	45.9	54.1	29.6	0.9
女	100.0	74.4	25.6	23.4	0.6	100.0	40.4	59.6	34.6	0.7

表 3-58 55～64 岁老年人未来生活可自理时住进机构每个月能负担费用

单位:%

项目别	总计	9999 元及以下	10000～14999 元	15000～19999 元	20000～24999 元	25000 元以上	无意见或拒答
2013 年 6 月	100.0	36.2	15.2	11.1	6.4	4.6	26.5
性别							
男	100.0	31.1	15.6	12.6	6.4	6.7	27.6
女	100.0	41.1	14.7	9.7	6.5	2.6	25.4

注:此处"元"指的是新台币单位。

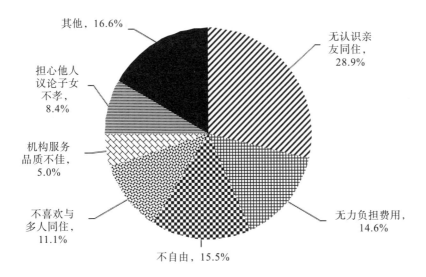

图 3-18　台湾 65 岁以上老年人未来生活可自理时不愿意住安养院的原因

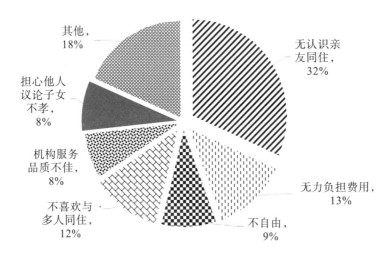

图 3-19　台湾 65 岁以上老年人未来生活不可自理时不愿意
住长期照顾机构或护理之家的原因

2.台湾老年人口对未来生活最担心的问题与期望

表 3-59 提示了约有五成的台湾 65 岁人口有担心的问题。 对其担心的问题进行梳理前三位的排序为：（1）自己的健康问题；（2）自己生病（失能、失智）的照顾问题；（3）经济来源问题。 表 3-60 为台湾 65 岁以上人口对未来生活的期望。 有子女的老年人的期望从大到小前五位为：（1）身体健康的生活；（2）能与家人团圆和乐的生活；（3）经济来源无虞的生活；（4）能过与自己兴趣相符的生活；（5）能有人细心照顾起居活动的生活。 没有子女的老年人前五位对未来生活的期望则是：（1）身体健康的生活；（2）能过与自己兴趣相符的生活；（3）有良好居住环境的生活；（4）经常外出旅游的生活；（5）能有人细心照顾起居活动的生活。

表 3-59 台湾 65 岁人口对未来生活上最担心的问题

单位:人;%;人/百人

项目	总计	性别	
		男	女
人数	2640739 (100.00)	1239831 (100.00)	1400908 (100.00)
没有担心的问题(%)	41.43	44.15	39.03
不知道或拒答(%)	6.67	5.97	7.30
有担心的问题(%)	51.89	49.89	53.67
自己的健康问题	28.51	25.50	31.17
自己生病(失能、失智)的照顾问题	15.67	15.03	16.23
配偶或同居人的健康问题	5.24	7.15	3.55
配偶或同居人生病(失能、失智)的照顾问题	4.94	6.53	3.54
经济来源问题	14.10	15.13	13.19
人身安全问题	1.06	1.39	0.77
人际关系问题	0.35	0.29	0.40
居住问题	1.14	0.74	1.49

续表

项目	总计	性别	
		男	女
遗产处理问题	0.21	0.14	0.27
子女照顾问题	9.35	7.60	10.89
事业传承问题	0.22	0.25	0.19
往生后事处理问题	1.62	1.67	1.57
子女奉养问题	2.94	2.31	3.50
照顾父母	0.21	0.24	0.18
其他	3.25	3.55	2.99

表 3-60　台湾 65 岁以上人口对老年生活的期望

单位：人；人/百人

项　目　别	总计	性别		有无子女	
		男	女	有子女	无子女
身体健康的生活	37.35	39.11	35.79	37.08	53.08
治安良好安全的生活	3.80	4.13	3.51	3.74	7.29
经常外出旅游的生活	7.81	9.42	6.38	7.63	18.39
能与家人团圆和乐的生活	29.90	27.18	32.31	30.27	8.32
有良好居住环境的生活	7.54	8.80	6.43	7.30	21.60
经济来源无虞的生活	19.10	20.84	17.57	19.17	15.05
能过与自己兴趣相符的生活	13.38	16.47	10.65	13.15	26.76
与老伴住到理想的安养院	1.78	3.07	0.64	1.81	—
能有人细心照顾起居活动的生活	9.44	9.60	9.29	9.31	16.83
继续研究进修的生活	1.91	1.68	2.11	1.86	4.76
经常从事志愿服务的生活	3.09	2.55	3.58	2.93	12.80
经常参加宗教修行活动的生活	4.08	2.89	5.13	4.01	8.07
其他	2.38	2.90	1.93	2.38	2.47
不知道	26.67	26.22	27.07	26.74	22.61

(二)抓住天时地利好时机推动闽台老龄事业与产业深度融合发展

"人民健康是民族昌盛和国家富强的重要标志。"[①]2016 年 8 月 19 日至 20 日，习近平在全国卫生与健康大会上的讲话中强调，"要把人民健康放在优先发展的战略地位，……，加快推进健康中国建设，努力全方位、全周期保障人民健康"[②]。《"健康中国 2030"规划纲要》指出，全民健康是建设健康中国的根本目的，立足全人群和全生命周期两个着力点，提供公平可及、系统连续的健康服务，实现更高水平的全民健康。 要惠及全人群，不断完善制度、扩展服务、提高质量，使全体人民享有所需要的、有质量的、可负担的预防、治疗、康复、健康促进等健康服务，突出解决好妇女儿童、老年人、残疾人、低收入人群等重点人群的健康问题。 综合前文闽台老年居住环境、经济来源、医疗环境等诸多分析，可以概之为老年人口日益增长的养老需求同不平衡不充分的发展之间的矛盾在闽台都表现突出，只是程度不同而已。 一方面，虽然目前台湾"全民健保"的效果突出、医疗环境比福建先进，但是台湾当局同样面临可持续资金问题。 另一方面，虽然福建应对人口老龄化研究与很多策略刚起步，但是我国各级政府高度重视人口老龄化问题。 近年，国务院先后印发了《"健康中国 2030"规划纲要》、《"十三五"深化医药卫生体制改革规划》和《"十三五"卫生与健康规划》，就提高全民身体素质、加强重点人群健康服务、发展老年健康服务、推动医疗卫生与养老服务融合发展等做出了重要部署。《"十三五"健康老龄化规划》更是着眼于老年群体，系统规划与部署了"十三五"期间老年健

① 习近平.决胜全面建成小康社会 夺取新时代中国特色社会主义伟大胜利——在中国共产党第十九次全国代表大会上的报告[R/OL].(2017-10-27)[2018-06-30].http://www.xin-huanet.com/politics/19cpcnc/2017/10/27/c_1121867529.htm.

② 全国卫生与健康大会 19 日至 20 日在京召开[EB/OL].(2016-08-20)[2018-06-30].ht-tp://www.gov.cn/xinwen/2016-08/20/content_5101024.htm

康的整体工作，对积极应对人口老龄化、维护老年人的健康功能，提高老年人的健康水平，助力实现健康中国的战略目标将发挥重要的作用。

　　"十三五"时期是我国全面建成小康社会的决胜阶段，同时，我国高度重视与支持闽台融合发展。福建省委书记于伟国在 2018 年 6 月 5 日至 12 日在厦门举办的第十届海峡论坛上，宣布福建将发布《福建省贯彻〈关于促进两岸经济文化交流合作的若干措施〉实施意见》（以下简称《实施意见》）①。该《实施意见》包括扩大闽台经贸合作、支持台胞在闽实习就业创业、深化闽台文化交流、方便台胞在闽安居乐业等四个方面共 66 条惠台的具体措施。福建着力加快政策落地实施，各有关责任单位加强联动协作、多措并举，扎实推动惠台"31 条措施"和"66 条实施意见"落细落实。闽台同根同源，福建省具有独特对台优势，出台的惠台 66 条措施明确，台湾同胞来闽就业创业可按规定同等享受福建居民就业创业优惠政策，在闽台湾同胞参加福建省职业技能培训的，还可按规定享受职业培训补贴。福建支持闽台人力资源机构互设分支机构，对符合条件的来闽新设立机构给予 30 万元至 60 万元资金支持。依托人才中介等机构招聘来闽工作的台湾优秀博士、硕士和本科毕业生，分别给予 30 万元、20 万元、10 万元的奖励补助，并在 1 年过渡期内提供培训、项目岗位对接、生活补助等。福建还对在闽台资企业、台湾教师及其研发团队申报省级科技计划项目给予优先支持，并支持其牵头或参与国家重点研发计划项目申报。同时支持台湾地区居民或企业以专利、专有技术作价入股等方式来闽投资，对获得我国授权专利，并在福建省实施转化的，可享受获得专利质押融资及贴息、参加专利权质押贷款保险等政策。所以，利用现有天时地利人和的大好时机，推进闽台老龄事业与产业深度融合发展具有时代的特殊意义。一旦闽台合作统筹发展老龄

---

① 黄杨.福建送上"论坛大礼包"发布惠台 66 条措施［EB/OL］.（2018-06-11）［2018-07-18］.http://www.huaxia.com/thpl/tbch/tbchwz/06/5774790.html

事业与老龄产业，必将为两岸老年人口生活品质的提升带来双赢。

习近平总书记 2016 年 5 月 27 日在中央政治局会议上针对老龄化问题讲话强调，"坚持应对人口老龄化和促进经济社会发展相结合，努力挖掘人口老龄化给国家发展带来的活力和机遇，推动老龄事业全面协调可持续发展"。应对老龄化挑战并不只是政府的职责，老龄化挑战也不仅仅是如何为老年人口提供公共服务。老龄社会是一种全新的社会形态，在新时代的社会经济发展背景下，根据老龄化发展的态势调整甚至重构各项资源配置、生产和生活方式、制度安排和政策设计，完善养老保障的各种制度安排和政策项目，形成代际平等和多主体共同分担责任、具有中国特色的老龄化社会的治理理念。习近平总书记在党的十九大报告中指出"我国经济已由高速增长阶段转向高质量发展阶段，正处在转变发展方式、优化经济结构、转换增长动力的攻关期"。2013 年至 2017 年我国国内生产总值从 54 万亿元增长到 80 万亿元，稳居世界第二，我国经济发展进入了新时代，同时，我国社会经济发展的基本特征也发生了重大转变。高质量发展实质是发展方式的转变，不仅涉及产品、服务、设施、环境等多方面的质量提升，也涉及理念、文化、体制、政策等多方面的措施保障和协力配合。高质量发展为加强调经济、政治、社会、文化、生态五位一体的全面发展和进步。因此，要充分认识闽台人口老龄化的挑战与机遇，了解闽台老年人口的居住安排及经济状况与期望，以宽广的时代视野及高质量发展的理念，推进闽台老龄事业与老龄产业深度融合发展。

习近平总书记强调，"要加强全生命周期养老准备转变"并且创建"以三个积极看待"为主要内容的积极老龄观，老年是人的生命重要节点，是仍然可以有作为、有进步、有快乐的重要人生阶段。闽台的调查结果发现有子女的老年人与没有子女的老年人其期望值不同，所以通过闽台老龄事业与老龄产业深入融合发展，引导闽台准老年人及老年人积极做好自身未来生活规划。台湾地区先于祖国大陆进入老龄化社会，老年人照护体系发展较早，已建立了一套完整的人文关怀的知识经济体系。 但是，调查结果发现台湾老年人依然有经济担忧，有良好居住环境的生活的需求，有经常外出旅游的生活的需求，有需要被细心照顾起居活动的生活的需求，以及有过上与自己兴趣相符的生活的期望……大陆老龄事业与产业起步较晚，但是近几年各级政府高度重视，积极推行各项养老政策与作为。 尤其闽台同根，两地具有"地缘近、血缘亲、文缘深、商缘广、法缘久"的特殊渊源关系。虽然岛内形势有一些变化，但是都阻挡不了两岸大交流、大合作、大发展的趋势。 近几十年闽台交流与合作取得了很大的成果，这是两岸同胞的共同福祉和愿望。 所以，抓住当下的历史时机推动闽台老龄事业与老龄产业相互借鉴、互相合作，共同面对人口老龄化社会的挑战，优势互补，协同探索在养老服务、养老人才培育、养老旅游、养老文化、养老金融等项目建设上互相合作，协同推进以高品质低价位的老龄服务发展模式，满足两岸广大老年群体对高质量居住环境与生活品质的需求。 相关两岸老年健康促进协同发展的策略详见第八章。

第四章

健康老龄化的行为促进：闽台老年人口健康状况与健康行为分析

　　健康是社会经济发展和劳动力再生产的物质基础。如果把老年阶段比作夕阳，那么日暮的夕阳也可以无比瑰丽，而人生的暮年要活出精彩，需要健康行为的促进。本章将梳理闽台老年人口健康状况及其健康行为，在此基础上，探讨闽台共性与推动闽台健康老龄化促进的策略。

第一节　闽台老年人口健康状况

　　定义健康并非易事。从古至今人们创建了许多健康定义，但是，不论对健康相关专业人士或行外人士来说，关于健康的定义却一直不能取得一致的意见。[①] 健康是一个复杂且多维的概念，它与疾病是相对对立的关系。下文从自评健康、患慢性病情况、两周患病率、日常生活自理能力，以及精神文化生活与幸福感等指标来评价闽台老年人口身心健康状况。

---

　　① Louis G.Pol，Richard K.Thomas.健康人口学[M].2版.陈功，等，译.北京：北京大学出版社，2005：19.

一、福建老年人身心健康状况

(一)躯体健康

1.自评健康状况

自我评价的健康状况能够反映出老年人对于自身机体功能的自我判断。 福建省参与第四次老年生活状况调查中，6.9％和28％的老年人分别表示自己的健康状况非常好和比较好，48.55％的老年人表示自己的健康状况一般，14.14％和2.41％的老年人认为自己的健康比较差和非常差。 性别观察结果具体见表4-1，男性老年人的自评健康水平要好于女性老年人，性别差异存在统计学上显著性意义($\chi^2=72.481$，$P=0.000$)。

表 4-1　福建老年人的自评健康状况的性别分布

单位:n(％)

您觉得自己的健康状况如何?	女	男	合计
非常好	140(5.05)	223(8.95)	363(6.90)
比较好	691(24.95)	782(31.39)	1473(28.00)
一般	1426(51.48)	1128(45.28)	2554(48.55)
比较差	440(15.88)	304(12.20)	744(14.14)
非常差	73(2.64)	54(2.17)	127(2.41)
合计	2770(100.00)	2491(100.00)	5261(100.00)

2.慢性病患病情形

福建男性老年人和女性老年人患有各类慢性病排序情况如表 4-2 所示，患有高血压和骨关节病(骨质疏松/关节炎/风湿/椎间盘疾病等)者所占的比重较高，分别为 36.17％和 35.37％；患有心脑血管疾病(冠心病/心绞痛/脑卒中等)的老年人的比重为 15.26％；患有白内障/青光眼的老年人比重为 13.61％。 其余的次序为：胃病、糖尿病、慢性肺部疾病(慢阻肺/气管炎/

肺气肿/哮喘等)、生殖系统疾病、恶性肿瘤。 如果从城乡视角观察福建老
年人患有各类慢性病排序情况,如表 4-3 所示,患有高血压、骨关节病(骨
质疏松/关节炎/风湿/椎间盘疾病等)、白内障/青光眼、胃病、慢性肺部疾
病(慢阻肺/气管炎/肺气肿/哮喘等)的农村老年人所占的比重明显高于城镇
来老年人。 所以,福建农村老年人的健康行为促进尤为急迫。

表 4-2 福建老年人患有慢性病情况性别比较

单位:%

慢性病	女	男	合计
高血压	37.05	35.18	36.17
骨关节病(骨质疏松/关节炎/风湿/椎间盘疾病等)	43.79	26.02	35.37
心脑血管疾病(冠心病/心绞痛/脑卒中等)	15.79	14.68	15.26
白内障/青光眼	17.17	9.65	13.61
胃病	12.02	10.49	11.30
糖尿病	11.88	10.13	11.05
慢性肺部疾病(慢阻肺/气管炎/肺气肿/哮喘等)	6.73	9.70	8.13
生殖系统疾病	0.72	2.57	1.60
恶性肿瘤	1.20	1.33	1.26
其他慢性病	3.77	3.58	3.68

表 4-3 福建省老年人患慢性病情况的城乡比较

单位:n(%)

是否患有以下慢性病	城市	城镇	农村
白内障/青光眼	199(3.8)	201(3.8)	317(6.0)
高血压	589(11.2)	497(9.4)	817(15.5)
糖尿病	216(4.1)	196(3.7)	169(3.2)
心脑血管疾病(冠心病/心绞痛/脑卒中等)	230(4.4)	264(5.0)	309(5.9)
胃病	106(2.0)	143(2.7)	344(6.5)

续表

是否患有以下慢性病	城市	城镇	农村
骨关节病(骨质疏松/关节炎/风湿/椎间盘疾病等)	419(8.0)	410(7.8)	1030(19.6)
慢性肺部疾病(慢阻肺/气管炎/肺气肿/哮喘等)	81(1.5)	85(1.6)	264(5.0)
恶性肿瘤	25(0.5)	19(0.4)	22(0.4)
生殖系统疾病	26(0.5)	20(0.4)	39(0.7)
其他慢性病	62(1.2)	45(0.9)	86(1.6)
都没有	347(6.6)	308(5.9)	738(14.0)
合计	1348(25.6)	1257(23.9)	2655(50.5)

3.两周患病情形

福建被访 5262 名老年人中，有 12.81% 表示自己在调查前两周生过病，其中女性老年人两周前患病比例为 15.06%，男性老年人这一比例略低，占 10.31%。差异具有显著的统计学上显著性意义，即男性老年人在调查前两周患病情况少于女性老年人（$\chi^2 = 26.511$，$P = 0.000$）。结合城市、城镇、农村视角观察，老年人两周患病比重分别为 24.3%、25.6% 和 50.0%，福建农村老年人所占比重最大。参见表 4-4、表 4-5。

表 4-4　被访老年人调查前两周患病的情况

单位:n(%)

调查前两周您是否生病	女	男	合计
否	2352(84.94)	2236(89.69)	4588(87.19)
是	417(15.06)	257(10.31)	674(12.81)
合计	2769(100.00)	2493(100.00)	5262(100.00)

表 4-5　福建省老年人生病情况的城乡比较

单位:n(%)

调查前两周您是否生病	城市	城镇	农村	总计
这次生病属于哪种情况				
两周内新发生	60(38.0)	72(43.1)	110(33.7)	242(37.2)
急性病两周前开始发病延续到两周内	15(9.5)	16(9.6)	37(11.3)	68(10.4)
慢性病两周前开始发病延续到两周内	83(52.5)	79(47.3)	179(54.9)	341(52.4)
合计	158(24.3)	167(25.6)	326(50.0)	651(100.0)

注:$\chi^2 = 4.224, P = 0.377$。

(二)日常生活自理能力

随着人类寿命的延长,人们对于老年人生活质量的关注与日俱增。 在评价老年人健康状况及生活质量的诸多指标中,日常生活自理能力指标有着重要意义,一旦老年人丧失生活自理能力,不但给老年人自己,也给家庭和社会带来沉重的负担。 学术界评价老年人日常生活自理能力主要包括两个方面[①]: 一是 ADL(Activities of Daily Living),即日常生活自理能力,包括洗澡、穿衣、进食、上厕所、室内活动等基本内容,用于测量老年人从事日常生活基本活动的自理能力;二是 IADL(Instrument Activities of Daily Living),即应用器械或社会设施的生活自理能力,一般包括做饭、购物、使用交通工具、自我管理钱物等内容,反映了老年人操持家务能力及维持基本社会活动等能力,是决定老年人能否独立生活的重要衡量指标。

另外,按照国际通行标准,ADL 包括吃饭、穿衣、上下床、上厕所、室内走动、洗澡等六项指标。 在这些项目中,如果其中有一到两项"做不了"的,定义为"轻度失能";三到四项"做不了"的,定义为"中度失

---

① 王德文,叶文振,朱建平,等.高龄老人日常生活自理能力及其影响因素[J].中国人口科学,2004(S1):93-97.

能"；五到六项"做不了"的，定义为"重度失能"。 同时，任何一项都能做，但是"有困难，需要人帮助"的定义为"部分失能"，即半失能。[①]

1.ADL

从性别观察，根据表 4-6，94.06％的被访老年人生活可以自理，女性老年人中失能的比例为 6.60％，略高于男性老年人的 5.21％，且在日常生活自理能力方面，女性老年人和男性老年人具有显著的统计学差异，即男性老年人日常生活自理能力好于女性老年人（$\chi^2 = 4.534$，$P = 0.033$）。

表 4-7 为福建省老年人 ADL 的城乡比较。 可以看到，在吃饭方面，认为有困难或无法自己吃饭的城市、城镇和农村老年人所占比例为 1.5％、2.2％和 1.6％；穿衣情况，认为穿衣有困难或做不了的城市、城镇和农村老年人所占比例为 2.2％、2.6％和 2.6％；上厕所情况，认为上厕所有困难或做不了的城市、城镇和农村老年人所占比例为 2.7％、3.2％和 4.1％；大小便失禁情况，在城市老年居民中有 2.5％的人大便失禁，3.1％的人小便失禁，城镇老年居民中出现大便失禁和小便失禁的比例分别为 1.4％和 4.2％，农村老年人有 1.8％大便失禁，3.4％的比例有小便失禁；上下床情况，96.7％的老年人能够自理，认为上下床有困难或做不了的城市、城镇和农村老年人所占比例为 2.2％、2.9％和 4.0％；在室内走动的情况，认为在室内走动的有困难或做不了的城市、城镇和农村老年人所占比例为 2.5％、3.2％和 3.8％；洗澡的情况，认为洗澡有困难或做不了的城市、城镇和农村老年人所占比例为 4.1％、4.3％和 5.2％。 上述城乡差异有的具有统计学上的显著性意义，有的不存在统计学上的显著性差异。

表 4-8 为福建省老年人失能与半失能发生率的城乡比较，明显的，农村老年人失能及半失能的发生率要高于城镇的老年人。

---

① 中国老龄科学研究中心课题组.全国城乡失能老年人状况研究[J].残疾人研究,2011(2):12.

表 4-6　分性别的福建省社区老年人日常生活自理能力情况

单位:n(%)

调查前两周您是否生病	女	男	合计
日常生活自理能力	女	男	合计
不能	183(6.60)	130(5.21)	313(5.94)
能	2590(93.40)	2365(94.79)	4955(94.06)
合计	2773(100.00)	2495(100.00)	5268(100.00)

表 4-7　福建省老年人 ADL 的城乡比较

单位:n(%)

ADL		城市	城镇	农村	总计(%)	χ^2	P
吃饭	能够自理	1302(98.5)	1230(97.8)	2625(98.4)	5157(98.3)	3.550	0.470
	有些困难	9(0.7)	18(1.4)	30(1.1)	57(1.1)		
	无法自理	11(0.8)	10(0.8)	13(0.5)	34(0.6)		
穿衣	能够自理	1293(97.8)	1225(97.4)	2597(97.3)	5115(97.5)	6.329	0.176
	有些困难	15(1.1)	18(1.4)	51(1.9)	84(1.6)		
	无法自理	14(1.1)	15(1.2)	20(0.7)	49(0.9)		
上厕所	能够自理	1287(97.4)	1218(96.8)	2558(95.9)	5063(96.5)	12.269	0.015
	有些困难	22(1.7)	21(1.7)	88(3.3)	131(2.5)		
	无法自理	13(1.0)	19(1.5)	22(0.8)	54(1.0)		
上下床	能够自理	1291(97.7)	1221(97.1)	2561(96.0)	5073(96.7)	19.554	0.001
	有些困难	19(1.4)	19(1.5)	89(3.3)	127(2.4)		
	无法自理	11(0.8)	18(1.4)	18(0.7)	47(0.9)		
在室内走动	能够走动	1288(97.5)	1218(96.8)	2567(96.2)	5073(96.7)	13.832	0.008
	有些困难	18(1.4)	21(1.7)	77(2.9)	116(2.2)		
	无法走动	15(1.1)	19(1.5)	24(0.9)	58(1.1)		
洗澡	能够自理	1267(95.9)	1204(95.7)	2527(94.7)	4998(95.3)	5.751	0.219
	有些困难	33(2.5)	26(2.1)	92(3.4)	151(2.9)		
	无法自理	21(1.6)	28(2.2)	49(1.8)	98(1.9)		

表 4-8 福建省老年人失能与半失能发生率的城乡比较

单位：%

失能或半失能	农村	城镇	合计
是	6.53	5.41	5.95
否	93.47	94.59	94.05
合计	100.00	100.00	100.00

2.IADL

在图 4-1 中，90.1% 的福建老年人能够自己做饭，而认为做饭有困难或做不了的城市、城镇和农村老年人所占比例为 8.2%、7.9% 和 11.7%。 图 4-2 的洗衣的情况，88.2% 的老年人能够自己洗衣，而认为洗衣有困难或做不了的城市、城镇和农村老年人所占比例为 8.2%、7.9% 和 15.4%。 在图 4-3 中，90.3% 的老年人能够自己扫地，而认为扫地有困难或做不了的城市、城镇和农村老年人所占比例为 8.2%、7.9% 和 11.3%。 在图 4-4 中，88.8% 的老年人能够自己完成日常购物，而认为购物有困难或做不了的城市、城镇和农村老年人所占比例为 8.2%、8.8% 和 13.9%。 在图 4-5 中，87% 的老年人能够自己完成上下楼梯，而认为购物有困难或做不了的城市、城镇和农村老年人所占比例为 9.0%、9.6% 和 16.6%。 在图 4-6 中，85.4% 的老年人能够自行乘坐公交车，而认为自行乘坐公交车有困难或做不了的城市、城镇和农村老年人所占比例为 10.5%、10.3% 和 18.6%。 在图 4-7 中，80.8% 的老年人能够提起 10 斤的重物，而认为提起 10 斤重物有困难或做不了的城市、城镇和农村老年人所占比例分别为 20.9%、13.5% 和 21.1%。 在图 4-8 中，87.3% 的老年人能够自己完成打电话，而认为打电话有困难或做不了的城市、城镇和农村老年人所占比例分别为 5.2%、7.2% 和 19.2%。 在图 4-9 中，88.6% 的老年人能够自行管理好个人财务，而认为管理个人财务有困难或做不了的城市、城镇和农村老年人所占比例分别为 7.4%、8.0% 和 15.0%。 上述 IADL 的城乡分布情况除了乘坐公交与打电话以外，其余差异均不存在统计学上的显著性意义，参见表 4-9。

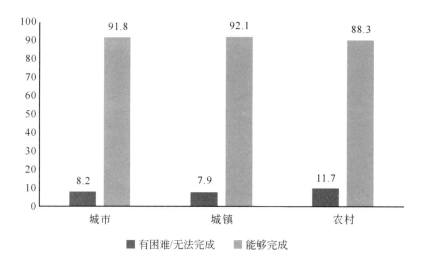

图 4-1　福建省老年人做饭情况的城乡比较

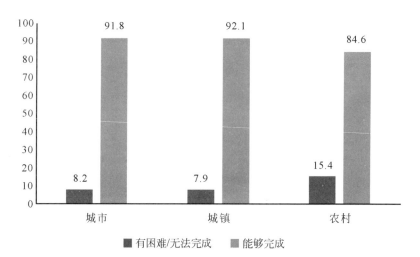

图 4-2　福建省老年人洗衣情况的城乡比较

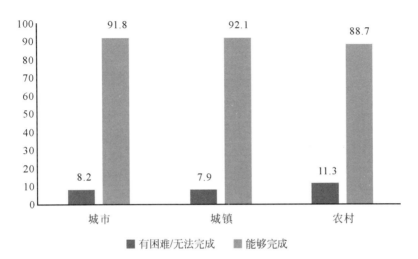

图 4-3　福建省老年人扫地情况的城乡比较

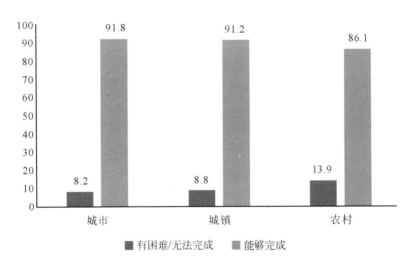

图 4-4　福建省老年人日常购物情况的城乡比较

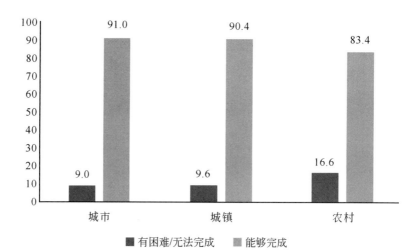

图 4-5　福建省老年人上下楼梯情况的城乡比较

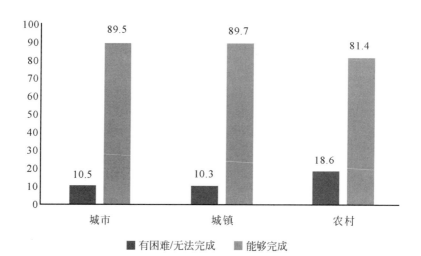

图 4-6　福建省老年人乘坐公交车情况的城乡比较

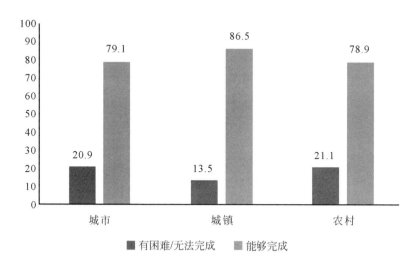

图 4-7　老年人提起 10 斤重物情况的城乡比较

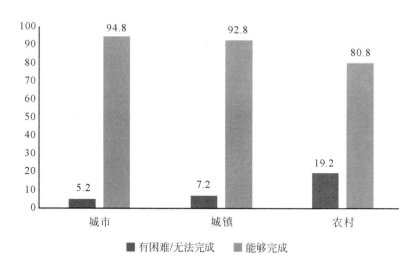

图 4-8　老年人打电话情况的城乡比较

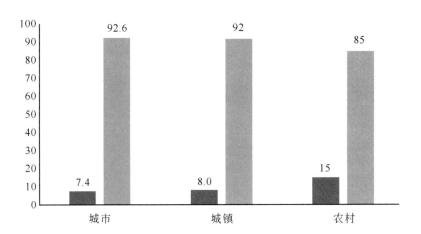

图 4-9　福建省老年人管理个人财务的城乡比较

表 4-9　福建省老年人 IADL 的城乡比较

单位:n(%)

IADL		城市	城镇	农村	总计(%)	χ^2	P
做饭	做得了	123(91.8)	116(92.1)	235(88.3)	474(90.1)	3.604	0.462
	有些困难	3(2.2)	2(1.6)	13(4.9)	18(3.4)		
	做不了	8(6.0)	8(6.3)	18(6.8)	34(6.5)		
洗衣	能够自理	123(91.8)	116(92.1)	225(84.6)	464(88.2)	7.486	0.112
	有些困难	3(2.2)	2(1.6)	16(6.0)	21(4.0)		
	不能自理	8(6.0)	8(6.3)	25(9.4)	41(7.8)		
扫地	能够完成	123(91.8)	116(92.1)	236(88.7)	475(90.3)	1.563	0.815
	有些困难	5(3.7)	2(1.6)	13(4.9)	20(3.8)		
	无法完成	6(4.5)	8(6.3)	17(6.4)	31(5.9)		
日常购物	能够完成	123(91.8)	115(91.3)	229(86.1)	467(88.8)	5.911	0.206
	有些困难	4(3.0)	4(3.2)	17(6.4)	25(4.8)		
	无法完成	7(5.2)	7(5.6)	20(7.5)	34(6.5)		

续表

IADL		城市	城镇	农村	总计(%)	χ^2	P
上下楼梯	能够完成	122(91.0)	114(90.4)	221(83.4)	457(87.0)		
	有些困难	8(6.0)	6(4.8)	28(10.6)	42(8.0)	6.991	0.136
	无法完成	4(3.0)	6(4.8)	16(6.0)	26(5.0)		
乘坐公交车	能够自行乘坐	119(89.5)	113(89.7)	214(81.4)	446(85.4)		
	有些困难	6(4.5)	4(3.2)	24(9.1)	34(6.5)	9.722	0.045
	无法自行乘坐	8(6.0)	9(7.1)	25(9.5)	42(8.0)		
提起10斤重物	能够完成	106(79.1)	109(86.5)	209(78.9)	424(80.8)		
	有些困难	17(12.7)	6(4.8)	29(10.9)	52(9.9)	3.646	0.456
	无法完成	11(8.2)	11(8.7)	27(10.2)	49(9.3)		
打电话	能够完成	127(94.8)	117(92.9)	215(80.8)	459(87.3)		
	有些困难	3(2.2)	3(2.4)	18(6.8)	24(4.6)	21.267	0.000
	无法完成	4(3.0)	6(4.8)	33(12.4)	43(8.2)		
管理个人财务	能够完成	124(92.6)	116(92.0)	226(85.0)	466(88.6)		
	有些困难	5(3.7)	3(2.4)	16(6.0)	24(4.6)	8.492	0.075
	无法完成	5(3.7)	7(5.6)	24(9.0)	36(6.8)		

(三)精神健康

1.精神文化生活

在福建受访老年人中，闲暇时间主要的活动有以下几种：看电视/听广播(94.25%)、散步/慢跑(54.29%)、读书/看报(34.59%)、种花养草(23.61%)和打麻将/打牌/下棋(12.83%)。其中，看电视/听广播是老年人最主要的精神文化活动，详见表4-10。当前上网已经成为老年人精神文化生活的一种重要方式，男性老年人经常上网的比例达14.85%，是女性老年人经常上网比例(7.22%)的两倍。

表 4-10 被访老年人闲暇时间的主要活动类型

单位：%

闲暇时间的主要活动	女	男	合计
看电视/听广播	92.64	96.03	94.25
散步/慢跑	50.41	58.6	54.29
读书/看报	24.27	46.05	34.59
种花养草	22.68	24.65	23.61
打麻将/打牌/下棋	9.41	16.63	12.83
上网	7.22	14.85	10.82
去影院看电影/去戏院听戏	5.88	5.37	5.64
跳舞(广场舞/扭秧歌)	7.57	2.16	5.01
养宠物	3.82	4.45	4.12
打太极拳/做保健操等	4.18	3.97	4.08
钓鱼/书画/摄影/收藏	0.61	4.13	2.28
打门球/乒乓球/羽毛球	1.01	3.13	2.01
其他	0.47	1.08	0.76
都没有	5.91	2.48	4.29

2.思想观念与宗教信仰

约三分之一(32.12%)的福建老年人不信仰任何宗教，45.03%的老年人信仰佛教，16.23%的老年人信仰道教，3.77%的老年人信仰基督教。 男性老年人和女性老年人的宗教信仰情况如表 4-11 所示，可以看到，女性老年人信仰佛教的比例大于男性老年人，而没有宗教信仰的男性老年人的比重高于女性老年人，在其他宗教信仰方面，二者比例相差不大，但是，存在统计学上具有显著性差异($\chi^2 = 54.623$，$P = 0.000$)。

表 4-11 不同性别老年人的宗教信仰状况

单位:n(%)

您现在信仰什么宗教?	女	男	合计
不信仰任何宗教	775(28.00)	913(36.70)	1688(32.12)
佛　教	1343(48.52)	1024(41.16)	2367(45.03)
伊斯兰教	1(0.04)	2(0.08)	3(0.06)
基督教	123(4.44)	75(3.01)	198(3.77)
天主教	18(0.65)	15(0.60)	33(0.63)
道　教	445(16.08)	408(16.40)	853(16.23)
其他宗教	63(2.28)	51(2.05)	114(2.17)
合　计	2768(100.00)	2488(100.00)	5256(100.00)

3.自评幸福感和自评孤独感

在福建被访老年人中，仅 3.8% 和 0.84% 的老年人表示自己比较不幸福和非常不幸福，说明老年人的幸福感相对非常高。 40.80% 的女性老年人表示自己比较幸福，男性这一比例略高，为 43.04%；觉得自己幸福程度一般的女性老年人的比例(36.29%)与男性老年人相当(35.50%)。 男性老年人和女性老年人在幸福自我感知上面有没有统计学显著差异($\chi^2=3.047$，$P>0.05$)，详见表 4-12。 有 3.65% 的老年人表示自己经常感到孤独，女性老年人中经常感到孤独的比例达 4.11%，男性老年人这一比例为 3.15%。 从表 4-13 中可以看到，27.34% 的女性老年人表示有时感到孤独，而 19.45% 的男性老年人会有时感到孤独，且这一情况在统计学上具有显著性差异($\chi^2=51.647$，$P=0.000$)，即女性老年人比男性老年人容易感到孤独的比例要高。

表 4-12 福建老年人自评幸福感的性别分布

单位:n(%)

您觉得自己幸福吗	女	男	合计
非常幸福	502(18.11)	424(17.01)	926(17.59)
比较幸福	1131(40.80)	1073(43.04)	2204(41.86)

续表

您觉得自己幸福吗	女	男	合计
一般	1006(36.29)	885(35.50)	1891(35.92)
比较不幸福	109(3.93)	91(3.65)	200(3.80)
非常不幸福	24(0.87)	20(0.80)	44(0.84)
合计	2772(100.00)	2493(100.00)	5265(100.00)

表 4-13　福建老年人的自评孤独感的性别分布

单位:n(%)

您感到孤独吗?	女	男	合计
经常	113(4.11)	78(3.15)	191(3.65)
有时	752(27.34)	482(19.45)	1234(23.60)
从不	1886(68.56)	1918(77.40)	3804(72.75)
合计	2751(100.00)	2478(100.00)	5229(100.00)

注:$\chi^2=51.647,P=0.000$。

二、台湾老年人身心健康状况[①]

(一)躯体健康

1.自评健康状况

如图 4-10 所示,2013 年台湾地区 55～64 岁的老年人认为自身的健康与身心功能状况为"良好"(包含很好及还算好)的占 62.5%,"普通"的则占 22.9%,"不好"(包含不太好及很不好)的占比为 14.1%。 分性别来看,55～64 岁男性老年人觉得"良好"的所占比重为 65.3%,较女性老年人(59.8%)高出 5.5 个百分点。 65 岁以上老年人觉得目前健康与身心功能状

---

① 本章节台湾数据主要来源于:台湾卫生福利主管部门.台湾老年人状况调查报告(2013)[EB/OL].[2018-08-10].http://www.mohw.gov.tw/cht/DOS/DisplayStatisticFile.aspx? d=47398&s=1.

况"良好"者的占 47.0％，认为"普通"的占比为 25.5％，认为"不好"的老年人占 27.0％。 其中，男性老年人觉得"良好"的所占比重为 50.8％，较女性老年人(43.6％)高出 7.2 个百分点，表示男女老年人对于自身晚年身心功能和健康的满意程度的差距随着时间的推移没有得到很好的改善，反而在进一步拉大彼此间的差距，参见表 4-14。

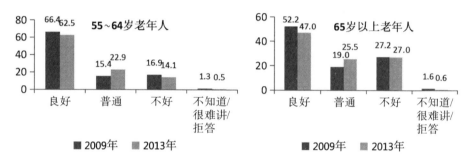

图 4-10　台湾老年人自评健康状况

表 4-14　55 岁以上台湾老年人自觉目前健康与身心功能状况

单位：％

年龄组	性别	总计	良好			普通	不好			很难说	不知道/拒答
			合计	很好	还算好		合计	不太好	很不好		
55～64 岁	合计	100.0	62.5	20.7	41.8	22.9	14.1	11.7	2.5	0.4	0.0
	男	100.0	65.3	22.2	43.2	21.3	13.0	10.6	2.4	0.4	—
	女	100.0	59.8	19.4	40.5	24.4	15.2	12.7	2.5	0.5	0.1
65 岁及以上	合计	100.0	47.0	12.8	34.2	25.5	27.0	21.6	5.4	0.5	0.0
	男	100.0	50.8	14.0	36.8	26.9	21.9	16.9	5.0	0.5	—
	女	100.0	43.6	11.8	31.8	24.3	31.5	25.7	5.8	0.5	0.0

2.患慢性病情形

55～64 岁及 65 岁以上老年人分别有 60.9％和 81.1％自诉患有慢性病。

具体而言，根据表 4-15 可以发现，55～64 岁老年人自诉患有慢性病的种类，按比重大小排列主要为：（1）高血压（43.8％）；（2）血液脂肪过高（24.6％）；（3）骨质疏松（22.3％）；（4）糖尿病（21％）；（5）关节炎（12.8％）；（6）心脏疾病（11.4％）；（7）胃溃疡或十二指肠溃疡（11.3％）；（8）痛风（6.6％）。从性别方面来看，女性有 62.3％ 自诉患有慢性病，略高于男性（59.5％），其中男、女性均以罹患"高血压"最多，男性老年人和女性老年人这一比例分别达 48.2％和 39.8％。女性老年人患"骨质疏松"的比例（31.5％）明显高于男性老年人（12.2％）。

表 4-15　台湾老年人自诉罹患慢性病情形

单位：％

疾　　病	55～64 岁			65 岁及以上		
	合计	男	女	合计	男	女
无慢性病	39.1	40.5	37.7	18.9	22.3	15.9
有慢性病	60.9	59.5	62.3	81.1	77.7	84.1
糖尿病	21.0	23.0	19.2	24.7	24.1	25.2
血液脂肪过高	24.6	22.5	26.6	19.6	17.7	21.3
脑卒中	1.8	3.1	0.7	4.5	4.7	4.3
轻度脑卒中	2.0	2.8	1.3	5.0	5.7	4.4
气喘	2.4	2.4	2.3	3.8	4.1	3.6
肾脏病	2.6	2.7	2.5	6.6	7.4	6.0
心脏疾病	11.4	12.5	10.4	21.5	20.8	22.0
痛风	6.6	10.4	3.2	8.8	10.9	7.2
胃溃疡或十二指肠溃疡	11.3	11.0	11.5	10.2	9.5	10.7
慢性阻塞性肺疾病(肺气肿、慢性支气管炎)	1.7	1.5	1.9	3.5	5.0	2.3
肝胆疾病(不包括肝癌、胆囊癌)	6.0	6.2	5.8	5.7	7.0	4.7
骨质疏松	22.3	12.2	31.5	32.9	20.4	43.1
癌症	4.1	2.6	5.5	4.3	4.9	3.8

续表

疾　　病	55～64 岁			65 岁及以上		
	合计	男	女	合计	男	女
关节炎	12.8	8.3	16.9	18.4	12.2	23.5
高血压	43.8	48.2	39.8	54.5	49.7	58.4
精神疾病(包括忧郁症、躁郁症、焦虑症等)	3.9	3.2	4.6	3.9	3.1	4.5
男性前列腺疾病	4.5	9.4	—	9.9	22.0	—
女性子宫卵巢疾病(不包括子宫卵巢癌)	3.2	—	6.2	1.8	—	3.3
其他	4.6	4.0	5.2	4.5	5.2	3.9

65 岁以上老年人自诉患有慢性病者占 81.1％，按比重大小排列主要为：(1)"高血压"（54.5％）；（2)"骨质疏松"（32.9％）；（3)"糖尿病"（24.7％)；(4)"心脏疾病"（21.5％)；(5)血液脂肪过高(19.6％)；(6)关节炎(18.4％)；(7)胃溃疡或十二指肠溃疡(10.2％)；(8)男性前列腺疾病(9.9％)；(9)痛风(8.8％)；(10)肾脏病(6.6％)。从性别角度来看，女性自诉患有慢性病的比率为 84.1％高于男性老年人(77.7％)。其中女性自诉患有"高血压"、"骨质疏松"及"关节炎"情形均明显高于男性。图4-11展示了台湾 55～64 岁准老年人过去一年内曾经住院者占比，为 12.2％；65 岁以上老年人过去一年内曾经住院者占比 21.6％。

（二）日常生活自理能力

1.ADL

针对台湾老年人日常生活自理能力的调查中发现，65 岁以上老年人日常生活活动自理有困难者的占 20.8％，其中女性老年人日常生活自理有困难的比例为 24.9％，高于男性老年人(16.3％)。分年龄组来看，随年龄增加，65 岁以上老年人日常生活活动自理有困难情形也随之增加，从 65～69 岁的老年人 10.4％有困难递增至 80 岁以上的 38.7％，在各个年龄段中，女性老年人的日常生活自理能力都比男性老年人要差，具体如表 4-16 所示。

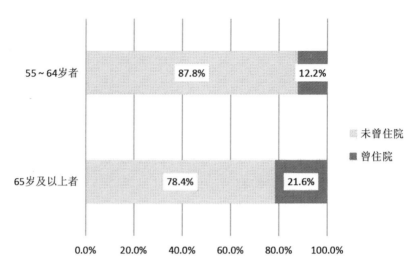

图 4-11   台湾 55 岁以上准老年人或老年人过去一年内住院情况

分项目来看，2013 年台湾 65 岁及以上老年人表示最有困难的项目为上下一层楼梯，13.4％的老年人表示在这一项目上有困难，其次为洗澡（9.8％）和在平地走 50 米以上或操作轮椅（9％）。从性别角度来看，女性老年人在各项目上表示困难的比例大部分高于男性老年人。在"上下楼梯一层楼"有困难的选项中男女老年人的差距最为明显，女性老年人和男性老年人这一比例分别为 16.9％和 9.5％。

2.IADL

表 4-17 为台湾老年人工具性日常生活自理能力的调查结果，可以看到，65 岁以上老年人能够独立完成大部分工具性日常生活自理能力考察的项目，对"使用电话"和"服用药物"的需求较高，分别达 91.4％和 90.4％，能够独力完成这两项的比例也较高，分别达到 84.7％和 84.0％。分性别来看，男性老年人能独立完成"外出活动"（78.1％）及"处理财务能力"（64.9％）的比例明显高于女性老年人的 68％和 56.1％，这也体现出女性

表4-16 2013年台湾65岁及以上老人日常生活活动自理困难情形

项目	自理困难情况（%）				有困难项目（人/百人）										
	总计	没有困难	有困难	不知道/拒答	吃饭	从床上坐起及移动到椅子或轮椅上	上厕所	洗澡	平地走动50米以上或操作轮椅	穿脱衣物鞋袜假肢或支架	刷牙洗脸洗手梳头或剃须	上下一层楼梯	大便控制（失禁）	小便控制（失禁）	其他
2013年6月	100.0	79.2	20.8	—	4.9	6.5	6.6	9.8	9.0	8.0	5.1	13.4	2.4	2.9	0.5
性别															
男	100.0	83.7	16.3	—	4.1	5.3	5.2	8.0	6.4	6.3	4.7	9.5	2.5	2.6	0.5
女	100.0	75.1	24.9	—	5.7	7.6	7.8	11.3	11.3	9.4	5.5	16.9	2.3	3.1	0.5
年龄段															
65~69岁	100.0	89.6	10.4	—	2.2	2.9	2.4	3.9	3.8	2.5	2.4	6.1	0.9	1.3	0.5
男	100.0	91.5	8.5	—	1.3	2.0	1.4	2.3	2.5	0.9	1.4	5.3	1.7	1.8	0.5
女	100.0	87.9	12.1	—	3.0	3.8	3.3	5.4	5.0	4.0	3.3	7.0	0.5	1.3	0.5
70~74岁	100.0	85.6	14.4	—	3.0	3.9	3.8	4.8	5.2	4.6	2.7	9.3	0.8	1.5	0.3
男	100.0	89.4	10.6	—	3.2	3.4	3.1	5.0	4.5	5.7	3.0	5.2	0.9	0.8	0.3
女	100.0	82.3	17.7	—	2.8	4.3	4.3	4.7	5.8	3.8	2.4	13.3	1.1	2.5	0.3
75~79岁	100.0	78.2	21.8	—	4.8	5.1	5.1	9.1	7.9	8.3	4.3	13.3	2.3	3.3	0.8
男	100.0	80.9	19.1	—	3.7	3.8	3.6	9.0	6.6	9.0	4.8	9.1	2.3	3.5	1.2
女	100.0	75.9	24.1	—	5.7	6.2	6.3	9.1	9.0	7.9	3.9	16.7	2.2	3.1	0.5
80岁及以上	100.0	61.3	38.7	—	10.2	14.4	15.6	22.2	19.8	17.5	11.3	26.0	6.0	5.8	0.4
男	100.0	71.4	28.6	—	8.3	12.2	12.8	16.7	12.7	11.3	9.9	18.8	5.8	5.1	—
女	100.0	51.8	48.2	—	12.0	16.6	18.2	27.3	26.5	23.4	12.6	32.7	6.2	6.4	0.7

注：日常生活活动自理有困难项目可多选。

老年人自身的经济独立性相对较男性老年人偏低;反之,女性老年人能独力完成之"食物烹调"、"家务维持"及"洗衣服"明显高于男性老年人,体现出传统女性角色的扮演即使随着岁月的流逝仍在女性身上发挥着重要的作用。

表 4-17 2013 年台湾 65 岁以上老年人工具性日常生活自理能力

单位:%

项目	性别	需要			不需从事此活动
		能独立完成	独立完成有些困难	不能独立完成	
上街购物	合计	64.2	1.9	2.8	31.0
	男	66.6	1.0	2.2	30.3
	女	62.1	2.7	3.4	31.7
外出活动	合计	72.7	2.9	4.8	19.6
	男	78.1	1.8	4.2	15.9
	女	68.0	3.9	5.4	22.8
食物烹调	合计	60.9	1.1	1.9	36.1
	男	48.2	0.6	1.7	49.5
	女	72.1	1.5	2.1	24.3
家务维持	合计	58.5	2.3	2.4	36.8
	男	51.8	1.1	1.6	45.4
	女	64.4	3.3	3.1	29.2
洗衣服	合计	59.1	0.8	1.7	38.4
	男	45.8	0.5	1.4	52.3
	女	70.9	1.1	2.0	26.0
使用电话	合计	84.7	3.6	3.1	8.6
	男	85.7	3.2	2.7	8.4
	女	83.8	4.0	3.4	8.9

续表

项目	性别	需 要			不需从事此活动
		能独立完成	独立完成有些困难	不能独立完成	
服用药物	合计	84.0	2.8	3.6	9.6
	男	82.5	2.6	3.2	11.7
	女	85.4	3.0	3.9	7.8
处理财务能力	合计	60.2	1.6	3.3	34.9
	男	64.9	0.9	2.6	31.5
	女	56.1	2.1	3.9	37.9

（三）精神健康

1.生活满意度

表 4-18 为台湾地区 65 岁及以上老年人的目前生活的整体满意度调查结果。 可以看到，大部分（78.9％）65 岁以上老年人对目前整体生活表示"满意"（其中表示"很满意"的老年人比重为 23.3％，"还算满意"的比重为 55.6％），12.1％的老年人表示"不满意"（含"不太满意"者所占比重 9.9％及"很不满意"者所占比重 2.2％）。

表 4-18 台湾 65 岁以上老年人对整体生活满意情形

单位:%

项目别		满意			不满意			不知道/拒答
		合计	很满意	还算满意	合计	不太满意	很不满意	
合 计		78.9	23.3	55.6	12.1	9.9	2.2	9.0
性别	男	80.8	21.7	59.1	11.6	8.9	2.7	7.6
	女	77.0	24.8	52.2	12.5	10.8	1.7	10.4

续表

项目别		满意			不满意			不知道/拒答
		合计	很满意	还算满意	合计	不太满意	很不满意	
年龄组	65～69 岁	83.5	22.7	60.8	10.4	8.7	1.7	6.1
	70～74 岁	78.7	22.3	56.4	11.1	9.4	1.8	10.1
	75～79 岁	75.8	23.5	52.4	13.6	11.5	2.0	10.6
	80 岁及以上	73.0	25.6	47.3	15.4	11.4	4.1	11.6
婚姻状况	有配偶或同居	80.8	23.5	57.3	10.9	9.2	1.7	8.3
	丧偶	77.2	23.7	53.5	12.3	9.6	2.7	10.5
	离婚或分居	64.9	13.5	51.4	30.3	21.8	8.4	4.8
	未婚	66.4	24.4	42.0	18.1	18.1	—	15.5

　　从性别方面来看，男性老年人表示"满意"的比重为 80.8％，较女性（77.0％）高出 3.8 个百分点。 反之，在"不满意"的选项上，女性老年人选择"不满意"的比例（12.5％）相对于男性老年人更大（11.6％）。 就纵向的年龄组观察可以发现，随着年龄的增加，老年人对整体生活表示"满意"的比率逐渐降低，特别是 65～69 岁阶段与 70～74 岁阶段的老年人在对于生活满意度的测评上，前者（83.5％）比后者（78.7％）高出 4.8 个百分点。 就婚姻状况进行区别观察可以看出，目前"有配偶或同居"的老年人对整体生活"满意"情形较其他婚姻状况的老年人更高，而在"未婚"和"离婚或分居"的老年人对生活满意的比例分别达到 66.4％ 和 64.9％。 同时在选择"不满意"的数据比较上可以发现，"离婚或分居"的老年人比"有配偶或同居""丧偶""未婚"的老年人对于生活的满意度更低，且"离婚或分居"的老年人这一比重远远高出其他三类情况。 可见，婚姻状况对于当事人来说更易导致自身对于生活的不满，这样一种状态中的痛苦更加深层次。

2.日常生活感受

表 4-19 为台湾 65 岁及以上老年人日常生活感受，可以看到，65 岁以上老年人中，有 57.4％及 54.6％的人分别常常"觉得很快乐"及"觉得日子过得很好很享受人生"。 常常困扰台湾老年人的首先是"睡不安稳"（16.6％），其次为"觉得心情很不好"（6.9％），再次为"觉得孤单、寂寞"（6.1％），复次为"觉得很悲哀"（5.4％）与"提不起劲做任何事"（5.3％）。

从性别视角来看，男女老年人在日常生活常常有的感受中，男性老年人的正面感受情况稍好于女性老年人。 在"觉得很快乐"一项上，男性老年人和女性老年人的比重分别为 59.2％与 55.6％，而在"觉得日子过得很好很享受人生"这一项上，二者的比重分别为 56.0％与 53.1％，男女老年人多半都对自己的晚年生活表示满意。 值得关注的差异是 23.0％的台湾女性老年人表示"睡不安稳"，超过男性老年人（10.3％）的两倍，参见表 4-20。

表 4-19　台湾 65 岁及以上老年人日常生活感受

单位:％

项　目	从未	有时	常常
不想吃东西、胃口不好	81.3	14.9	3.7
觉得心情很不好	70.9	22.2	6.9
觉得做事情很不顺利	81.1	15.2	3.7
睡不安稳	59.3	24.1	16.6
觉得很快乐	21.6	21.0	57.4
觉得很孤单、寂寞	80.8	13.1	6.1
觉得人人都不友善	93.9	4.8	1.3
觉得日子过得很好很享受人生	25.8	19.7	54.6
觉得很悲哀	82.7	11.9	5.4
觉得别人不喜欢您	93.6	5.2	1.2
提不起劲做任何事	76.2	18.5	5.3

注:1.本表仅呈现 65 岁以上老年人由本人填答之状况。
2."从未"指发生频率小于 1 天，"有时"为 1～2 天有此感受，"常常"为 3～7 天有此感受。

表 4-20　65 岁以上老年人日常生活常常有的感受状况

单位：%

项　目	男性	女性
不想吃东西、胃口不好	3.6	3.9
觉得心情很不好	5.5	8.3
觉得做事情很不顺利	3.4	4.1
睡不安稳	10.3	23.0
觉得很快乐	59.2	55.6
觉得很孤单、寂寞	4.7	7.5
觉得人人都不友善	0.7	1.8
觉得日子过得很好很享受人生	56.0	53.1
觉得很悲哀	3.8	6.9
觉得别人不喜欢您	0.7	1.6
提不起劲做任何事	3.4	7.2

第二节　闽台老年人口健康行为

老化是一个复杂的过程，包含遗传、生活形态、慢性病等许多因素交错作用，都将影响到老化过程的健康状况。健康行为中的吸烟、饮酒、身体活动量及体重控制都是显著影响健康相关生活品质的预测因子。下文将依据有限的资料来源对闽台老年人的健康行为展开探讨。

一、福建老年人健康行为

（一）锻炼、吸烟、饮酒、睡眠情况

老年人随着身体机能的自然退化，会造成身体活动能力的大幅滑落，若

因不活动所造成的身体机能退化，其对身体活动能力的影响甚于自然老化，进而影响晚年的生活品质。　因此，中年以后保持运动习惯对延缓老化有正向作用。　图 4-12 表示了福建老年人每周锻炼次数。　有 38.6% 的老年人从不锻炼，而后依次是每周锻炼六次以上（27.5%）、每周锻炼三至五次（14.7%）、每周锻炼一至两次（14.6%），每周锻炼不到一次的比例最小，为4.6%。　从性别视角分析，发现女性老年人从不锻炼的比例为 42.2%，男性老年人从不锻炼的比例为 34.4%。　男性老年人每周锻炼六次及以上的比例为 31.5%，只有 24.0% 的女性老年人每周锻炼六次及以上。　统计学检验结果显示老年人每周锻炼次数存在统计学上显著的性别差异（$\chi^2 = 56.116$，$P < 0.001$），即男性老年人锻炼次数会高于女性，参见表 4-21。

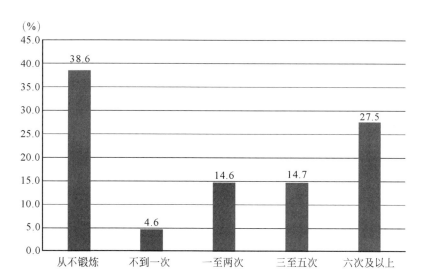

图 4-12　福建老年人每周锻炼次数（$n = 5260$）

表 4-21 不同性别老年人每周锻炼次数

单位:n(%)

性别	每周锻炼次数					总计
	从不锻炼	不到一次	一至两次	三至五次	六次及以上	
女	1169(42.2)	147(5.3)	405(14.6)	387(14.0)	664(24.0)	2772(100.0)
男	855(34.4)	96(3.9)	365(14.7)	389(15.6)	783(31.5)	2488(100.0)
总计	2024(38.5)	243(4.6)	770(14.6)	776(14.8)	1447(27.5)	5260(100.0)

注:$\chi^2 = 56.116$,$P = 0.000$。

WHO 指出全球每年约有超过五百万人死于烟草相关疾病。 2009 年,吸烟导致相关疾病的死亡率占全球的 12%,相当于每十名死亡中就有一名死于吸烟相关疾病。 WHO 还指出如果不能很好地控制烟草危害,预计到 2020 年全球每年死于烟草相关疾病的人数将增加到一千万人。[①] 根据表 4-22 可以看到,福建女性老年人中从来不吸烟的占 98.21%,男性老年人中从来不吸烟的仅为 41.63%,18.78% 的男性老年人现在已经戒烟,26.94% 现在还经常吸烟,12.65% 的男性老年人表示现在偶尔吸烟。

适度饮酒者较未饮酒者有较佳的生理功能健康,但有过渡饮酒者会不利于健康。 福建老年人中 92.53% 表示不喝酒或者偶尔喝,其中女性老年人不喝或偶尔喝的比例为 99.28%,男性老年人这一比例为 84.77%。 仅 0.38% 的老年人表示自己经常醉酒。 另外,调查结果显示福建有 34.16% 的女性老年人和 46.94% 的男性老年人平时的睡眠质量非常好或比较好;41.83% 的老年人睡眠质量一般,这一情况男性老年人和女性老年人的差异不大;女性老年人睡眠质量比较差或非常差的比例为 23.84%,是男性老年人这一情况(11.43%)的两倍。 男性老年人和女性老年人在睡眠质量方面具

———————————

① 转载自:台湾行政主管部门.老人健康促进计划 2009—2012[R/OL].(2009-03-27)[2018-08-10].https://www.hpa.gov.tw/File/Attach/953/File_969.pdf.

有显著的统计学差异，即认为男性老年人的睡眠质量好于女性老年人（$\chi^2 =$ 16.499，$P = 0.000$）。

表4-22　福建老年人吸烟、饮酒、睡眠情况的性别分布

单位：n（%）

吸烟/饮酒/睡眠情况	女	男	合计
吸烟情况			
从来不吸烟	275(98.21)	102(41.63)	377(71.81)
曾经吸烟现在已经戒烟	2(0.71)	46(18.78)	48(9.14)
经常吸烟	1(0.36)	66(26.94)	67(12.76)
偶尔吸烟	2(0.71)	31(12.65)	33(6.29)
合计	280(100.00)	245(100.00)	525(100.00)
饮酒情况			
不喝或偶尔喝	277(99.28)	206(84.77)	483(92.53)
每周1～2次	1(0.36)	17(7.00)	18(3.45)
每周至少3次	1(0.36)	18(7.41)	19(3.64)
经常醉酒	0(0)	2(0.82)	2(0.38)
合计	279(100.00)	243(100.00)	522(100.00)
平时睡眠质量			
好	96(34.16)	115(46.94)	211(40.11)
一般	118(41.99)	102(41.63)	220(41.83)
差	67(23.84)	28(11.43)	95(18.06)
合　计	281(100.00)	245(100.00)	526(100.00)

（二）辅具与保健品的使用情况

图4-13为福建老年人报告了服用保健品的情况，其中，76.0％老年人表示自己从来不吃保健品，17.9％老年人偶尔吃保健品，有6.1％老年人经常吃保健品。女性老年人经常吃保健品的占比7.1％，男性老年人经常吃保健品的占比5.1％。老年人服用保健品情况存在统计学上显著的性别差异

$(\chi^2 = 13.289, P = 0.001)$，即女性老年人比男性更经常服用保健品。 参见
表 4-23。

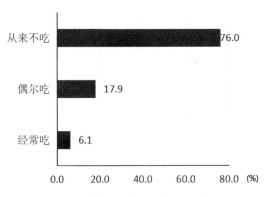

图 4-13 被访老年人服用保健品的情况

表 4-23   福建老年人服用保健品的性别分布情况

单位:n(％)

性别	是否吃保健品			总计
	从来不吃	偶尔吃	经常吃	
女	2050(74.2)	519(18.8)	195(7.1)	2764(100.0)
男	1934(78.0)	417(16.8)	127(5.1)	2478(100.0)
总计	3984(76.0)	936(17.9)	322(6.1)	5242(100.0)

注:$\chi^2 = 13.289a, P = 0.000$。

图 4-14 显示，有 14.0％的福建老年人没有使用任何辅具用品。 前五位
辅具使用人数比例(从多到少)分别是老花镜(35.5％)、假牙(26.9％)、血压
计(11.4％)、拐杖(3.6％)、血糖仪(3.4％)。

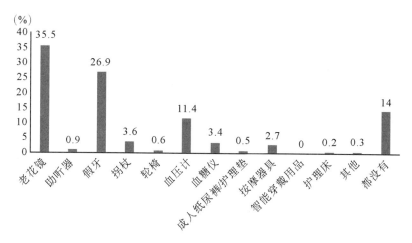

图 4-14　被访老年人使用辅具的情况

（三）跌倒发生与患病后的处理

跌倒是导致老年人患病与死亡的重要原因。 研究指出[①] 65 岁以上老年人是跌倒死亡的最高危人群；老年人跌倒者较非跌倒者更容易住院，影响其 ADL、IADL，甚至死亡。 图 4-15 提示有 8% 的福建老年人在调查前一年内（2014 年内）曾经跌倒过，有 92% 的老年人未跌倒过。 表 4-24 显示，85 岁及以上的老年人 2014 年跌倒的比例最高，为 18.6%；其次是 80～84 岁的老年人，比例是 13.0%；60～64 岁的老年人 2014 年跌倒的比例最低，为 4.8%。 老年人在过去一年内是否跌倒与年龄的存在统计学上的显著差异（$\chi^2 = 109.964$，$P < 0.001$），即年龄越高跌倒发生的概率越大。

---

① 转载自：台湾行政主管部门.老人健康促进计划 2009—2012［R/OL］.（2009-03-27）［2018-08-10］.https://www.hpa.gov.tw/File/Attach/953/File_969.pdf.

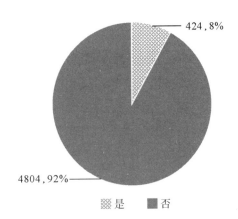

424,8%

4804,92%

▨ 是　■ 否

图 4-15　福建老年人过去一年内跌倒情况

表 4-24　福建不同年龄段老年人过去一年内跌倒情况

单位:n(%)

年　　龄	过去一年内是否跌倒过		总计
	否	是	
60～64 岁	1694(95.2)	86(4.8)	1780(100.0)
65～69 岁	1096(93.6)	75(6.4)	1171(100.0)
70～74 岁	712(91.9)	63(8.1)	775(100.0)
75～79 岁	587(88.0)	80(12.0)	667(100.0)
80～84 岁	402(87.0)	60(13.0)	462(100.0)
85 岁及以上	253(81.4)	58(18.6)	311(100.0)
总　　计	4744(91.8)	420(8.1)	5166(100.0)

注:$\chi^2 = 109.964, P = 0.000$。

图 4-16 为老年人患病后的处理措施。有 82.8% 的老年人生病时选择找医生看病,15.1% 的老年人选择自我治疗,有 2.1% 老年人生病后未处置。表 4-25 显示了不同户籍类型老年人生病后的处置措施在统计学上呈显著性差异($\chi^2 = 14.380$, $P < 0.05$),选择未处置的以农业户口老年人为最多,占比 3.4%。表 4-26 显示,城镇居民选择不治疗的原因有自感病轻和行动不便,而农村老年患者中是因为经济困难而放弃,还有是因为就医过程麻烦行动不便等而放弃。

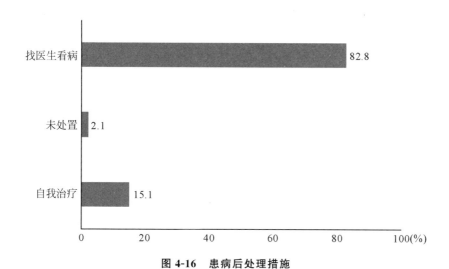

图 4-16　患病后处理措施

表 4-25　不同户籍老年人患病后的处理措施

单位:n(%)

户籍类型	处置方式			总计
	找医生看病	未处置	自我治疗	
农　业	275(85.4)	11(3.4)	36(11.2)	322(100.0)
非农业	195(78.3)	3(1.2)	51(20.5)	249(100.0)
统一居民户口	73(85.9)	0(0.0)	12(14.1)	85(100.0)
总　　计	543(82.8)	14(2.1)	99(15.1)	656(100.0)

注:$\chi^2=14.380$,$P=0.006$。

表 4-26　福建省老年人未处置病情的原因

单位:n(%)

未处置的原因	城镇	农村	总计(%)
自感病轻	1(7.1)	2(14.3)	3(21.4)
经济困难	0(0.0)	5(35.7)	5(35.7)
行动不便	1(7.1)	4(28.6)	5(35.7)

续表

未处置的原因	城镇	农村	总计(%)
没人陪同	0(0.0)	1(7.1)	1(7.1)
医院太远	0(0.0)	1(7.1)	1(7.1)
就医麻烦	0(0.0)	4(28.6)	4(28.6)
其他原因	0(0.0)	1(7.1)	1(7.1)
合 计	2(14.3)	12(85.7)	14(100.0)

(四)接受体检与购买商业保险

福建老年人在过去一年内(2014 年)接受体检情况如图 4-17 所示,有 57.5％的老年人表示自己过去一年内体检过,42.5％的老年人未曾体检。 从年龄段看,70～74 岁老年人过去一年内体检的比例最高,为 64.3％,往后依次为 75～79 岁和 65～69 岁,比例分别是 62.9％和 62.6％。 85 岁及以上老年人体检的比例最低,为 49.5％。 不同年龄段老年人接受体检的情况存在统计学上显著差异($\chi^2 = 90.342$,$P < 0.001$),参见表 4-27。

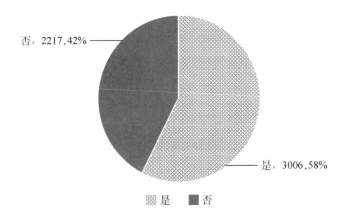

否,2217,42%

是,3006,58%

▨ 是　■ 否

图 4-17　福建老年人体检情况

表 4-27 不同年龄段老年人过去一年内接受体检情况

单位:n(%)

年 龄	过去一年内是否体检过		总 计
	否	是	
60～64 岁	891(50.4)	878(49.6)	1769(100.0)
65～69 岁	441(37.4)	737(62.6)	1178(100.0)
70～74 岁	278(35.7)	500(64.3)	778(100.0)
75～79 岁	248(37.1)	420(62.9)	668(100.0)
80～84 岁	179(38.7)	283(61.3)	462(100.0)
85 岁及以上	155(50.5)	152(49.5)	307(100.0)
总 计	2192(42.5)	2970(57.5)	5162(100.0)

注:$\chi^2 = 90.342, P = 0.000$。

在图 4-18 中，有 5219 位老年人回答了自己是否购买商业健康保险的情况。 有 95.7% 的老年人没有购买商业健康保险，即购买商业健康保险的老年人比例仅有 4.3%。 购买商业健康保险老年人的比例由高到低的年龄段分别是 60～64 岁(7.2%)、65～69 岁(4.0%)、70～74 岁(2.6%)、75～79 岁(2.1%)、80～84 岁(1.7%)，85 岁及以上的老年人仅有 1.0% 购买了商业健康保险。 从年龄的角度分析，不同年龄段老年人是否购买商业健康保险存在显著差异($\chi^2 = 66.734$, $P < 0.001$)，年龄越低的老年人购买商业健康保险的比例越大，参见表 4-28。

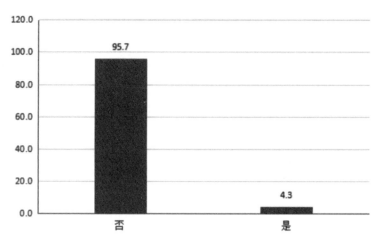

图 4-18　福建老年人购买商业保险的情况

表 4-28　福建老年人不同年龄段购买商业健康保险情况

单位:n(%)

年龄	是否购买商业健康保险		总计
	否	是	
60~64 岁	1644(92.8)	128(7.2)	1772(100.0)
65~69 岁	1128(96.0)	47(4.0)	1175(100.0)
70~74 岁	750(97.4)	20(2.6)	770(100.0)
75~79 岁	654(97.9)	14(2.1)	668(100.0)
80~84 岁	455(98.3)	8(1.7)	463(100.0)
85 岁及以上	308(99.0)	3(1.0)	311(100.0)
总　计	4939(95.7)	220(4.3)	5159(100.0)

注:$\chi^2=66.734, P=0.000$。

户籍类型和购买商业健康保险的情况如表 4-29 所示。购买商业健康保险的老年人以非农业户口为主,比例是 7.0%,其次是统一居民户口老年人(5.4%),农业户口老年人购买商业健康保险的比例最低,只有 1.9%。不同户籍老年人是否购买商业健康保险存在统计学上显著性差异($\chi^2=71.162$,$P<0.001$)。

表 4-29　福建老年人不同户籍购买商业健康保险的情况

单位：n(%)

户籍类型	是否购买商业健康保险		总计
	否	是	
农业	2491(98.1)	49(1.9)	2540(100.0)
非农业	1886(93.0)	141(7.0)	2027(100.0)
统一居民户口	610(94.6)	35(5.4)	645(100.0)
总　计	4987(95.7)	225(4.3)	5212(100.0)

注：$\chi^2 = 71.162$，$P = 0.000$。

二、台湾老年人的健康行为

(一)运动、吸烟等情况

依据《台湾老人健康促进计划 2009—2012》[①]中的数据，台湾近五成的老年人缺乏运动。有运动习惯的老年人占比 52.3%，其中，男性老年人为 54.7%，女性老年人为 48.9%。台湾男性老年人运动习惯会好于女性老年人。台湾老年人参见不运动的前三项原因为：(1)因工作(学业、家事、带小孩)繁忙没时间；(2)没有特别理由；(3)因为没有指导者。

据 2007 年的调查资料，台湾 65 岁以上老年人吸烟率为 17.2%，其中男性为 27.5%，女性为 3.0%。曾经吸烟者占比 33.6%(男性为 55.1%，女性为 3.7%)。在二手烟暴露方面，有 22.4%(男性为 27.1%，女性为 15.9%)的老年人表示过去 7 天内，有室内公共场所二手烟的暴露。有 27.3%(男性为 27.1%，女性为 26.3%)的老年人吸烟者表示过去 12 个月中曾有医护人员劝导戒烟。

---

①　转载自：台湾行政主管部门.老人健康促进计划 2009—2012[R/OL].(2009-03-27)[2018-08-10].https://www.hpa.gov.tw/File/Attach/953/File_969.pdf.

(二)肥胖与跌倒盛行率

众所周知，缺乏运动容易产生肥胖。 肥胖者 BMI(body mass index)指数一般较高，腰围及腰围与臀围比值比较大，容易罹患心血管疾病、糖尿病等。 据 1999—2000 年的台湾老年人营养与健康调查[①]发现，台湾老年人肥胖症盛行率为 17.2%，其中，男性为 13.6%，女性为 21.4%。

另外，根据 2003 年的台湾调查数据显示：65～74 岁及 75 岁以上台湾老年人过去一年内跌倒率分别为 15.5%、23.7%；2005 年的台湾调查数据显示台湾老年人跌倒盛行率为 20.5%，同时研究表示女性老年人跌倒的风险大约是男性老年人的 1.5～2.0 倍。[②]

表 4-30 为 21 世纪初的台湾老年人的健康行为调查结果，虽然数据距今已经有些年限，但是依然可以说明在老年人吸烟、饮酒、运行习惯以及体重控制等项目上存在统计学上显著的性别差异，说明了老年健康促进引入性别视角的必要性。

表 4-30   台湾老年人的健康行为调查结果

变 项	人数(%)	男性(n=1064)	女性(n=1006)	χ^2/t 值
年龄(岁)(N=2070)(M±SD)		78.82±5.50	7265±5.68	0.71
吸烟状况(N=2070)				
未吸烟者	1425(68.8)	462(43.4)	963(95.7)	659.60***
已戒烟者	224(108)	211(19.8)	13(1.3)	
有吸烟者	421(20.3)	391(36.7)	30(3.0)	
饮酒状况(N=2070)				

---

① 转载自:台湾行政主管部门.老人健康促进计划 2009—2012[R/OL].(2009-03-27)[2018-08-10].https://www.hpa.gov.tw/File/Attach/953/File_969.pdf.

② 转载自:台湾行政主管部门.老人健康促进计划 2009—2012[R/OL].(2009-03-27)[2018-08-10].https://www.hpa.gov.tw/File/Attach/953/File_969.pdf.

续表

变　项	人数(%)	男性(n=1064)	女性(n=1006)	χ^2/t 值
无	1684(81.4)	748(70.3)	936(93.0)	184.04***
每月≤4 次	206(10.0)	155(14.6)	51(5.1)	
每周>2 次	180(8.7)	161(15.1)	19(1.9)	
运动状况(N=2070)				
不运动者	861(41.6)	418(39.3)	443(44.0)	20.48***
不规律运动者	698(51.2)	441(55.1)	257(45.6)	
规律运动者	1020(49.3)	570(53.6)	450(44.7)	
体重控制(BMI)(kg/m²)(N=1364)				
BMI<18.5	78(5.7)	42(5.2)	36(6.4)	19.68***
18.5≤BMI<24	698(51.2)	441(55.1)	257(45.6)	
24≤BMI<27	398(29.2)	231(28.8)	167(29.7)	
BMI≥27	190(13.9)	87(10.9)	103(18.3)	

资料来源：曾月霞.台湾老人老化经验之中性别差异[J].荣总护理，2004,21(2):117-126.

（三）患病后的处理

依据《2013 年老年人状况调查报告》，在针对罹患慢性病的治疗方法的调查上，当前的治疗方法有"定期积极看诊""不定期积极看诊""自己买药来吃""采用民俗疗法""运动或练气功""几乎未作治疗""其他"等，从表4-31 可知：55～64 岁的老年人主要以"定期积极看诊"为主要治疗方式，占 74.4%；其次为"不定期积极看诊"（11.9%）；85.9% 的 65 岁及以上老年人以定期积极看诊为主要治疗方法，不定期积极看诊的比例为8.7%；男性老年人和女性老年人对于各种治疗方法的选择上相似。同时可见，7% 的55～64 岁老年人和 2.1% 的 65 岁及以上台湾老年人对慢性病"几乎未作治疗"。

表 4-31　台湾 55 岁以上准老年人及老年人罹患慢性病后治疗方法

单位:%

年龄	性别	定期积极看诊	不定期看诊	自己买药来吃	采用民俗疗法	运动或练气功	几乎未作治疗	其他
55～64 岁	合计	74.4	11.9	2.6	0.7	2.8	7.0	0.7
	男	75.6	12.2	2.5	0.6	2.5	6.2	0.4
	女	73.2	11.7	2.6	0.8	3.0	7.8	0.9
65 岁及以上	合计	85.9	8.7	1.5	0.6	0.9	2.1	0.3
	男	86.5	9.8	0.9	0.1	0.7	1.7	0.3
	女	85.5	7.8	2.0	0.0	1.0	2.5	0.3

资料来源:台湾卫生福利主管部门.台湾老年人状况调查报告(2013)[EB/OL].[2018-08-10].http://www.mohw.gov.tw/cht/DOS/DisplayStatisticFile.aspx? d=47398&s=1

第三节　闽台老年健康与行为的促进策略

一、闽台老年人医疗环境的审视

(一)福建老年人医疗环境

我国医疗保障体系以基本医疗保险和城乡医疗救助为主体,还包括其他多种形式的补充医疗保险和商业健康保险。 基本医疗保险由城镇职工基本医疗保险、城镇居民基本医疗保险和新型农村合作医疗构成,分别从制度上覆盖城镇就业人口、城镇非就业人口和农村人口。 在综合考虑各方面承受能力的前提下,通过国家、雇主、集体、家庭和个人责任明确、合理分担的多渠道筹资,实现社会互助共济和费用分担,满足城乡居民的基本医疗保障需求。[①]

① 中华人民共和国国家卫生健康委员会.我国医疗保障体系主要包括哪些内容[EB/OL].(2009-04-09)[2018-08-10].http://www.nhfpc.gov.cn/tigs/s9664/200904/2f965723b8ef4f53843bb3d91c2028e9.shtml

福建省在 2008 年建立了以城镇职工基本医疗保险、城镇居民基本医疗保险和新型农村合作医疗三种医疗保险形式为主体的多层次医疗保险体系，从制度上实现了全省城乡各类人群的全覆盖。[①]

1.城镇职工基本医疗保险

城镇职工基本医疗保险是我国医疗保险的组成（城镇职工医疗保险、城镇居民医疗保险、新型农村合作医疗）之一，是为补偿劳动者因疾病风险遭受经济损失而建立一项社会保险制度。 通过用人单位和个人缴费，建立医疗保险基金，参保人员患病就诊发生医疗费用后，与医疗保险经办机构给予一定的经济补偿，以避免或减轻劳动者因患病、治疗等所承受的经济风险。根据 2017 年福建省省级医保参保人员医疗待遇标准[②]，在职和退休城镇职工普通门诊报销起付线位 1500 元，封顶线位 10000 元；在职和退休公务员普通门诊报销起付线位 1200 元，封顶线位 12000 元。 具体报销比例标准，详见表 4-32。

表 4-32　2017 年福建省医保参保人员待遇标准

待遇标准		在职	退休	在职公务员	退休公务员
普通门诊	起付线	1500 元		1200 元	
	封顶线	10000 元		12000 元	
	一般医疗机构	70.0%	78.0%	85.0%	89.0%
	社区医疗服务机构	76.0%	82.0%	88.0%	91.0%

① 何林生,阙俊忠.医疗保险基金省级统筹运行机制初探[J].中共福建省委党校学报,2011(12):68-74.
② 福建省医疗保障基金管理中心.政策法规[EB/OL].[2018-06-13].http://ybzx.fjylbz.gov.cn/channelList? cid=25019.

续表

待遇标准		在职	退休	在职公务员	退休公务员
门诊特殊病种	起付线	1200 元			
	封顶线	高血压封顶线 6000 元,糖尿病封顶线 6000 元。其他特殊病种封顶线 14 万元(以上费用计算与住院费用合并)			
	一般医疗机构	85.0%	90.0%	89.5%	93.0%
	社区医疗服务机构	88.0%	92.0%	91.6%	94.4%
住院	起付线	首次 1200 元,年内多次住院的逐次递减 360 元,直至为零		首次 600 元,年内多次住院的逐次递减 180 元,直至为零	
	三级甲等医疗机构	85.0%	90.0%	94.0%	96.0%
	三级乙等医疗机构	86.0%	91.0%	94.4%	96.4%
	二级甲等医疗机构	87.0%	92.0%	94.8%	96.8%
	起付线	首次 950 元,年内多次住院的逐次递减 280 元,直至为零		首次 475 元,年内多次住院的逐次递减 140 元,直至为零	
	二级乙等医疗机构	88.0%	93.0%	95.2%	97.2%
	一级医疗机构	90.0%	94.0%	96.0%	97.6%
	社区医疗服务机构	92.0%	95.0%	96.8%	98.0%
商业补充医疗保险	起付线	14 万		14 万	
	封顶线	34 万		34 万	
	报销比例	90%		93%	
超商保费用(年终补助)		由企业补充医疗保险酌情支付		公务员补助 95%,个人支付 5%	
药店购药		每 14 天购买医保目录内药品不超过 200 元			

资料来源:福建省医疗保障基金管理中心.政策法规[EB/OL].[2018-06-13].http://ybzx.fjylbz.gov.cn/channelList? cid=25019.

2.城镇居民基本医疗保险

城镇居民基本医疗保险是社会医疗保险的组成部分,采取以政府为主导,以居民个人(家庭)缴费为主,政府适度补助为辅的筹资方式,按照缴费标准和待遇水平相一致的原则,为城镇居民提供医疗需求的医疗保险制度。

福建省福州市城镇居民医疗保险报销比例为：（1）到医院的门诊、急诊看病后，1800元以上的医疗费用才可以报销，报销的比例是50％；70周岁以下的退休人员，1300元以上的费用可以报销，报销的比例是70％；70周岁以上的退休人员，1300元以上的费用可以报销的比例是80％。门诊、急诊大额医疗费支付的费用的最高限额是2万元。（2）住院的费用方面，一个年度内首次使用基本医疗保险支付时，无论是在职人员还是退休人员，起付金额都是1300元；而第二次以及以后住院的医疗费用，起付标准按50％确定，即650元。而一个年度内基本医疗保险统筹基金（住院费用）最高支付额目前是7万元。住院报销的标准与参保人员所住的医院级别有关。

3.新型农村合医疗

新型农村合作医疗制度是建立在农民自愿参加合作，通过政府的组织引领和有效管理建立起来的一种主要用于重大疾病医疗的原则上医疗赔付的社会共济性保障制度，其资金来源主要由个人、集体和政府共同筹资完成。2015年，福建省城镇居民医保和新农合政府补助标准都提高到每人每年360元以上。遵循以"收定支，保障适度"为出发点，鼓励将层次差异的诊疗费用相互弥补、兼顾随诊和收诊费用补偿。福建省省卫生厅、福建省财政厅下发《福建省2012年新型农村合作医疗统筹补偿方案调整指导意见》。新方案实施后，参合农民将在住院、门诊、重大疾病治疗等方面得到诸多保障，其中，住院可获得的年度最高补偿金额将不低于8万元。新农合筹资每人每年不低于290元，住院报销封顶线不低于8万元。此外，在门诊补偿方面，村卫生室及村中心卫生室就诊报销60％，每次就诊处方药费限额10元，卫生院医生临时处方药费限额50元；镇卫生院就诊报销40％，每次就诊各项检查费及手术费限额50元，处方药费限额100元；二级医院就诊报销30％，每次就诊各项检查费及手术费限额50元，处方药费限额200元；三级医院就诊报销20％，每次就诊各项检查费及手术费限额50元，处方药费限额200元；镇级合作医疗门诊补偿年限额5000元。在住院报销比例方面，县级、县级以上定点医疗机构的住院补偿比例分别为75％～80％、45％～65％；乡级住院补偿将采取分段补偿，即住院可补偿费用500元以下部分的补偿比例为60％，超过500元部分补偿比例为90％～95％①。

4.城乡居民大病保险

城乡居民大病保险是在基本医疗保障的基础上，对大病患者发生的高额医疗费用给予进一步保障的一项制度性安排，是基本医疗保障制度的拓展和延伸，是对基本医疗保障的有益补充。② 根据国家发展改革委等六部门《关于开展城乡居民大病保险工作的指导意见》（发改社会〔2012〕2605号）和省政府《关于印发福建省"十二五"期间深化医药卫生体制改革规划暨实施方案的通知》（闽政〔2012〕45号）规定，当城镇居民医保、新农合的参保（合）人员个人年度累计负担的合规医疗费用超过起付线，即进入城乡居民大病保险，扣除基本医保报销后的合规医疗费用实际报销比例不低于50％，按医疗费用高低分段制定支付比例，原则上医疗费用越高支付比例越高。 各地城乡居民大病保险的具体报销比例由各设区市和平潭综合实验区根据实际情况确定。 同时，各地可根据当地实际情况研究确定最高支付限额，包含基本医疗保险在内原则上不低于20万元。 新农合参合人员患有尿毒症、儿童白血病、儿童先天性心脏病、乳腺癌、宫颈癌、重性精神疾病、耐多药肺结核、艾滋病机会性感染、肺癌、食道癌、胃癌、结肠癌、直肠癌、慢性粒细胞性白血病、急性心肌梗死、脑梗死、血友病、I型糖尿病、甲亢、唇腭裂等20类大病的，新农合基本医保、大病保险累计对合规医疗费用的实际报销比例提高到70％以上。 有条件的地方可在此基础上根据实

---

① 福建省卫计委新农合技术指导组［EB/OL］.［2018-05-06］.http：//www.fjhfpc.gov.cn/ztzl/xxnchzyl/201403/t20140314_103297.htm.

② 福建省关于进一步完善城乡居民大病报销工作的实施意见［EB/OL］.（2012-12-10）［2018-06-23］.http：//www.nhfpc.gov.cn/tigs/dfdt/201308/e446910d53614a37bf32bb12d350c68c.shtml.

际情况适当增加病种。 福建省红十字会在新农合、城镇医保、商业保险、民政救助等报销补偿后，存在医疗费用负担仍然过重、经济陷入困境甚至无法维持继续治疗的大病救助对象给予再一次的救助。 救助标准：凡年度内患上述疾病的对象住院总费用（含尿毒症、血友病门诊费用）为 3 万～5 万元部分（低保对象包括农村五保供养对象为 2 万～5 万元），按 10％给予人道救助；5 万～10 万元部分，按 15％给予人道救助；10 万～20 万元部分，按20％给予人道救助；20 万元以上部分，按30％给予人道救助。 原则上每人每年救助 1 次，封顶为 20 万元。

5.福建就医环境分析

根据 2017 年的统计[①]，福建省卫生计生机构总数 27217 所，其中：各级各类医院 608 所，社区卫生服务机构 676 所（社区卫生服务中心 223 所，社区卫生服务站 453 所），乡镇卫生院 881 所（中心卫生院 224 所，一般卫生院 657 所），村卫生室 18609 所，门诊部和诊所 5908 所，疾病预防控制机构 96 所，专科疾病防治机构 25 所，卫生监督所 87 所，妇幼保健机构 89 所，计划生育技术服务机构 158 所，参见表 4-33。

福建省医院床位 140231 张，占医疗机构床位总数的 76.44％。 其中：综合医院床位 95248 张；中医类医院（含中医医院、中西医结合医院、民族医院）床位 21444 张；专科医院床位 23421 张。 妇幼保健院（所）床位 6015张，占医疗机构床位总数的3.28％。 专科疾病防治院（所）床位 1709 张，占医疗机构床位总数的0.93％。 其他卫生机构，如疗养院的床位 1761 张，占医疗机构床位总数的 0.96％，参见表 4-34。

---

① 福建省卫生和计划生育委员会.2017 年福建省卫生计生事业发展情况［EB/OL］.（2018-06-06）［2018-07-17］.http://www.fujian.gov.cn/xxgk/tjxx/tjxx/201806/t20180606_3373531.htm.

表 4-33　2017 年福建省医疗机构数量统计表

单位:所

机构类别	2017 年
总计	27217
一、医院	608
综合医院	361
中医医院	80
中西医结合医院	10
民族医院	1
专科医院	154
护理院	2
二、基层医疗卫生机构	26074
社区卫生服务中心(站)	676
社区卫生服务中心	223
社区卫生服务站	453
乡镇卫生院	881
中心卫生院	224
乡卫生院	657
村卫生院	18609
门诊部	781
诊所/卫生所/医务室	5127
三、专业公共卫生机构	471
疾病预防控制中心	96
专科疾病防治院(所)	25
妇幼保健院(所)	89
急救中心(站)	7
采供血机构	9
卫生监督所	87
计划生育技术服务机构	158
四、其他卫生机构	64

资料来源:福建省卫生和计划生育委员会.2017 年福建省卫生计生事业发展情况[EB/OL].(2018-06-06)[2018-07-17].http://wjw.fujian.gov.cn/xxgk/tjxx/tjxx/201806/t20180606_3373531.htm.

表 4-34　2017 年福建省医疗机构床位数统计表

单位：张

机构类别	2017 年
总计	183418
一、医院	140213
综合医院	95248
中医医院	18576
中西医结合医院	2808
民族医院	60
专科医院	23421
护理院	100
二、基层医疗卫生机构	33689
社区卫生服务中心	345
乡镇卫生院	3027
中心卫生院	14393
乡卫生院	15834
门诊部	87
三、专业公共卫生机构	7755
专科疾病防治院（所、站）	1709
妇幼保健院（所、站）	6015
急救中心（站）	31
四、其他卫生机构	1761

资料来源：福建省卫生和计划生育委员会.2017 年福建省卫生计生事业发展情况［EB/OL］.（2018-06-06）［2018-07-17］.http://www.fujian.gov.cn/xxgk/tjxx/tjxx/201806/t20180606_3373531.htm.

　　2017 年全省各级各类医疗卫生计生机构共有人员总数 300972 人，其中卫生技术人员 231546 人，比 2016 年增加 10657 人，增长 4.82％，占卫生人员总数的 76.93％；其他技术人员 11469 人，比 2016 年增加 492 人，增长

4.48％，占卫生人员总数的 3.81％；管理人员 9103 人，比 2016 年增加 706 人，增长 8.41％，占卫生人员总数的 3.02％；工勤人员 23593 人，比 2016 年增加 582 人，增长 2.53％，占卫生人员总数的 7.84％；乡村医生和卫生员 25261 人，比 2016 年减少 1241 人，占卫生人员总数的 8.39％。 从卫生技术人员构成分析：执业（助理）医师 84045 人（其中：执业医师 73377 人），比 2016 年增加 3914 人，增长 4.88％，占卫技人员的 36.30％；注册护士 101285 人，比 2016 年增加 5035 人，增长 5.23％，占卫技人员的 43.74％；药剂、检验等其他卫技人员 46216 人，比 2016 年增加 1708 人，占卫技人员的 19.96％。 全省每千常住人口平均拥有卫技人员 5.92 人、执业（助理）医师 2.15 人、注册护士 2.59 人。 详见表 4-35。

表 4-35　2017 年福建省卫生机构人员数量统计表

类　　　别	数　　量
一、卫生人员	300972
1.卫生技术人员	231546
执业（助理）医师	84045
注册护士	101285
药师（士）	14597
技师（士）	12348
其他	19271
2.乡村医生和卫生员	25261
3.其他技术人员	11469
4.管理人员	9103
5.后勤人员	23593
二、每千常住人口卫生技术人员	5.92
三、每千常住人口职业（助理）医师	2.15
四、每千常住人口注册护士	2.59

资料来源:福建省卫生和计划生育委员会.2017 年福建省卫生计生事业发展情况［EB/OL］.(2018-06-06)［2018-07-17］.http://wjw.fujian.gov.cn/xxgk/tjxx/tjxx/201806/t20180606_3373531.htm.

根据 2015 年福建省统计年鉴中的数据显示,福建省内为老年人口提供的专业医疗卫生资源相对较少,与全省的医疗资源总量相比更显得缺乏。据统计 2008 年老年医疗护理机构数仅占当年全省医疗机构总数的 0.63％,之后虽有增长,但增速过缓,至 2014 年仅占 1％。 2008 年老年医疗护理机构床位数仅占全省的 3.00％,至 2014 年仅增加了 0.19％。 2017 年福建省共有老年医院 44 个, 床位数为 3165 张,建有老年临终关怀医院 33 个,见表 4-36。

表 4-36　老龄事业发展情况

项　目	2010	2015	2017
享受高龄补贴的老年人数(人)	197587	518541	559137
老年医疗护理机构			
老年医院(个)	38	42	44
床位数(张)	2115	3065	3165
老年临终关怀医院(个)	6	33	33
床位数(张)	844	1798	1798
年底在院人数(人)	396	954	958

资料来源:福建统计局.2017 福建统计年鉴[EB/OL].[2018-08-10].http://tjj.fujian.gov.cn/tongjinianjian/dz2017/index-cn.htm.

2012 年以来, 福建厦门市创造性地落实国家医改政策,以慢病管理为突破口,在推动分级诊疗、缓解群众看病难等方面取得了重要阶段性成果。 厦门市探索出的"三师共管、上下联动"模式,打破了原有不同医疗机构的壁垒,使得各级医疗机构从竞争关系转化为协作关系,为结束我国公立医院"战时状态"、推动分级诊疗常态化提供了重要的借鉴意义,为下一步公立医院综合改革积累了宝贵经验。① 分级诊疗"厦门模式"提高社区卫生机

---

① 李玲.以健康管理推动分级诊疗——厦门市医改调研报告(节选)[J].现代医院管理,2016,14(4):16-16.

构服务能力。 扩增社区医疗资源,5 年内厦门市增设社区卫生服务中心(站)
44 个:分批次招聘大量高素质人才充实到社区,并培养一批健康管理师,提
高社区卫生服务中心的人员素质;延长社区卫生服务中心工作时间至晚上 8
点,周末增加半天上班,方便平日正常上下班人员就医;增设医疗检验设备,
方便患者就地检查,并及时出具报告;完善社区配药政策,如糖尿病、高血压
等慢性病患者一次可配一个月的用药量,并从 2015 年 7 月 1 日起,允许基层
医疗卫生机构使用国家基本药物目录和基本医疗保险药物目录的药品,居民
在社区也能配到和三级医院一样的药品;组织厦门大学附属第一医院、厦门
大学附属中山医院部分专家,每周定期在所辖 10 个社区卫生服务中心坐
诊。[①] 引导医院开展分级诊疗。"十二五"期间,厦门岛内公立三级综合医院
床位数原则上没有增加。 取消三级医院门诊工作量定额补助,引导其不再
过分追求门诊规模。 三甲综合医院设立"全科门诊",指导二级及以下医
院,帮助实现"首诊在基层",同时使三甲医院专科医生回归对疑难重症的诊
疗。 另外,对公立医院的慢性病分级诊疗工作进行绩效考核,考核结果和财
政补助挂钩。

综上, 福建省创建了城镇职工基本医疗保险、城镇居民基本医疗保险、
新型农村合作医疗以及城乡居民大病保险等多层次医疗保险体系,从制度上
实现了全省城乡各类人群的全覆盖。 但是, 福建省卫生资源的投入量远远
低于全国的平均水平,包括卫生经费、卫生人员和卫生设施等,跟不上福建
省的社会经济发展速度。 以 2010 年为例,全国卫生总费用占国内生产总值
(GDP)的 4.98%,而福建省只占 3.21%,不到全国平均水平的 2/3。 卫生总
体资源紧缺,老年医疗保健服务的资源更是又少之又少,亟待引进外来力量
扩充发展。

---

① 曾巧宁.厦门市分级诊疗改革的实践探索与思考[J].卫生经济研究,2016(7):7-9.

(二)台湾"全民健保"及老年人的医疗环境

台湾在过去几十年里用心检讨国际上十几个健保制度的优劣，终于研拟出一套人人皆可获得医疗服务、高效率的"全民健保"制度，于1995年正式实施(俗称"一代健保")。 台湾"全民健保"覆盖全岛，在自助互助、共同分担风险的基本原则下，从公务员、私营业主至农民、低保户及其家属均纳入保障范围，并通过整合原有劳工保险、公务员保险、农民保险等三大体系设立健康保险制度，以被保险人口投保率高、投保费率低、给付范围广及就医方便而闻名于世。 诺贝尔经济学奖得主、美国普林斯顿大学经济系教授兼《纽约时报》专栏作家克鲁曼(Paul Krugman)，曾于2005年11月在《纽约时报》专栏大赞台湾健保制度，认为，台湾健保制度可"提供美国全民在经济上纳保的范例"[①]。"全民健保"前非工资劳动者如老年人、儿童、家庭妇女、身心障碍者等社会弱势群体被排除在社会保险网之外。 对一般台湾市井小民而言，"全民健保"称得上是相当实惠的健康保障机制，这项制度使得过去贫病无依、没钱看病、坐以待毙的情况，不复发生，堪称穷人生病时的救星。"全民健保"的优越性主要体现在大病上。 越是大病，自付的比例越低，如长期洗肾、呼吸器依赖及肌营养不良患者等，解决了因病而贫的困境，更补充了社会安全网的漏洞。 历次的民意调查显示，台湾"全民健保"是台湾民众最受用的福音。[②] 但是，近年来随着人口老化、医疗费用上升等影响，全民健保财务失衡日趋加剧，于是2011年1月台湾完成了对于"全民健保"(俗称"二代健保")的修法。 二代健保"以质量、公平、效率"为其核心价值，就组织结构、财务机制、医疗质量等方面进行结构性的改革。 至2011年年底，台湾地区有99.00%以上的民众纳入全民健康保

---

① 沈惠平.台湾"全民健保"制度分析[J].台湾研究,2010(6):50-55.

② 林义龙.台湾全民健康保险医疗制度概况[J].中国医学文摘(耳鼻咽喉科学),2011,26(3):134-135.

险，医疗院所特约率达 92％。[①] 表 4-37 为台湾"全民健保"保险对象类别与保险费负担比率；表 4-38 为台湾"全民健保"基本部分负担/门诊部分负担；表 4-39 为台湾"全民健保"药品部分负担；表 4-40 为台湾"全民健保"住院部分负担。

表 4-37 台湾"全民健保"保险对象类别与保险费负担比率

保险对象类别			负担比率（％）		
			被保险人	投保单位	政府
第一类	公务人员、公职人员	本人及眷属	30	70	0
	私校教职员	本人及眷属	30	35	35
	公民营事业、机构等有一定雇主的受雇者	本人及眷属	30	60	10
	雇主、自营业主、专门职业及技术人员自行执业者	本人及眷属	100	0	0
第二类	职业工人、外雇船员	本人及眷属	60	0	40
第三类	农夫、渔民、水利会会员	本人及眷属	30	0	70
第四类	义务役军人、替代役役男、军校军费生、在恤遗眷	本人及眷属	0	0	100
第五类	低收入户	本人及眷属	0	0	100
第六类	"荣民"、"荣民"遗眷家户代表	本人	0	0	100
		眷属	30	0	70
	其他地区人口	本人及眷属	60	0	40

---

① 林姗姗.台胞在大陆就医医疗保险衔接机制探讨[J].长春大学学报,2013,23(5):536-539.

表 4-38 台湾"全民健保"基本部分负担/门诊部分负担

医院层级	部分负担金额				
	一般门诊		牙医	中医	急诊
	经转诊	未经转诊			
医学中心	210 元	360 元	50 元	50 元	450 元
区域医院	140 元	240 元	50 元	50 元	300 元
地区医院	50 元	80 元	50 元	50 元	150 元
基层诊所	50 元	50 元	50 元	50 元	150 元

注:这里的元为新台币单位。

表 4-39 台湾"全民健保"药品部分负担

药费	药费部分负担	药费	药费部分负担
100 元以下	0 元	601～700 元	120 元
101～200 元	20 元	701～800 元	140 元
201～300 元	40 元	801～900 元	160 元
301～400 元	60 元	901～1000 元	180 元
401～500 元	80 元	1001 元以上	200 元
501～600 元	100 元		

注:医疗院所不分层级;这里的元为新台币单位。

表 4-40 台湾"全民健保"住院部分负担

住院部分负担				
病房别	部分负担比率			
	5%	10%	20%	30%
急性病房	—	30 日内	30～60 日	61 日以后
慢性病房	30 日内	30～60 日	60～180 日	181 日以后

表 4-41 为台湾社会养老福利概述，除了针对老年人提供医疗、交通、

社会参与等方面的服务等外，还为老年人伤病医疗费用进行优待，推动中老年人慢性病防治工作的开展，以及老年身心健康服务等从制度设置服务框架，为穷困老人社会救助提供政策依据。

表 4-41　台湾社会养老福利概述

福利政策	政策内容
台湾"老人福利规定"	规定了老年人年龄上的定义,老人福利的主管机构及其业务内容、老人福利机构的设立、专业人员,以及为老人提供医疗、交通、社会参与等方面的服务等。
穷困老人社会救助	实物救助,有食品、日常生活用品及特殊医疗服务等。现金补助标准则因地而异,"台湾省"和高雄市是以一般家庭平均所得三分之一为标准。
台湾老人医疗制度	由疾病预防、机构服务以及医疗辅助三者构成。在疾病预防方面,有老人病防治、健康检查、巡回义诊、居家护理(老人保健室)、老人健康访问等。在机构服务方面,有一般医院、卫生所、疗养机构、养护机构等。在医疗辅助方面,有退休公务人疾病保险、退休公务人员配偶疾病保险、老人伤病医疗优待、低收入老人免费医疗等。
老人伤病医疗费用优待办法	主要内容是 70 岁以上的老人无论在公立、私立医院都可免付挂号费和住院保证金,其他医疗费用则根据医院及医疗性质,给予 5 折至 8 折优待。但大部分私立医院并未完全按照规定实行。
老人健康检查项目及方式	规定了老人进行健康检查的项目。
老人精神福利制度	包括敬老活动、文教活动、休闲活动和志愿服务活动四项。敬老活动主要有敬老免费乘车、敬老午餐、敬老游园会、敬老礼品、长寿楷模和老人团体的表演等,由老人提供服务的"长寿志愿服务",是由 65 岁以下身体健康并具服务热忱的老人组成。这项制度旨在促进老年人精神生活正常化。
台湾地区医疗网计划	1986 年 7 月颁布,并将"中老年人病防治计划"并入该计划而成。旨在积极推动中老年人慢性病的防治工作。

二、推动两岸老年健康促进的可行性策略

(一)积极推动"健康老龄化"

1987 年，世界卫生大会首次提出"健康老龄化"概念，把"健康老龄化

的决定因素"列为老龄研究项目的主要研究课题。 1990 年，WHO 世界老龄问题大会(哥本哈根大会)呼吁把"健康老龄化"作为应对人口老龄化的一项发展战略。 WHO 在《关于老龄化与健康的全球报告》中将"健康老龄化"定义为发展和维护老年健康生活所需的功能发挥的过程。 健康老龄化是应对个体老龄化的一项战略思维。 衰老是人生理发展的自然过程，它有自然衰老和病理衰老之别。 正常衰老不仅可以延缓，还可以大大推迟和压缩，甚至是可以逆转的。 病理性衰老加速衰老过程，也是可以避免或减轻的。 健康老龄化经大量衰老科学研究证实，人在 75～80 岁甚至 85 岁以后一切功能仍能基本上和以前一样，关键是保持科学的生活方式，远离病理性衰老。 实现健康老龄化是一个艰巨长期的科学和社会工程，是可望也可即的。[1]

邬沧萍教授[2]认为 WHO 的"健康老龄化"这一词与我国传统上使用的"健康长寿"近似，但寓意更深，内容更加丰富。 要全面、科学地理解"健康老龄化"，必须明确六个要点：第一，健康老龄化的目标是老年人口中大多数人的健康长寿，体现在他们健康的预期寿命(Healthy Life Expectancy)的提高。 第二，健康老龄化不仅体现为寿命长度，更重要的是寿命质量的提高，老年人口健康寿命的质量是有客观标准的，也是可以量化的。 第三，人类年龄结构向老龄化转变，一方面要求有相应的"健康转变"(Health Transition)来适应；另一方面，要求把健康的概念引申到社会、经济和文化诸方面。 第四，人口老龄化是一个过程，要从个体和群体增龄的过程中认识老年人群的健康状况的前因后果、来龙去脉及发展趋势；把老年群体健康看作是进入老年前的婴幼儿、青少年和成年后各阶段所有制约健

---

①　邬沧萍,谢楠.关于中国人口老龄化的理论思考[J].北京社会科学,2011(1):4-8.

②　邬沧萍,谢楠.关于中国人口老龄化的理论思考[J].北京社会科学,2011(1):4-8;邬沧萍.全面贯彻落实十九大精神认真做好人口老龄化国情教育[J].中国社会工作,2018(8):26-27.

康因素的最综合、最集中和最终的表现，历史地、全面地认识老年人的健康，它同所有人的福利都联系着。第五，健康老龄化是人类面对人口老龄化的挑战提出的一项战略目标和对策，它是建筑在科学认知的基础上。第六，健康老龄化是同各个年龄段的人口，同各行各业都有关系的一项全民性保健的社会系统工程，需要全党全民长期不懈的努力才能逐步实现。

2017 年 3 月国家卫生计生委、国家发展改革委、国家中医药管理局、全国老龄办等 13 部门印发《"十三五"健康老龄化规划》①，大力推进老年健康服务供给侧结构性改革，实现发展方式由以治病为中心转变为以人民健康为中心，服务体系由以提高老年疾病诊疗能力为主向以生命全周期、健康服务全覆盖为主转变，并要求发挥中医药(民族医药)特色，提供老年健康多元化服务。其重点任务有如下：

(1)加强老年健康教育。开展老年健身、老年保健、老年疾病防治与康复、科学文化、心理健康、职业技能、家庭理财等内容的教育活动。健全老年人身边的体育健身组织，丰富老年人身边的体育健身活动，支持老年人身边的体育健身赛事，建设老年人身边的体育健身设施，加强老年人身边的体育健身指导，弘扬老年人身边的健康文化。倡导积极健康的生活方式，提高老年人的健康水平和生活质量。积极发展社区老年教育，引导开展读书、讲座、学习共同体、游学、志愿服务等多种形式的老年教育活动，面向全社会宣传倡导健康老龄化的理念，营造老年友好的社会氛围。开展老年健康保健知识进社区、进家庭活动，针对老年人特点，开发老年健康教育教材，积极宣传适宜老年人的中医养生保健方法，加强老年人自救互救卫生应急训练。到 2020 年，老年人健康素养达到 10% 或以上。

(2)做好老年疾病预防工作。做好国家基本公共卫生服务项目中的老

---

① 关于印发"十三五"健康老龄化规划的通知[EB/OL].(2017-03-17)[2018-07-17].ht-
tp://www.nhfpc.gov.cn/jtfzs/jslgf/201703/63ce9714ca164840be76b362856a6c5f.shtml.

年人健康管理服务工作，适当调整老年人健康体检的项目和内容。 推广老年痴呆、跌倒、便秘、尿失禁等防治适宜技术，开展老年常见病、慢性病、口腔疾病的筛查干预和健康指导，做到老年疾病早发现、早诊断、早治疗，促进老年人功能健康。 2020 年，65 周岁及以上老年人健康管理率达到70％及以上。

（3）推动开展老年人心理健康与关怀服务。 启动老年人心理健康预防和干预计划，为贫困、空巢、失能、失智、计划生育特殊家庭和高龄独居老年人提供日常关怀和心理支持服务。 加强对老年严重精神障碍患者的社区管理和康复治疗，鼓励老年人积极参与社会活动，促进老年人心理健康。

（4）加强医疗卫生服务体系中服务老年人的功能建设。 加强康复医院、护理院和综合性医院老年病科建设。 推动基层医疗卫生机构积极开展老年人医疗、康复、护理、家庭病床等服务，提高老年人医疗卫生服务的可及性。 推动安宁疗护服务的发展。 倡导为老年人义诊，为行动不便的老年人提供上门服务。 到 2020 年，医疗机构普遍建立为老年人提供挂号、就医等便利服务的绿色通道，二级以上综合性医院设老年病科比例达到 35％及以上。

（5）大力发展医养结合服务。 建立健全医疗卫生机构与养老机构合作机制，鼓励多种形式的签约服务、协议合作。 支持有条件的养老机构按相关规定申请开办康复医院、护理院、中医医院、安宁疗护机构或医务室、护理站等，重点为失能、失智老人提供所需的医疗护理和生活照护服务。 公立医院资源丰富的地区可积极稳妥地将部分公立医院转为老年康复、老年护理等机构。 推进医疗卫生服务延伸至社区、家庭。 推进基层医疗卫生机构和医务人员与居家老人建立签约服务关系，为老年人提供连续性的健康管理和医疗服务。 提高基层医疗卫生机构为居家老人提供上门服务的能力。 鼓励社会力量以多种形式开展医养结合服务。 研究出台老年人健康分级标准，健全相关服务规范、管理标准及监督评价机制，研发相应的质量管理办法。

（6）推动居家老年人长期照护服务的发展。 强化基层医疗卫生服务网络功能，积极推广家庭医生签约服务，为老年人提供综合、连续、协同、规范的基本医疗和公共卫生服务。 充分利用社区卫生服务体系，培育社会护理人员队伍，为居家老年人提供长期照护服务，为家庭成员提供照护培训，探索建立从居家、社区到专业机构的比较健全的长期照护服务供给体系。

（7）加强老年健康相关科研工作。 开展大型队列研究，研究判定与预测老年健康的指标、标准与方法，研发可穿戴老年人健康支持技术和设备。探索老年综合征和共病的发病过程与规律，研发综合防治适宜技术、指南和规范，构建老年健康管理网络。

（8）健全基本医疗保障制度，巩固提高保障水平。 全面实施城乡居民大病保险制度。 在地方试点基础上，探索建立长期护理保险制度。 实现符合条件的跨省异地住院老年人医疗费用直接结算。 鼓励发展与基本医保相衔接的老年商业健康保险，满足老年人多样化、多层次的健康保障需求。

（9）进一步加大对贫困老年人的医疗救助力度。 在做好低保对象、特困人员中老年人医疗救助工作基础上，将低收入家庭老年人纳入重特大疾病医疗救助范围。 对符合条件的计划生育特殊困难家庭老年人给予相应医疗救助。

（10）开展老年人中医药（民族医药）健康管理服务项目。 扩大中医药健康管理服务项目的覆盖广度和服务深度，不断丰富老年人中医健康指导的内容，推广老年中医体质辨识服务，根据老年人不同体质和健康状态提供更多中医养生保健、疾病防治等健康指导。 65 周岁及以上老年人中医健康管理率 2020 年达到 65％及以上。

（11）推动发展中医药（民族医药）特色医养结合服务。 鼓励新建以中医药健康养老为主的护理院、疗养院，有条件的养老机构设置以老年病、慢性病防治为主的中医诊室。 推动中医医院与老年护理院、康复疗养机构等开展合作。 推动二级以上中医医院开设老年病科，增加老年病床数量，开展老年病、慢性病防治和康复护理，为老年人就医提供优先优惠服务。 促进中医医疗资源进入养老机构、社区和居民家庭。 支持养老机构开展融合中医特色的老年人养生保健、医疗、康复、护理服务。 支持养老机构与中医医疗机构合作。 鼓励社会资本进入（新建）以中医药健康养老为主的护理院、疗养院，探索建立一批中医药特色医养结合服务示范基地。

（12）积极发展老年健康产业。 结合老年人身心特点，大力推动健康养生、健康体检、咨询管理、体质测定、体育健身、运动康复、医疗旅游等多样化健康服务。 大力提升药品、医疗器械、康复辅助器具、保健用品、保健食品、老年健身产品等研发制造技术水平，扩大健康服务相关产业规模。

（13）推进信息技术支撑健康养老发展，发展智慧健康养老新业态。 充分运用互联网、物联网、大数据等信息技术手段，创新健康养老服务模式，开展面向家庭、社区的智慧健康养老应用示范，提升健康养老服务覆盖率和质量效率。 搭建智慧健康养老服务平台，对接各级医疗卫生及养老服务资源，建立老年健康动态监测机制，整合信息资源，实现信息共享，为老年人提供健康指导、慢病管理、安全监护等服务。 推进医疗机构远程医疗建设，为机构养老人群提供便利服务。

（14）推进老年宜居环境建设。 建设老年人社会参与支持环境，从与老年健康息息相关的各方面入手，优化"住、行、医、养"等环境，营造安全、便利、舒适、无障碍的老年宜居环境体系。 推进老年人住宅适老化改造，支持适老住宅建设。 弘扬敬老、养老、助老的社会风尚，强化家庭养老功能，完善家庭养老政策支持体系。

（15）切实加强老年健康服务人员队伍建设，尽快培养一批有爱心、懂技术、会管理的老年人健康服务工作者。 将老年医学、康复、护理人才作为急需紧缺人才纳入卫生计生人员培训规划，加强专业技能培训，大力推进养老护理从业人员职业技能鉴定工作。 采取积极措施保障护理人员的合法权益,合理确定并逐步提高其工资待遇。 支持高等院校和职业院校开设相关专业或课程,加快培养老年医学、康复、护理、营养、心理和社会工作等方面的专业人才。 鼓励医养结合服务机构参与人才培养全过程,为学生实习和教师实践提供岗位。 重点建设一批职业院校健康服务类与养老服务类示范专业点。 综上,"健康老龄化"的重要任务就是老年健康促进,因此大力推进"健康老龄化"是两岸老年健康促进重要的策略之一。

(二)围绕健康促进相关议题开展闽台深层次合作

健康促进是"人人享有卫生保健"全球战略的关键要素。《渥太华宪章》中强调,建设更加健康的社会并非仅是健康部门的责任,全社会的健康促进势在必行。《渥太华宪章》提出了健康促进的五点策略[①]:

(1)制定健康的公共政策。 健康促进超越了保健范畴,健康促进的政策由多样而互补的各方面综合而成,它包括政策、法规、财政、税收和组织改变等。 所以把健康问题提到了各个部门、各级领导的议事日程上,使他们了解他们的决策对健康后果的影响并承担民众健康的责任。

(2)创造支持性环境。 人类与其生存的环境是密不可分的,这是具有人类社会-生态学的理论基础与依据。 所以,健康促进在于为民众创造一种安全、舒适、满意、愉悦的生活和工作条件。 任何健康促进策略必须提出保护自然,提出创造良好环境与保护自然资源的统筹策略。

(3)强化社区性行动。 健康促进工作是通过具体和有效的社区行动,包括确定需要优先解决的健康问题,做出决策,设计策略及其执行,以达到促进健康的目标。 所以,强调民众参与的"自下而上"的决策,其核心问题就是赋予社区以当家做主、积极参与和主宰自己命运的权利。

(4)发展个人技能。 健康促进通过提供信息、健康教育和提高生活技能

---

① WHO. The Ottawa Charter for Health Promotion[EB/OL].[2018-08-10]. http://www.who.int/healthpromotion/conferences/previous/ottawa/en/index1.html.

以支持个人和社会的发展，其终极目标是使群众能更有效地维护自身的健康和他们的生存环境，并做出有利于健康的选择。

（5）调整卫生服务方向提供多元服务。　卫生部门的作用不仅仅是提供临床与治疗服务而必须坚持健康促进的方向，立足于把一个完整的人的总需求作为服务对象。　调整卫生服务方向也要求更重视卫生研究及专业教育与培训的转变，提供多元、可及性的健康服务。

健康促进是指健康促进主体在健康行为教育、不健康行为预防、中止、疾病控制等方面对客体进行干预，从而提高其健康水平与生活方式及质量的综合性行为。　所以，闽台老年健康促进可以通过由通过台办制定相关政策，围绕健康促进相关议题进行合作。

因此，结合闽台老年健康与行为的现状，基于健康老龄化三部分内容：老年人个体健康、老年人群体健康、人文环境健康，推动两岸老年健康促进的内容指标可以从改善生活习惯与提升健康素养优先入手。　可以的合作议题很广，可以有：营养、动态生活（身体运动）、肥胖、口腔卫生、烟酒控制、健康检查与事后指导、伤害预防（安全、防跌）、慢性病防治（糖尿病、心脏病、脑卒中、癌症）、接种疫苗（流感、肺炎）、休养、药物滥用的预防、心理准备、老人退休准备、社会参与、物质滥用等议题。　当然，目前最急迫的老年健康促进项目可能为：两岸养老服务、养老人才培育、养老旅游、养老文化、养老金融等项目。

根据报道[①]，闽台养老合作正逐步迈向实质化。　截至 2018 年福建省台资参与或台湾养老机构参与管理的养老机构有 10 家。　福州安心护理院引进台湾中孝集团旗下安心品牌，采取加盟店的方式，开展人性化生活照料和专业护理服务；厦门长庚医院设立长庚护理院，引入台湾长庚养生文化村的老

---

①　闽台养老合作前景广阔[EB/OL].(2017-01-05)[2018-08-10].http://www.xinhuanet.com/tw/2017-01/05/c_129432980.htm.

年护理模式；晋江市龙湖镇尚善养老会所，引入台湾行义老人养护连锁机构的管理机制，取得较好效果。 总之，实践证明推动闽台老龄事业与产业开展互相合作是可行的策略。 所以，要推动闽台深层次合作共同构建两岸老年友善环境、强化两岸的社区行动力、增强两岸老年人的健康技巧、推广健康教育、向两岸老年人提供多元可行性的服务、预防保健服务，使两岸老年人均能采取有益健康的生活形态，达到健康老龄化的终极目标。

第五章

心理健康促进与两岸老年人受虐防范策略

　　"身体健康、精神愉快"是人们都想维持的状态,也是人类社会所奋斗的目标。但是,随着人口老化,老年人口心理健康问题日益凸显。人类的心理健康总是受到外因与内因的共同作用,其机理非常复杂,表现形式也多样化。本章试图从老年人自杀与被虐待现象出发,分析其原因,探讨防范策略及老年心理健康促进。

第一节　老年人自杀与被虐现象

一、老年人自杀现象

　　《中华人民共和国老年人权益保障法》规定"每年农历九月初九为老年节",同时还重点强调"家庭成员应当关心老年人的精神需求,不得忽视、冷落老年人。 与老年人分开居住的家庭成员,应当经常看望或者问候老年人"。"老来怕空"自古有之。 然而由于我国快速的人口城市化进程,"空巢

老人"以及"独居老人"的比例日益提升。《中国家庭发展报告（2015 年）》[①]
显示，空巢老年人占老年人总数的一半，其中，独居老人占老年人总数的近
10％，仅与配偶居住的老年人占 41.9％。 据福建省 2015 年的调查数据提示
农业户口老年人的独居比例为 17.2％，非农业户口老年人的独居比例为
12.7％；台湾 2013 年的调查数据提示台湾 65 岁以上老年人独居所占比例为
11.1％。 相对而言，我国农村老年人口独居的比例更高。 家庭"空巢"或
者"空心"致使老年人产生的心理失调、焦虑抑郁等精神障碍相当突出。
学界对老年人心理健康问题的研究常常以自杀率及抑郁症罹患率两项指标
来衡量。 根据《台湾老人健康促进计划 2009—2012》的记载，台湾老年人
自杀死亡人数从 1995 年的 408 人增加至 2006 年的 884 人，历年增幅均维持
在 20％以上。

王武林的研究指出我国老年人口自杀率位居全球前列，近年来我国大
陆老年人口自杀率整体呈下降趋势，但是农村男性高龄老年人口自杀率有上
升的趋势。[②] 笔者利用 2013 年中国卫生统计年鉴统计结果与王武林的研究
一致：我国大陆老年人口自杀率城乡差异显著，表现为农村高于城市；随着
年龄增加城乡老年人口自杀率差距越来越大；老年男性自杀率却高于老年
女性，参见图 5-1、图 5-2。 研究发现，95％自杀死亡的老年人有不同程度
心理障碍。[③] 由此可见，我国老年人口心理健康的现状不容乐观，老年人
心理健康促进的使命任重道远。

陈柏峰于 2008 年 9 月对湖北省京山县六个村展开质性调研，以 30 年来

---

① 中国家庭发展报告[R/OL].(2015-05-18)[2018-07-17].http://www.xinhuanet.com/
video/sjxw/2015-05/18/c_127814513.htm.

② 王武林.中国老年人口自杀问题研究[J].人口与发展,2013,19(1):83-89.

③ 常青松.老年人精神健康退化的因素与预防之道[EB/OL].(2016-10-09)[2018-07-
17].http://www.xinhuanet.com/2016-10/09/c_1119670630.htm.

发生的 206 起自杀案例为研究材料[①],发现农村老年人的自杀率从 20 世纪 80
年代前期的十万分之 132.2 上升至 2008 年十万分之 702.5,增加了 5 倍多;
陈柏峰针对农村老年人自杀原因进行研究,结果如图 5-3 所示,可以看到,
该地区老年人自杀类型中"绝望型"占比最高为 54.7%(在 128 起老年人自
杀案例中有 70 起)属于"绝望型"自杀,具体表现为老年人在采取自杀行为
时,其心理状态是绝望的。 因为老人年轻时为子女付出太多,本希望得到子
女的回报,无奈换回的是子女的不称心、不孝顺,因而期待与实际状况之间
的巨大差距造成了心理落差。 另外,14.1%(在 128 起老年人自杀案例中
有 18 起)属于"孤独型"自杀,即老年人对生活没有了兴趣,他们感觉不到
生活的意义,因此选择自杀。

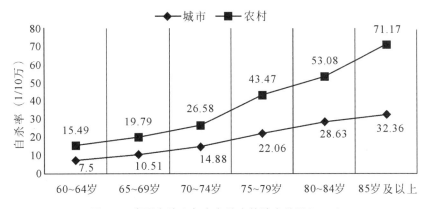

图 5-1　我国大陆老年人自杀率的城乡差异(2012)

数据来源:国家卫生和计划生育委员会编.中国卫生和计划生育统计年鉴
[M].北京:中国协和医科大学出版社,2014.

---

　　① 陈柏峰.代际关系变动与老年人自杀——对湖北京山农村的实证研究[J].社会学研
究,2009,24(4):157-176,245.

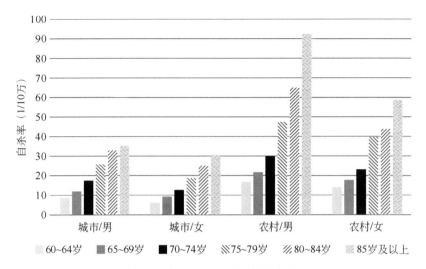

图 5-2　我国大陆老年人自杀率的性别差异(2012)

数据来源:国家卫生和计划生育委员会编.中国卫生和计划生育统计年
鉴[M].北京:中国协和医科大学出版社,2014.

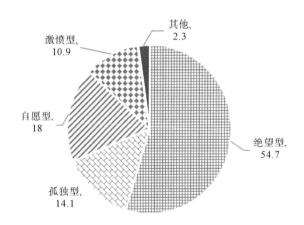

图 5-3　老年人自杀类型比重分布图

转载自:陈柏峰.代际关系变动与老年人自杀——对湖北京山农村的实证研究[J].
社会学研究,2009,24(4):157-176,245.

二、国际上老年人被虐现象

随着人口老化，老年人健康照护问题日显重要，特别是老年人心理健康问题。退休后收入减少衍生出经济压力；社会地位丧失及人际互动减少，衍生出人际与精神的压力；身体老化衍生出健康压力；空闲时间增加衍生出精神和与家属间的压力；亲友的相继离世衍生出死亡与孤独的压力，上述压力都会加速老年人心理的老化。另外，随着工业化的快速推进、城镇化的迅速发展、人口的大规模流动、家庭规模的急剧缩小以及现代社会价值观念的急剧转变，家庭养老功能日益弱化。目前我国基本养老保障已经基本实现全覆盖，但农村养老金的保障水平还很低。与此同时，社会化养老服务即使在城市也远未普及，广大农村地区的社会养老服务资源更是稀缺。城乡老年人对社会养老服务的潜在需求和实际利用之间存在较大差距。

随着加龄，老年人的生理功能一般都会发生退化，生理健康对心理健康具有显著的影响，老年人脏器功能下降，进而带来认知、性格、情绪及心理能力上的问题。另外，重大的生命事件会对老年人的心理产生深刻的影响，例如退休、丧亲、空巢、重病等。再者，家庭作为人类社会的最基本细胞，随着家庭的小型化冲击了传统的以家为中心的养老文化，淡化了家的精神寄托功能，老年人因家庭"空巢"而引发的如孤独、抑郁、焦虑、烦躁等心理不适现象。最后，随着自由独立等现代价值观念的发展，传统的孝养文化正在日益受到冲击。在少子老龄化的中国，"代际倾斜"致使大多数老年人一直忙碌到晚年仍然承担着照料孙辈等重任，而传统文化中子女及家庭对于老年人的"反哺文化"逐渐淡化，甚至虐待老人的现象时常发生。

1975 年，虐待老人问题作为家庭暴力的一种在英国首次被提出[①]，之后，WHO 对虐待老人的定义界定为：在任何理应相互信任的关系中，导致

---

① 张颖新,张静平.老年人虐待问题研究进展[J].湖南中医药大学学报,2012,32(6):64-66.

老年人受到伤害或痛苦的单次或重复行为，或缺乏适当行动。 此类暴力是对人权的侵犯，包括身体、性、心理、情感、财务和物质虐待，遗弃，忽视，以及严重缺少尊严和尊重。① 这个定义的核心在于伤害是发生在有信任关系的加害人和受虐者之间，加害人可能是受虐者的配偶、家人、朋友、邻居以及受虐者所依赖的服务机构。② 虐待老人是一个全球性的社会问题，影响着世界各地数以百万计的老年人的健康与人权。 2011 年 12 月 19日，联合国大会通过第 66/127 号决议，指定 6 月 15 日为虐待老年人问题世界日（World Elder Abuse Awareness Day）。 从全球情况来看，由于许多国家正经历快速的人口老龄化，在资源有限的情况下，老年人的需求无法得到完全满足，因此各类虐待老人（elder abuse）的新闻时常诉诸报端。 WHO预计虐待老人数量将会不断增加。③

虐待老人会导致身体伤害，从微小的擦伤和瘀伤，到骨折及可能会导致残疾的头部损伤不等，同时还会造成严重，有时甚至是长期的心理后果，包括抑郁和焦虑。 老年人由于身体较为脆弱，即便只是较小的伤害也可能会导致严重的永久伤害，甚至死亡。 因此虐待老人的后果很严重。 WHO 认为虐待老人是一项严重的公共卫生问题。 虽然关于老年人群体受虐待程度的信息少之又少，尤其是在发展中国家更是这样，但据WHO 估计④：

> 有十分之一的老年人每月遭受虐待。 真实数字可能不止于此。 由于老

---

① WHO 实况报道.虐待老人［EB/OL］.（2016-09-01）［2018-07-12］.http://www.who.int/mediacentre/factsheets/fs357/zh/.

② 联合国.认识虐待老年人问题世界日［EB/OL］.（2016-09-01）［2018-07-12］.http://www.un.org/zh/events/elderabuse/background.shtml.

③ WHO 实况报道.虐待老人［EB/OL］.（2016-09-01）［2018-07-12］.http://www.who.int/mediacentre/factsheets/fs357/zh/.

④ WHO 实况报道.虐待老人［EB/OL］.（2016-09-01）［2018-07-12］.http://www.who.int/mediacentre/factsheets/fs357/zh/.

人往往害怕向家人、朋友或当局报告遭受虐待的事件或出于其他原因,每 24 例老人受虐事件中,仅有 1 例获得通报。因此,虐待老人问题的任何流行率估算可能低于实际数字。

虐待老人问题可发生在家庭内或机构内。　家庭内的虐待来自子女或配偶的施虐比例较高。　机构内的虐待则发生在受托付照顾老年人的机构,比如敬老院、养老院等。　在医院、护养院及其他长期护理机构等福利机构等虐待老人的数据也极为匮乏。　福利机构中的虐待行为包括:从身体方面限制患者;诸如给他们穿不洁衣物等方式使他们失去尊严和在日常事务上的选择权;故意不提供足够的护理(如任凭他们长出褥疮);过度给药或给药不足,扣留患者的药物;以及在情感上加以忽视和虐待。　一项对美国护养院工作人员的调查[①]显示,虐待老人比例可能很高:

> 在前一年中,36%的人目睹过至少一次对老年患者的身体虐待事件;10%的人至少曾对一位老年患者采取过一次身体虐待行为;40%的人承认在心理上虐待患者。

关于老年人受虐类型,美国将虐待类型分为身体虐待、性虐待、感情或心理虐待、供养忽视、经济或物质剥削、自我疏忽及其他;[②]澳大利亚将其划分为身体虐待、精神虐待、性虐待、经济剥削、疏于照料和交际虐待;[③]日本的虐待类型包括身体虐待、疏于照料、心理虐待、性虐待和经济虐待;[④]台湾地区卫生福利主管部门则将虐老分为身体虐待、心理/情绪虐待、遗

---

①　WHO 实况报道.虐待老人[EB/OL].(2016-09-01)[2018-07-12].http://www.who.int/mediacentre/factsheets/fs357/zh/.

②　张敏杰.美国学者对虐待老年人问题的研究[J].国外社会科学,2002(5):66-70.

③　刘春燕,古仲初,王泽旋.澳大利亚虐老防治实践及其启示[J].社会福利(理论版),2013(1):54-61.

④　林耕贤.我国老年人虐待防制法制之研究——兼论日本老年人虐待防止法之借镜[D].嘉义:中正大学,2007.

弃、照顾者疏忽、财产剥夺和其他如性侵害、性虐待、社会剥削等。[①] 不同
国家或地区的分类大同小异，虐老问题不但都涉及了老年人个体的健康及
心理问题，还涉及了社会经济及文化等因素。 虐待老年人不仅直接给老年
人的身心健康造成严重的伤害，也不利于社会的和谐稳定，为各类社会突发
事件埋下隐患。 一项为期 13 年的随访研究发现，受虐待老人的死亡概率比
未受虐待的老人高一倍。[②] WHO 一项研究[③]估算了高收入国家或中等收入
国家老年人经济虐待的发生率大约为 1.0%～9.2%，精神虐待的发生率大约
为 0.7%～6.3%，身体虐待的发生率大约为 0.2%～4.9%，被忽视的发生率
大约为 0.2%～5.5%，详见表 5-1 所示。

表 5-1　高收入国家或中等收入国家最常见的老人受虐发生率

类型	身体虐待	性虐待	精神虐待	经济虐待	忽视
发生率(%)	0.2～4.9	0.04～0.82	0.7～6.3	1.0～9.2	0.2～5.5

资料来源:WHO 实况报道.虐待老人[EB/OL].[2018-07-12].http://www.who.int/medi-
acentre/factsheets/fs357/zh/.

三、我国老年人被虐现象

我国对老年人虐待问题的研究还比较欠缺。 2011 年，郑州畅乐园养老
院虐待老人,不准老人休息、逼老人吃屎、殴打老人等行为被媒体曝光后引
起公愤。[④] 孙鹃娟等[⑤]采用第三期全国妇女地位调查数据进行分析，认为我

---

① 台湾卫生福利主管部门[EB/OL].[2018-07-12].http://www.mohw.gov.tw/cht/
Ministry/List2.aspx? f_list_no=800&fod_list_no=4757.

② WHO 实况报道.虐待老人[EB/OL].(2016-09-01)[2018-07-12].http://www.who.
int/mediacentre/factsheets/fs357/zh/.

③ WHO 实况报道.虐待老人[EB/OL].(2016-09-01)[2018-07-12].http://www.who.
int/mediacentre/factsheets/fs357/zh/.

④ 刘珊.中国"虐待老人"现象、成因及对策[J].中国老年学杂志,2016,36(1):221-223.

⑤ 孙鹃娟,冀云.中国老年虐待与代际支持的关系[J].人口与发展,2018,24(1):119-126.

国老年人群体中的虐待总体发生率为 7.0％,其中情感虐待的发生率最高为
4.7％,照料忽视次之,为 3.6％,经济虐待为 2.7％,躯体忽视发生率较低为
1.6％。 农村、女性、无配偶、不识字、生活来源于个人劳动与其他资助救
济的、需要照料、孩子数量多、身体与心理健康水平低的老年人更容易暴露
在遭受虐待的风险之下。 子女给予支持会降低老年人受虐的风险,其中儿
子的作用比女儿更显著。 已有的个案研究和局部调查表明,我国农村老年
人受虐待状况较为严重。 伍小兰等[①]利用"第三期中国妇女社会地位调
查"数据进行估算,认为我国家庭内老年人虐待发生率为13.3％,农村
(16.2％)显著高于城市(9.3％);社会经济条件越好的地区,虐待发生率越
低。 西部地区(21.8％)远远高于其他地区,京津沪地区最低(5.4％),参见
表 5-2。 老年人被虐待的行为统计如表 5-3 所示,最常见前三种行为为"长
期不来探望、问候/不和您说话""需要时不照顾您""不给您提供基本生活
费/私自挪用您的钱款"。

表 5-2　2010 年我国老年人虐待发生率

单位:％

区域	身体虐待	精神虐待	经济虐待	疏于照料	虐待发生率[*]
城市	1.1	3.5	1.9	2.8	9.3
农村	2	5.9	3.4	4.9	16.2
京津沪	—	1.8	1.8	1.8	5.4
东部	1.5	4.1	2.2	3.1	10.9
中部	1.3	5	3.2	4.4	13.9
西部	2.9	8	4	6.9	21.8
合计	1.6	4.9	2.8	4	13.3

＊虐待发生率以每百人受虐例数来表示。

资料来源:伍小兰,李晶.中国虐待老人问题现状及原因探析[J].人口与发展,2013,19
(3):85-91.

---

① 伍小兰,李晶.中国虐待老人问题现状及原因探析[J].人口与发展,2013,19(3):85-91.

表 5-3 我国老年人被虐待的行为统计

单位:%

项 目	城市	农村	合计
长期不来探望、问候/不和您说话	2.8	4.6	3.8
需要时不照顾您	2.1	3.8	3.1
不给您提供基本生活费/私自挪用您的钱款	1.9	3.4	2.8
侮辱/漫骂/恐吓/殴打您	0.7	1.3	1.1
不提供固定住所	0.5	0.5	0.5
不许出家门	0.4	0.7	0.5
不给吃饱	0.2	0.6	0.4

资料来源:伍小兰,李晶.中国虐待老人问题现状及原因探析[J].人口与发展,2013,19(3):85-91.

近年来,网上时常曝光一些虐待老年人事件。 例如,2013 年 7 月 26 日,沈阳市 66 岁的李大爷因捡瓶子与保安发生冲突后,被殴打至死亡;[1] 2015 年 1 月 14 日,福州市邹老伯因停车问题与保安起纠纷遭对方殴打,老伴上前理论,也被保安打了一拳并推倒;[2] 2016 年 3 月 26 日,昆明市 83 岁老人因不满小区卫生拒交物业费,遭物业殴打,老人摔倒在地,致两根肋骨摔断;[3] 2016 年 8 月 9 日,济南市某小区保安与业主起冲突七旬老人被打断四根肋骨;[4] 2016 年 11 月 20 日,沈阳市洪区白山路金辉湖畔里三期业主李

---

① 沈阳 66 岁老人捡瓶子与保安冲突后倒地身亡[EB/OL].(2013-07-28)[2018-02-14]. http://new.qq.com/cmsn/20130728/20130728003290.

② 老人因停车管理问题与保安起纠纷,遭对方殴打[EB/OL].(2015-01-20)[2018-02-14].http://society.people.com.cn/n/2015/0120/c136657-26416994.html.

③ 戎锦花园有住户扔垃圾,老人拒交物业费与物管起冲突[EB/OL].(2016-04-07)[2018-02-14].http://www.ynhouse.com/news/view-168947.html.

④ 小区保安与业主起冲突七旬老人被打断四根肋骨[EB/OL].(2016-08-14)[2018-02-14].http://www.sohu.com/a/110424713_362017.

某表示 50 多岁的母亲因物业未按时供暖前去询问，被物业经理扬起手就打，还照着肚子踹了好几脚；[①]2017 年 6 月 21 日，岳阳市某小区的 66 岁老人，带着两岁的孙子散步回家时，因未带门禁卡遭到小区保安殴打；[②]2017年 12 月 30 日，兰州市某小区 60 多岁的老年业主也在一次业主维权过程中遭到了物业工作人员的殴打。[③] 这类报道或许不能客观地呈现出事情发生的原委，但是能够间接反映出我国社区治理中缺乏对人口老龄化问题的预见性，有意或无意地发生虐待老人的问题。

　　2015 年，厦门市人口平均期望寿命（户籍人口）达到 80.17 岁（全国人均76.34 岁），其中男性 77.54 岁，女性 83.20 岁。 截至 2017 年 8 月底，厦门市60 岁以上的老年人 32.53 万人，80 岁以上老年人口 4.7 万人（14.47％）。[④]虽然福建省厦门市已荣获国际花园城市、联合国人居奖、国家卫生城市、国家文明城市等诸多荣誉，但是，笔者也于 2017 年 9 月至 11 月看到了社区物业无意中虐待老人的举动。

　　　2017 年 9 月 28 日，家住厦门市 S 区某小区的 85 岁黄老太太在家看电视，房门开着，忽然听见门口有异常躁动声，便出门看，发现一名男子已剪断自行车锁并欲拖走，赶忙阻止。男子表示"物业叫我来收的，而这辆自行车

---

　　① 地热变"地冷"，老太维权疑与物业起肢体冲突［EB/OL］.（2016-11-25）［2018-02-14］.http：//m.syd.com.cn/front.do？ methods＝newsInfo&url＝http：//news.syd.com.cn/system/2016/11/25/011239761.shtml.

　　② 岳阳经开区港岳豪庭小区佳好物业纵容保安重拳殴打老人［EB/OL］.（2017-06-21）［2018-02-14］.http：//people.rednet.cn/PeopleShow.asp？ ID＝3157317.

　　③ 兰州欣欣嘉园六十岁业主遭物业殴打［EB/OL］.（2018-01-01）［2018-02-14］.http：//www.sohu.com/a/214042038_100057798.

　　④ 厦门市统计局.厦门市 2017 年国民经济和社会发展统计公报［R/OL］.（2018-03-22）［2018-07-13］.http：//www.stats－xm.gov.cn/tjzl/ndgb/201804/t20180423_33380.htm.林雯.厦门市常住人口 386 万人 平均期望寿命 80.17 岁［EB/OL］.厦门网－厦门日报，（2016-03-22）［2018-07-13］.http：//fj.qq.com/a/20160322/018026.htm.

是垃圾,要扔掉!"老太太劝阻不成很是生气。男子表示"我也只是按照要求办事,你去向物业主任反映吧"。老太太于是去找物业主任反映,希望得到物业工作人员的赔礼道歉并归还车锁,却受到了物业主任的拒绝,且态度冷漠。老太太向社区民警投诉,依然没有结果。这件事让老太太十分难过,晚上都睡不着觉,血压升高……

可见,现有很多社区工作者缺乏对人口老龄化问题的预见性,从而有意或无意产生虐待老年人的现象,随着社区中老龄化问题日益严峻,探讨老龄化背景下社区治理将是一个有意义的课题,值得今后深入探讨。

四、性别视角下台湾地区老年人被虐现象

根据台湾卫生福利主管部门关于老年人保护项目的统计数据,台湾受虐老年人人数及案件数都在逐年不断增加。 表 5-4 为 2005—2013 年台湾地区家庭暴力事件之虐老案件统计,可见台湾家庭暴力之虐老案件从 2005 年 1616 件增加到 2013 年 3624 件,上涨了 124%。 表 5-5 为 2005—2013 年台湾地区家庭暴力事件中 65 岁以上被害老年人数的统计,2005 年共有 2544 位老年人遭受家庭暴力的伤害,2013 年为 6324 位,不到十年时间受害人数增长了 149%。 其中,女性老年人受害的人数远比男性多。

表 5-4　2005—2013 年台湾地区家庭暴力事件之虐老案件数统计

单位:件

年份	2005 年	2006 年	2007 年	2008 年	2009 年	2010 年	2011 年	2012 年	2013 年
虐老案件	1616	1573	1952	2271	2711	3316	3193	3625	3624

数据来源:台湾保护服务主管部门[EB/OL].[2018-07-13].http://www.mohw.gov.tw/CHT/DOS/DisplayStatisticFile.aspx? d=31892.

表 5-5　2005—2013 年台湾地区家庭暴力事件中 65 岁以上被害老年人的数量统计

单位:人

性别	2005 年	2006 年	2007 年	2008 年	2009 年	2010 年	2011 年	2012 年	2013 年
男	1136	1175	1428	1530	1918	2167	2135	2268	2473
女	1408	1565	1796	2117	2528	3128	3067	3434	3851
合计	2544	2740	3224	3647	4446	5295	5202	5702	6324

数据来源:台湾保护服务主管部门[EB/OL].[2018-07-13].http://www.mohw.gov.tw/CHT/DOS/DisplayStatisticFile.aspx? d=31893.

图 5-4 为台湾虐老案件与被害老年人的数量统计,单从图中曲线的走势来说,台湾受虐老年人无论是从人数还是案件量,都呈不断上升的趋势。 同时,女性受害人的案件曲线同男性受害人的案件曲线呈现两条无交叉的上升曲线,女性受害人的案件曲线远远高于男性受害人的案件曲线。 此外,研究发现,在长期照护机构居住的台湾老年人,至少有两成曾遭受过不同类型的虐待,反映出机构内亦有虐待老年人的现象。[①] 由于受虐老年人人数逐年攀升,突显出虐老防治工作和老年人保护工作的重要性和紧迫性。

台湾在老年人受虐类型方面的统计随着现实社会的发展一直有所变更,1998—2002 年,关于该类型的统计仅包含"遗弃""虐待(含身体虐待和心理/情绪虐待)""疏忽"三种类型;2003—2010 年,则在这三者的基础上增加了"其他(如性侵害等)"一项,说明除了"遗弃""虐待""疏忽""其他"类型的虐待也成了虐老类型中的重要组成部分;自 2011 年至今,虐老类型则主要包含了"遗弃"、"虐待"、"疏忽"、"财务侵占"、"失依陷困"和"其他"等六种。

---

① Jing-Jy Wang.Psychological Abuse Behavior Exhibited by Caregivers in the Care of the Elderly and Correlated Factors in Long-Term Care Facilities in Taiwan[J].The Journal of Nursing Research,2005,13(4).

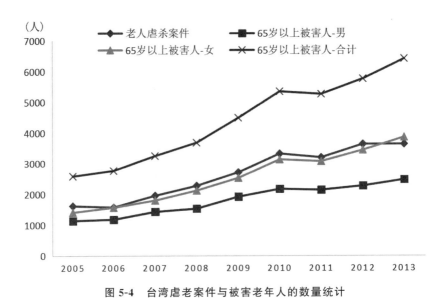

图 5-4　台湾虐老案件与被害老年人的数量统计

资料来源：台湾保护服务主管部门［EB/OL］.［2018-07-13］.http://www.
mohw.gov.tw/CHT/DOS/DisplayStatisticFile.aspx？ d＝31893.

　　具体可以参见表 5-6 的数据统计，2013 年在"遗弃"、"虐待"、"疏忽"、
"财务侵占"、"失依陷困"与"其他"等六种虐待类型中，以"身心虐待"[①]类
型而接受服务的老年人人数居多，共计 2218 位老年人，其次是"失依陷
困""遗弃"和"疏忽"类型。 各类型在总数中的占比，"身心虐待"达到了
42％，"其他"类型约占 25％，余下依次是"失依陷困"占 14.4％，"遗弃"
和"疏忽"各占 9.8％和 8.3％，"财务侵占"的比例不到 1％。 其中，遭受
"身心虐待"接受服务的人数女性老年人比男性多，比例大约为 6：4，与台
湾有关当局老年人受暴问题研究[②]相一致，且女性比例一直在上涨；在"遗

---

　　①　依上文定义可知数据中的"虐待"包括身体和心理虐待,在此用"身心虐待"作表述意
思表达更清晰.

　　②　张宏哲.居家照顾服务疑似受暴长者的样态、服务需求、求助行为和因应方式[J].长期
照护杂志,2015,19(3).

弃"这一类型上，则正与前项相反，女性与男性之比为 4 : 6，男性遭受"遗弃"的人数更多，但女性人数则逐年增加；在"疏忽"问题上，男女平均数各占 50%，但 2013 年女性受"疏忽"的比例达到 56%，高于男性的 44%，而且在台湾有关当局的研究结果中，女性遭受疏忽比例为57.8%，男性为42.2%，这些数据均显示当下台湾遭受"疏忽"的人中，老年女性要比男性多。而在"财务侵占"和"失依陷困"类型上，男性所占的比例达到 60%～70%，远远超出女性所占比例。

由此可见，结合受虐类型与受虐性别因素进行考虑，台湾女性老年人在"身体虐待""精神虐待""疏忽"三个方面显得更为脆弱；而在遭受"遗弃"、"财务侵占"和"失依陷困"类型上，则男性受虐人数要比女性高出许多。然而无论性别为男性或女性，都同样有着遭受虐待的可能，均应得到同等的关注和保护。

表 5-6　2005—2013 年台湾男女老年人受虐类型统计

单位：人

年份	遗弃			虐待			疏忽			其他			财务侵占			失依陷困		
	合计	男	女	合计	男	女	合计	男	女	合计	男	女	合计	男	女	合计	男	女
2005	152	89	63	815	355	460	415	219	196									
2006	256	143	113	647	273	374	346	192	154	755	368	387						
2007	296	169	127	1289	609	680	396	191	205	340	175	165						
2008	423	257	166	1867	840	1027	380	173	207	397	207	190						
2009	302	184	118	1353	640	713	487	254	233	662	346	316						
2010	396	248	148	1819	784	1035	515	248	267	800	461	339						
2011	693	411	282	1355	559	769	540	291	249	1114	634	480	43	26	17	745	512	233
2012	206	297	209	1427	536	891	573	284	289	915	519	396	74	48	26	577	398	179
2013	517	298	219	2218	834	1384	437	193	244	1300	720	580	51	33	18	758	533	225

资料来源：台湾卫生福利主管部门［EB/OL］.［2018-07-13］.http://www.mohw.gov.tw/CHT/DOS/DisplayStatisticFile.aspx? d=31861.

第二节　受虐防范策略与老年心理健康促进

一、老年人受虐的风险与原因探析

虐待老人行为十分普遍，但不容易被察觉。同时，由于家庭亲情关系和社会连带的原因，老年人较少会诉诸法律。邱钰鸾[①]等对台湾住院的受虐老年人进行实证分析，受虐老年人为低收入的比例是非受虐者的 2.75倍；被虐老年人在颅内损伤、头部、躯干、上肢开放性伤口、挫伤、表浅损伤均显著高于非受虐老年人；由此提示相关工作者可进行辨识并进行后续处置。另外，有不良生活习性的老年人容易被遗弃。[②] 所以，从老年人遭受虐待的风险因素观察，首先，个人因素。通常经济状况及身心健康状况不佳，以及有精神障碍和酒精滥用的老年人被虐待的风险较高。简戊鉴在研究中指出，低收入老年人受虐风险约是非低收入老年人的 2.1 倍，与上述邱钰鸾的研究一致，说明社会经济方面的弱势老年群体可能是受虐高风险人群。[③] 台湾卫生福利主管部门对 13 种[④]主要照顾者压力状况调查分析，

---

① 邱钰鸾,钟其祥,高森永,等.台湾老年人受虐住院伤害分析[J].台湾老年医学暨老年学杂志,2011,6(2).

② 卓春英.建构高龄友善城市——高雄市老年人保护个案成因与防治之研究[R/OL].[2018-08-01].http://research.kcg.gov.tw/upload/RelFile/Research/931/634944487754416068.pdf.

③ 简戊鉴.台湾地区 65 岁以上老年人伤害类型及受虐住院伤害原因与预测因子[D].国防医学院公共卫生学系暨研究所,2014.

④ 13 项压力指标量表主要照顾者对各照顾压力状况感到有负荷的比率:经济负荷(40.4%)、社交活动限制(34.0%)、烦恼个案的改变(33.6%)、无法承受照顾压力(33.1%)、生活上的不方便(31.1%)、家庭调适(28.9%)、体力上的负荷(27.8%)、影响个人计划(26.9%)、个案行为感到困扰(24.4%)、情绪调适(24.2%)、睡眠受到干扰(20.1%)、工作调整(19.2%)、需分配时间照顾其他家人(18.4%)。资料来源:台湾卫生福利主管部门.13 项压力指标量表[EB/OL].[2018-07-13].http://www.mohw.gov.tw/CHT/DOS/DisplayStatisticFile.aspx? d=31861.

"经济负荷(占40.4％)"是照顾者所面临的最大压力，其中医疗支出、照顾者因照顾失能者而无法外出工作等都是造成经济负荷的主要原因。其照顾工作环境因为"经济负荷"会愈显消极与负面，从而照顾者的照顾意愿也会降低，进而产生施虐的可能性就越高。伍小兰等研究①发现健康自评"很差"的老年人受到虐待的发生是健康自评"很好"的老年人的5.2倍；与城市老年人相比，农村老年人不仅受教育水平及收入保障水平整体较低，而且健康状况也更差，这也是农村虐待老人问题较严重的一个重要原因。还有性别因素，虽然老年男性受到虐待的风险与女性相当，但是在某些国度的文化中，"重男轻女"的性别文化让女性从小就以次于男性社会地位的角色进行社会活动，"慈母、孝女、贤妻"等女性家庭伦理角色使得女性老年人在受虐时往往倾向于不反抗、不敢反抗、忍气吞声等选择，老年女性因守寡而被忽视和遭受经济虐待(例如，其财产被侵占)的风险更高，很多地方的传统文化提示女性遭受较为持久的严重形式的虐待和伤害风险也可能更高。②

其次，亲属关系。生活在一起是虐待老年人的一项风险因素。老年人一旦失能需要长期照料，对于家庭的依赖很大。一项国际比较研究显示，基于自愿的代际交往情感关系最和谐，但是，老年父母对子女的依赖会增加代际关系的紧张和冲突。老年人一旦失能，日常生活依赖性高，加上照料者和被照料者性格、沟通方面的冲突，都容易引发虐待老年人的问题。③在某些情况下，当老年人越来越依赖照护时，长期不够和睦的家庭关系可能会由于紧张而使情况变得更糟。另外，由于许多女性进入职场，空闲时间

---

① 伍小兰,李晶.中国虐待老人问题现状及原因探析[J].人口与发展,2013,19(3):85-91.
② 王德文,叶文振.中国老年人健康状况的性别差异及其影响因素[J].妇女研究论丛, 2006,4(73):21-26.
③ Silverstein M,Gans D,LowensteinA,et al. Older Parent-Child Relationships in Six Developed Nations:Comparisons at the Intersection of Affection and Conflict[J].Journal of Marriage and Family,2010(4).

较少，因此照顾老人便成为家庭较大的负担，这也增加了虐待风险。伍小兰等从代际支持情况观察发现，给予子女支持得分最高的老年人，他们受到虐待的发生比仅是没有给子女提供过任何帮助的老年人的29.2%。这印证了代际交换关系理论即给予子女的支持力度越大，受到虐待的概率就越低。[①] 从反映代际亲疏关系的居住意愿这一变量来说，愿意和子女共同居住或者对此无所谓的老年人，他们受到家庭内虐待的可能性均要低于明确表示不愿意的老年人。

再者，社区或机构。21世纪随着全球人口老龄化趋势日益严重，社区居家养老成为广大老年人的优先选择，但是，由于许多国家正经历快速的人口老龄化，在资源有限的情况下，老年人的需求无法得到完全满足，因此各类虐待老年人的新闻时常诉诸报端。现有很多社区工作者缺乏对人口老龄化问题的预见性，缺乏老年专业技能培训，常常有意或无意产生虐待老年人的现象。另外，由于社区老龄工作人才紧缺，导致老年人常常在社区中的权益被忽视或侵害。还有，机构内的虐待则发生在受托付照顾老年人的机构，比如敬老院、养老院等。在医院、护养院及其他长期护理机构等福利机构等虐待老人的数据也极为匮乏。福利机构中的虐待行为包括：从身体方面限制患者；通过诸如给他们穿不洁衣物等方式使他们失去尊严和在日常事务上的选择权；故意不提供足够的护理（如任凭他们长出褥疮）；过度给药或给药不足，以及扣留患者的药物；甚至在情感上加以忽视和虐待。一项对美国护养院工作人员的调查[②]显示，老年人受虐待的比例可能不容小觑：在2017年中，36%的人目睹过至少一次对老年患者的身体虐待事件；10%的人至少曾对一位老年患者采取过一次身体虐待行为；40%的人承认

---

① 伍小兰,李晶.中国虐待老人问题现状及原因探析[J].人口与发展,2013,19(3):85-91.

② WHO 实况报道.虐待老人[EB/OL].[2018-07-21].http://www.who.int/mediacentre/factsheets/fs357/zh/.

在心理上虐待患者。据 WHO 估计①有十分之一的老年人每月遭受虐待。真实数字可能不止于此。由于老年人往往害怕向家人、朋友或当局报告遭受虐待的事件或出于其他原因，每 24 例老年人受虐事件中，仅有 1 例获得通报。机构养老本是老年人养老模式的一大创新，有效缓解家庭养老的负担，为老年人提供一个相对舒适的养老方式。然而，在老年人选择机构养老的同时，机构中的虐待成了老年人受虐的一大集中区域。在长期照护机构居住的老年人中，至少有两成以上的老年人曾遭受过不同类型的虐待。机构中虐老问题产生的原因可能包括以下三个方面：一是老年人对照护者过度依赖，个性顽固或与人相处困难等人格特质等自身因素；二是照护人员对老年人有负面的印象和观感，工作负荷过重产生过度疲劳，或者其照护工作得不到认可尊重等因素；三是照护的工作量大，工作时间长，工作要求繁多，压力任务重，或者缺乏相关的专业培训，以及缺少政府支持等因素，均是产生机构虐老行为的原因。②

最后，社会文化。唐超认为中国传统的孝和养老体现着礼法一体的和谐统一，在当代却面临着家庭结构变化、养老立法滞后、养老保障缺失，尤其是孝与养老失衡等问题，其深层的原因是中华法系的家庭养老与我国法系的社会养老在文化价值、社会制度、政治传统之中的差异。③ 吴锋认为重视孝道是我国的传统，"孝道"自汉代以后一直被当作衡量人格和选拔人才的重要标准。④ 但随着社会进步、科技发展、人们对自由平等意志的追求，

---

① WHO 实况报道.虐待老人［EB/OL］.［2018-07-21］.http://www.who.int/mediacentre/factsheets/fs357/zh/.

② 黄志忠.老年人主要照顾者施虐倾向及其危险因子之研究——以中部地区居家服务老年人为例［J］.中华心理卫生学刊,2013,26(1):95-139.

③ 唐超.中华法系与大陆法系比较视域下当代孝与养老的困惑解析［J］.传承,2015(2):118-119.

④ 吴锋.传统孝道的困惑与现代对策［J］.江苏社会科学,1999(6):99-103.

传统的孝道观受到了强烈的冲击。 孝文化在现代化进程中面临许多现实挑战。 隋淑芬认为在社会转型期，孝德情感的缺失，价值定位的转变，崇老文化的消失，相关社会规则与规范的淡出，使传统孝德的现代化陷入了危机。[①] 现代化的中国，代际关系有了变化。 比如，积极老龄化的顺利实施（强调老年人在参与社会建设之后对社会资源的共享权利以及继续参与社会建设的权利）与年轻人的就业压力间出现了冲突。 由于各方面的因素综合，我国大学毕业生的就业率、年轻人的失业率问题都比较严重。 社会发展使得青年人和中年人在经济上掌握了主要话语权，因此传统孝文化同年轻一代的独立意识不可避免地产生了冲突。 可能会影响虐待老年人风险的社会文化因素的存在，包括将老年人描绘成脆弱、虚弱和具有依赖性的群体，家庭各代之间关系的淡化……孝文化要现代化面临许多现实挑战，一些负面的社会现象充斥着人的视野，如陈淑卿等研究，认为社会生产力发展到今天的水平，按理说"弃老俗"的存在基础已不复存在，但是，"弃老"、虐待老年人的败德恶行在现实生活中不是少数。[②] 所以，孝文化如何现代化是当前社会文化研究的焦点问题。

二、台湾老年人受虐防范措施

台湾当局有关部门对老年人虐待问题的处理是以"老人福利规定""家庭暴力防治规定"等台湾地区的有关规定为依据，实施老年人保护服务来应对。 包括建立老年人保护网络体系、开展教育宣导活动、建立老年人保护资讯平台、开通紧急救援连线、召开老年人保护联系汇报定期会议、提供访视服务、满足失智老年人的相关需求以及提供经济安全保障等等。

---

① 隋淑芬.我国传统孝德现代转化的困境——兼论孝德的认同机制[J].中国教育学刊，2005(9):30-33.

② 陈淑卿,陈昌珠.多学科视角下的古代贱老习俗——从湖北"寄死窑"谈起[J].民俗研究,2005(4):121-130.

(一)主要责任单位与相关专业体系和各单位职责

台湾有关当局致力于推动老年人保护工作的主要责任单位主要有：社会福利或老年人服务中心、家庭暴力暨性侵害防治中心、社会局(处)相关业务单位、受委托办理老年人保护业务之民间团体。[①]

台湾保护受虐老年人的主力是社政单位，保护性业务社工员是提供服务的主要输送者。因为各县市的组织编制或者职权范围并不完全一致，所以老年人保护工作的业务分工与执行的情况也有所不同，主要可以归纳为以下三类：(1)从保护工作内容属性分工，以此类方式分工的县市占台湾地区的41.7％：家暴防治中心主要是处理身体虐待、精神虐待或性侵害案件等家庭内暴力，老年人福利业务科则负责其余个案类型，比如疏忽、遗弃、失依陷困、财产保护、机构虐待等；(2)由社会福利服务中心接案及提供相应服务：台湾设有社会(家庭)福利服务中心，下属县市社会局(处)社工科，其服务对象主要是社区和家庭，各类型的保护个案都是通过社福中心第一线社工接案，如果需要其他各项福利资源，则再联结社会局(处)其他单位，此类县市占25％；(3)均是同一单位负责：一种是都通过家暴防治中心受理接案，仅当需要实施老年人福利法的行政裁罚时，则归由老年人福利业务科处理，此类县市占12.5％；一种则是全部通过老年人福利业务科承办所有的老年人保护业务，此类县市占20.8％。[②] 由于官方资源有限，台湾还委托民间单位承接"家庭暴力被害人个案追踪辅导计划"，实行公私合作的"一案到底"整合服务模式，共同致力于家暴防治工作服务的质量和效能。解决了社工人力不足、分担庞大的案量服务外，还可以通过民间机构运用在地资源

---

① 梁欣丞.我国老人家内受虐防治政策执行现况与发展方向之研究[D].桃园：台湾警察大学警政策研究所,2012.

② 吴玉琴.台湾老人保护工作的挑战与契机[C].台北：2009年台湾老人保护研讨会,2009.

以保障受虐老年人的权益为前提，在家暴案件服务上提升服务质量，并以减少家庭纷争，减低暴力循环，终止暴力等目标，维护家庭、社区人身安全，落实家庭暴力防治工作目的。

虐待老年人是台湾家庭暴力类型的一种，因此家庭暴力防治同样适用于老年人保护工作。台湾家庭暴力防治工作的相关专业体系包括家庭暴力防治中心、警政单位、社政户政单位、卫生主管机关及医疗单位、司法单位、教育单位等。各单位有其不同的职责，其中负有通报责任的单位有警政、户政、卫生医疗、教育单位等，提供家庭暴力防治资料的单位是户政单位和卫生医疗单位，负有保护令申请职责的有警政单位、社政单位，司法单位则对保护令申请进行核发、审理。每个单位都需要对家庭暴力案件予以协助，例如警政单位受理报案，对案件展开调查、搜集证据、讯问加害人、执行老年人保护令申请、逮捕加害人等；卫生医疗单位则对受害人进行验伤检查，开具诊断证明、实施治疗，同时还负责订定和执行加害者处遇计划（如：精神、戒瘾治疗）等；社政单位则兼负警政和卫生医疗单位的职责，也负责受理报案与协助，访视，对案件进行调查，协助老年人进行相关医疗检查及取得诊断证明，并按照台湾地区的有关规定提供庇护和扶助等；家庭暴力防治中心则提供 24 小时电话专线，给予受害者 24 小时紧急救援，也提供紧急安置，协助验伤诊疗，并对受害人进行心理辅导、对加害人进行职业辅导，对受害人与加害人的身心治疗或追踪辅导实施转介，在防治方面，家暴中心还负责推广各种教育和宣传活动，教育单位则安排各种家庭暴力防治课程。① 各单位各司其职，但也因实际需要而在各自职能上有着重复交叉的保护工作。

---

① 台湾保护服务主管部门 [EB/OL]. [2018-07-12]. http://www. mohw. gov. tw/cht/
DOPS/DM1_P.aspx？f_list_no＝143&fod_list_no＝4617&doc_no＝2340.

(二)老年人保护扶助措施

台湾地区老年人保护工作进展已经有二十几年的经验可循。 台湾在1997年修正了"老人福利规定",特别新增了保护措施一章,正式宣告老年人虐待防治工作迈出规范的第一步。 1998年通过的"家庭暴力防治规定"要求各县市设置家庭暴力防治中心,开启了法入家门的时代,中国台湾成为亚洲第一个施行家暴防治法的地区。 其后又对这些法案进行不断地修正,从法令上赋予老年人保护工作更强的使命与任务,保障老年人的人身安全,并构建维护其生命尊严的保护伞。① 现今"家庭暴力防治规定"和"老人福利规定"成为台湾防治老年人虐待的最主要的有关规定。 以实务等形式对受虐老年人采取的保护扶助措施包括:

1.建立通报责任机制

台湾"老人福利规定"第43条规定了对老年人遭受虐待事宜负有通报责任的单位和人员,包括医疗人员、社会工作人员、警察人员、司法人员、村(里)长与村(里)干事及其他执行老年人福利业务的相关工作人员,相关人员在执行公务时,知晓对老年人负有扶养义务者对老年人实施身体虐待、疏忽、遗弃,或者是因为老年人没有法定扶养义务者,无人扶养致使其有生命上、身体上的危险或导致生活陷入困境,相关人员应当通报当地主管机关。 警政单位和卫政单位、民政、邻居、居家服务单位等都是虐待老年人案件通报不可或缺的主体,通过通报的义务的设定,可启发社会连带责任的观念,促进关怀他人的利他行为。

2.设置老年人保护通报专线

台湾设置113保护专线作为老年人保护通报窗口,提供即时通报服务,落实113保护专线单一窗口受案机制,发展以被害人为中心的服务模式,并

---

① 吕宝静,李佳儒,赵晓芳.台湾老人日间照顾服务之初探:两种服务模式之比较分析[J].东吴社会工作学报,2014,27:87-109.

不断健全其功能。 任何市民发现有虐待老年人行为，或者受虐老年人自身遭受虐待需要通报时，均可通过拨打 24 小时不间断服务的 113 保护专线进行通报，将会由专业的社工人员提供接线服务，并由家庭暴力防治中心、派出所提供救援，以保护受虐老年人的人身安全。 目前 113 保护专线是最主要的通报渠道之一，2014 年台湾老年人虐待案件 90％的通报来自民众，其余则是来自于责任通报人。①

3.建立老人保护体系

为充分发挥老人保护功能，台湾"老人福利规定"第 44 条规定应建立老人保护体系，该体系以地方主管机关为单位，结合社会各界力量，含警政、卫生、社政、民政及民间机构团体，并定期召开老人保护联系会。② 老人保护联系会通过各参与部门的讨论和相互配合，进行信息交流，整合出保护高危机个案的最有效方法，辅之以相对人处遇或辅导措施，达到保护受虐老人的目的，各部门还可以通过案例的交流掌握一些典型虐待案件的处理方法。

老人保护网络体系中保护服务项目分为多种，其中按照台湾地区的有关规定进行诉讼及咨询可以让老年人通过咨询或诉讼了解以及维护自己的权益；验伤医疗可通过验伤鉴定提供老人受虐的事实依据，实施加害人处遇措施；个案辅导和追踪辅导访视，以及问安电话等则为老年人提供了受虐前后的状况确认，确保老年人的绝对安全，同时对个案进行辅导，可抚平或减轻老年人的心理创伤；委托安置，通过提供老人安全庇护场所可防止老人短期内再次受虐。

4.提供财产保护措施

---

① 台湾当局主管部门.113 保护专线通报案件类型 X 通报来源分析表[EB/OL].[2017-07-12].http://www.mohw.gov.tw/cht/DOPS/DM1_P.aspx? f_list_no＝806&fod_list_no＝4973&doc_no＝45004.

② "台湾老人福利规定"第 44 条.

除了对老年人的人身安全进行保护外，对于老年人财产被侵占或遭受剥夺等案件，台湾"家庭暴力防治法"第 14 条做出了相关的保护措施规定，法院视必要情况依申请或依职权核发相关保护令，包括命相对人迁出被害人的居住所，必要时还应禁止相对人就该不动产进行使用、收益或处分的行为。该项规定目的是保护家庭受虐者的财产免遭剥削，对应于受虐老人而言，可视为保护受虐老人的财产被不当剥削，是有效防治老人经济虐待的措施。

5.协助缓解家庭照顾压力

台湾除了帮助受虐老人本人外，还对其照顾者提供了相关照护支持。为了减轻照顾者的负担，台湾老人福利规定为地方主管机关应当针对老年人的多元化需求，自行或结合民间资源或辅导相关机构，提供居家式、社区式或机构式的养老服务，并建构完善稳妥的照顾管理机制。对那些有必要接受长期照顾服务的失能老人，主管机关应当结合老年人及其家庭的经济状况以及老年人自身的失能程度来提供经费补助；[1]应当自行或结合民间资源提供有助于提升照顾者能力及其生活质量的服务，如临时或短期喘息照顾服务，为照顾者提供信息咨询、照顾者训练及研习、协助照顾者获得服务[2]等。除采取减轻照顾者负荷的措施之外，还建立了社区邻里支持系统，照顾者以及老年人自身，均可通过社区及邻里系统寻求心理情绪支持和补充，获得就近性、立即性的关怀与协助。[3]

家庭虐待老人的行为从另一种角度看，可以当作是家庭功能失调的表现。这些条款虽非专门为保护受虐老人而设，但通过提供家庭支持性、补充性及替代性服务，协助减轻照顾者的负荷，可以调整其家庭功能，特别是

---

① "台湾老人福利规定"第 15 条.

② "台湾老人福利规定"第 31 条.

③ 老人保护资讯平台［EB/OL］.（2018-07-12）.http://www.elderabuse.org.tw/ugC_FAQ.asp.

对于主要是因为照顾压力负担大而产生虐待行为的加害人而言非常有帮助，因而可看作"支援老人，同时支持照顾者"的防止虐待理念。

6.制定加害人处遇及防范制度

(1)落实推动加害人处遇计划

协助加害人通过适当的身心治疗，以及辅导教育等机制的介入来矫治其异常或偏差的人格特质及认知行为模式等问题，以积极达到预防再犯的目的，以期能根本解决虐待的问题，是加害人处遇计划的目的。[1] 台湾对加害相对人的处罚措施包括：①若是老年人的直系血亲或根据契约对老年人负有扶养义务的人，对老年人实施身心虐待；疏忽老年人，让老年人独自处在容易发生危险或者伤害的环境中；遗弃老年人，将老年人送到机构后置之不理，并且机构已经通知其要限期处理，没有正当理由仍然不处理的；使老年人有生命、身体、健康危险；妨害老年人自由的；各主管机关必须依照老年人的申请或依据主管机关的职权给老年人适当的短期保护以及提供安置，并对加害人实施罚款并公告其姓名，若是涉及刑责者，则将移送司法机关侦办。 情节严重的，主管机关应当对其施以 4～20 小时的家庭教育及辅导。 不接受家庭教育及辅导或时数不足者，将按次处罚至其参加为止。 ②法院于审理终结后，认为有家庭暴力的事实并且有必要的，应依申请或依职权核发保护令，如命相对人完成加害人处遇计划(指对于加害人实施的认知教育辅导、亲职教育辅导、心理辅导、精神治疗、戒瘾治疗或其他辅导、治疗)。 在实务经验中，对加害人的认知教育辅导是最为需要的，对于加害人认知的处遇介入可有效降低大多数加害人的暴力再犯及其严重程度。[2]

(2)实施保护令制度

---

[1] 陈秀峯.台湾家庭暴力防治之现状与未来——从被害人保护及加害人处遇角度观察[J].亚洲家庭暴力与性侵害期刊,2010,6(1):187-210.

[2] "台湾家庭暴力规定"第 14 条.

台湾的保护令等规定用以保护家庭暴力被害人的人身安全,依据时效性的不同保护令分为通常保护令、暂时保护令和紧急保护令。 保护令的内容有禁止施暴令、迁出令、远离令、决定令、给付令、防治令、其他保护令等,以此禁止加害人再度实施虐待行为。 保护令大多由被害人申请,是刑事制裁外的另一种保障选择,其关切的焦点在于避免被害人遭受更多的伤害,能够给提供被害人立即性的减轻伤害,具有时效性。 另外其保护救援内容很广泛,包含身体、精神、经济虐待的防治以及伦理亲情的维系,有多样性的选择,而且证据要求不像刑事案件程序那么严格,有利于被害人举证,特别是当受虐者处在年老体弱的状态下。 保护令的设计可提供异于传统台湾地区的有关规定的救济途径的另一种保护制度。 相较于刑事程序烦琐冗长,保护令已成为当前台湾保护受虐老人最主要的救援方式。

(3)对老年人机构的处罚措施

"台湾老人福利规定"规定,若老人福利机构有如下任一情形:虐待、妨害老人身心健康或者发现老人受虐事实没有向主管机关通报,提供给老年人不安全的设备设施或提供不卫生的餐饮。 经过主管机关评鉴为重大事件并足以影响老人身心健康的,将会对该机构处以6万~30万新台币的罚款,并限期令其改善。[①]

7.健全法令和教育培训制度

台湾自发布"老人福利规定"及"家庭暴力规定"以来,已进行了多次检讨修正,不断地解决有关规定在现实中不相适用的矛盾,以更好地与实务工作相结合,达到真正保护受害人的目的。 台湾家庭暴力防治政策要项还包括加强家庭暴力防治倡导教育,建构防治网络专业人力培训制度。 2013年台湾老人福利工作中,宣传老人福利服务业务及其他媒体宣传活动共计开展8879次,参加人数高达77万人;开展志愿服务人员和专业人员人才培

---

① "台湾老人福利规定"第48条.

训活动共计 1142 次，参加人数 5 万余人[①]，旨在全面提升家庭暴力防治工作服务质量。

（三）台湾老年人保护工作流程

老人保护工作主要是指若老年人的主要照顾者、亲人或机构员工对老人有身体虐待、心理或情绪虐待、忽视、财务剥削及性虐待等虐待类型，将由社工人员或相关专业人员介入，以协助老人改变状况，减少所受伤害，并提供老人必要的安置措施和照顾资源，以确保老人基本的生活安全。[②] 台湾有将近 80％的县市针对老人保护都有单独设制了工作流程，其余县市则遵循已有的工作流程执行老人保护工作。[③]

一般而言，台湾的老人保护案件工作处理流程大致可分为：发生老人虐待案件→通报→公共部门介入调查→依法辅导处理→结案→追踪监控。

1.接收案件通报。 老人虐待案件通报一般来自于 113 保护专线、老人保护专线、社区邻里、家属或老人本身、台湾地区的有关规定的责任通报人等。

2.通报案件受理。 机构受理通报后即判断通报案件是否为老人保护案件：如果不属于老人保护案件，则转接到其他福利资源或者为通报人提供相关方面的咨询，并结案；如果属于老人保护案件，则展开接案、开案、紧急处置流程。

3.对通报案件进行评估分析。 接案机构通过会谈、协调、联系、调查等方式评估通报案件，评估判断通报案件属于老人保护"遗弃、疏忽、身体

---

① 台湾卫生福利主管部门［EB/OL］.［2018-07-12］.http://www.mohw.gov.tw/CHT/DOS/DisplayStatisticFile.aspx？d＝31861.

② 卓春英.大高雄老人保护工作模式之建构［R/OL］.［2018-07-12］.http://research.kcg.gov.tw/upload/RelFile/Research/870/634743981636217133.pdf.

③ 吴玉琴.台湾老人保护工作的挑战与契机［C］.台北：2009 年全国老人保护研讨会，2009.

虐待、心理/情绪虐待、失依陷困、财产保护及其他定义"中哪一种虐待类型。 台湾当局主管部门1999年度即设计了一套老人虐待指标作为老年人可能有疑似受到身体虐待、医疗虐待、心理/情绪虐待、金钱滥用、照顾者疏忽或自我疏忽、性侵害等情形的评估参考，另外也有照顾者施虐可能的指标。 2011年台湾当局主管部门委托台湾大学社会工作学系教授，执行老人保护评估系统的研究，编修台湾老人保护评估工具，该量表包含：基本资料，老人受虐危险指标，主要照顾者评估，基本日常生活活动能力ADL及工具性日常生活活动能力IADL量表。 台湾老人保护评估工具目的在于提供实务专业人员使用，协助专业工作人员了解老年人虐待危险指标及危险等级，作为实务上老人保护个案评估的依据，并作为后续服务提供及转介的参考。

4.正式处理通报案件。 根据对通报案件的评估结果，着手对案件进行处理，实施相对人处遇计划，采取相应措施对相对人进行对应的处罚和教育，为受虐老人提供所需服务，保护受虐老人。

5.对通报案件进行追踪评估。 追踪评估的重点是对正在处理和已经处理的通报案件，判断其危险性或情形是否已经获得解决或改善，如果已经获得解决改善则进行结案，如果还未解决，则重新进行评估分析处理。

表5-7为台湾老年人虐待的有关规定知识摘要表，台湾针对老年人保护的有关规定主要有"老年人福利规定"、"家庭暴力防治规定"和其他与老年人保护有关规定。 这些老年人的有关规定中，虽然并非专门针对老年人虐待防治目的加以设计，然其有部分规范内容，与老人保护法治相辅相成，如：民法受监护宣告的人宣告、监护制度与老年人经济虐待保护有关，刑法遗弃罪中与使老人身体衰弱行为有关内容，信托法则与老人经济虐待、财物遭受滥用或不当取得有关。 台湾"老年人福利规定"第41条明确规定：法定扶养义务人应善尽奉养老年人的责任，各级政府机关及老年人福利机构得督促、协助之。 同法第42条提及老年人无人扶养时，予以适当安置；第43条及第44条说明老年人保护工作团队的通报责任及建立老年人保护体系

的规定和依据。 台湾家庭暴力防治法：因老年人福利法于老年人虐待防治
实务运作存有困境（即法不入家门、老人担心家丑外扬、老人不忍心子女受
刑罚等），自家庭暴力防治法施行以来，因规范较周延又具时效性、可即
性，故在老年人虐待防治保护实务工作，该法实际上已取代老人福利规定大
部分保护法源依据，因此，台湾的地区各县市政府近年来纷纷将老年人保护
工作归并入家庭暴力防治中心的工作职责内。

表 5-7　台湾老年人虐待的有关规定知识摘要表

法规名称	法规条文	内　　容
"老人福利规定"	第 41 条至第 44 条［老人保护措施］	老人保护之有关规定依据
	第 45 条至第 52 条［违反老人福利规定之罚则］	罚责之有关规定依据
"家庭暴力防治规定"	第 2 条［虐待暴力定义］	家庭暴力专有名词说明
	第 50 条［通报之责任］	性虐待的老人保护工作团队
	第 52 条［虐待诊疗证明书］	医院、诊所对于被害人，不得无故拒绝诊疗及开立验伤诊断书
	第 58 条［补偿原则］	核发金额补助
	第 294 条、第 1154 条［财务虐待］	继承人对于被继承人之权利、义务，不因继承而消灭
民事规定	第 1052 条［身体虐待］	夫妻不堪他方或他方亲属虐待得诉请离婚
刑事规定	第 1114 条、第 1115 条［遗弃］	负有扶养义务
	第 277 条、第 278 条、第 280 条、第 281 条［身体虐待］	伤害罪
	第 293 条、第 294 条、第 295 条［遗弃］	遗弃罪
	第 302 条、第 303 条［生理/情绪虐待］	妨害自由
	第 320 条、第 328 条、第 335 条、第 341 条、第 342 条［财务虐待］	窃取及侵占财产
	第 221 条至第 225 条［性虐待］	妨害性自主罪

续表

法规名称	法规条文	内　容
性侵害犯罪防治规定	第 8 条[通报义务]	性虐待的老人保护工作团队
	第 10 条[验伤诊断书]	医院、诊所对于被害人,不得无故拒绝诊疗及开立验伤诊断书
	第 19 条[补偿原则]	核发金额补助
性骚扰防治规定	第 2 条[疑似性虐待]	对他人实施违反其意愿而与性或性别有关之行为

资料来源:李圣慈.老人遭受家庭暴力之样态及因应方式之探讨[EB/OL].盟讯.2014,[2018-07-18].http://www.oldpeople.org.tw/ImgOldPeopleOrg/20141221155557.pdf.

三、福建老年人受虐防范措施

福建与“保护老年人权益,弘扬敬老、爱老、助老社会风尚”有关的法律法规主要有《宪法》《中华人民共和国老年人权益保障法》《福建省老年人权益保障条例》,还有《民法通则》《刑法》等以及“十三五”福建省老龄事业发展和养老体系建设规划、《中华人民共和国老年人权益保障法》和《福建省老年人权益保障条例》。 这些法律法规加强了人口老龄化国情教育,建立起包括自上而下的各级老龄委/老龄组织/社区村(居)民委员会、开展教育宣导活动、建立老年人保护资讯平台、开通紧急救援连线 110 等提供针对老年人的经济安全保障等等。

我国《宪法》第 49 条规定,“成年子女有赡养扶助父母的义务”①。《中华人民共和国老年人权益保障法》总则第 3 条规定,国家保障老年人依法享有的权益。 老年人有从国家和社会获得物质帮助的权利,有享受社会服务和社会优待的权利,有参与社会发展和共享发展成果的权利。 禁止歧视、侮辱、虐待或者遗弃老年人。 第三章第 31 条规定国家对经济困难的老年人

---

① 中华人民共和国宪法[EB/OL].(2018-03-21)[2018-05-15].http://www.npc.gov.cn/npc/xinwen/node_505.htm.

给予基本生活、医疗、居住或者其他救助。 老年人无劳动能力、无生活来源、无赡养人和扶养人，或者其赡养人和扶养人确无赡养能力或者扶养能力的，由地方各级人民政府依照有关规定给予供养或者救助。 对流浪乞讨、遭受遗弃等生活无着的老年人，由地方各级人民政府依照有关规定给予救助。 第八章第 75 条规定干涉老年人婚姻自由，对老年人负有赡养义务、扶养义务而拒绝赡养、扶养，虐待老年人或者对老年人实施家庭暴力的，由有关单位给予批评教育；构成违反治安管理行为的，依法给予治安管理处罚；构成犯罪的，依法追究刑事责任。[①] 2017 年通过的《福建省老年人权益保障条例》第 49 条规定养老机构应当与收住的老年人或者其代理人订立养老服务合同，明确双方的权利和义务，按照合同约定为收住老年人提供集中住宿、生活照料、精神慰藉、临终关怀等服务，不得侮辱、虐待、遗弃老年人。 第七章中明确写道，对老年人负有赡养义务，而拒绝赡养、歧视、侮辱、虐待或者遗弃老年人，干涉老年人婚姻自由，侵害老年人财产权利、居住权利，由行为人所在单位、村（居）民委员会或者老年人组织给予批评教育，责令改正；构成违反治安管理行为的，依法给予治安管理处罚；构成犯罪的，依法追究刑事责任。[②]

（一）主要责任单位与相关专业体系和各单位职责

1989 年 10 月，福建省老龄工作委员会成立。 之后，各市、县（区）相继成立了老龄工作委员会。 各级老龄工作部门在当地党委、政府和老龄委的领导下扎实工作，为我省老龄事业的发展奠定了坚实的基础。 所以，各级老龄委/老龄组织可以认为应该成为致力于福建老年人保护工作的主要责任

---

① 中华人民共和国老年人权益保障法［EB/OL］.(2018-06-04)［2018-07-15］.http://aks. xjkunlun.cn/aks.xjkunlun.cn/lgbgz/zcfg/2018/5671357.htm.

② 福建省老年人权益保障条例［EB/OL］.(2017-01-23)［2018-07-15］. http://www.fjrd. gov.cn/ct/16-120878.

单位。但是，依据《福建省老年人权益保障条例》第 49 条写道："……由行为人所在单位、村（居）民委员会或者老年人组织给予批评教育，责令改正。"所以社区或村级单位的法律援助联络员及各类人民调解委员会实际上是第一线工作者。

(二)福建省老龄工作委员与老年人保护扶助措施

从 1990 年至今，在福建省老龄工作委员会的牵头下福建省出台了一系列有关老龄事业的条例、规定、意见、通知，相关政策的协同推进对我省构建一个覆盖城乡、布局合理、制度完善、管理规范、服务优良的老龄事业管理服务体系有极大助益。从 1990 年以来，有关福建省老龄事业的政策举措从老年人需求低阶到高阶的发展逻辑大致可以分为三类：（1）与老年人保护相关的政策举措；（2）与老年人优待相关的政策举措；（3）与老年人服务相关的政策举措。1990 年 10 月 26 日，福建省第七届人民代表大会常务委员会第十七次会议通过的《福建省老年人保护条例》对老年人保护的受众、基本原则、大致方面做了简要说明，明确规定了在家庭生活中赡养人对老年人的保护义务和老年人享有的权利，从而确定了如何进行老年人的家庭保护；从社会保护的角度上，《福建省老年人保护条例》规定了政府各部门、企事业单位、基层群众自治组织在老年人保护中应承担的责任和注意事项；同时，该条例也明确了各部门、组织、团体在老年人保护中的管理责任并规定了相关奖励处罚措施的适用范围。

为了保障老年人的权益，在福建省老龄工作委员会的牵头下，全省 9 个地级市的 85 个县级行政单位内全部设立了法律援助中心，大量乡镇（街道）设有法律援助站，2015 年共有 1306 个老年法律援助中心，各类维权协调组织数 2011 年 1.67 万个。多数村（居）设有法律援助联络员，全省各类人民调解委员会 1.89 万个，形成了以法律援助机构为主导，社会团体、乡镇（街道)法律援助站积极参与上下一致，纵横协调的老年人法律援助工作服务网络[1]，参见表 5-8。

表 5-8　2010—2015 年福建省老年维权组织创建情况

项　目	年　份		
	2010	2014	2015
老年法律援助中心(个)	891	1013	1306
维权协调组织数(个)	1851	1642	2011

数据来源：福建省统计局.福建统计年鉴 2016[M].北京：中国统计出版社,2016.

四、外因作用于内因：增强老年人心理健康与自我防范意识的策略

老年人自杀、被虐待现象反映了社会保护的不足。 老年人被虐待现象是一个非常复杂的问题，涉及社会、经济、文化、心理等各方面因素，同时也是一个具有隐蔽性的社会问题，需要引起全社会的重视。 但是人的精神完全可以在自身内、外因的共同作用下自己运动、自己发展[2]，内因是事物发展的根据，它是第一位的，它决定着事物发展的基本趋向，外因是事物发展的外部条件，外因是通过内因起作用的。 下文从基于老年人维权意识调查结果探讨增强老年人心理健康与自我防范意识的必要性，加强精神动力的内因即老年人群心理健康与自我防范意识是防范老年人受虐的最根本途径。

(一)老年人维权意识有待加强：基于调查结果所示

在参与第四次中国城乡老年人生活状况抽样调查的 5280 位福建被访老

---

①　福建省老龄网[EB/OL].[2018-07-15]. http://www.fjll.gov.cn/web/news_1.asp? CatalogID=295&id=2165.

②　谢俊,杜胜利.精神辩证法之内、外因关系新探——兼与骆郁廷、郝登峰博士商榷[J]. 成都理工大学学报(社会科学版),2013,21(3):83-88.

年人中，表示知道《老年人权益保障法》的老年人有2480(47.1%)位，还有2782(52.9%)位老年人表示并不知道《老年人权益保障法》。 农业户口的老年人中知道《老年人权益保障法》的比例最低，为36.3%，非农业户口和统一居民户口老年人知道《老年人权益保障法》的比例相当，分别是57.5%和57.2%。 显然，不同户籍类型老年人对《老年人权益保障法》的知晓情况存在统计学上的显著差异($\chi^2 = 234.943$, $P < 0.001$)，参见图5-5、表5-9。

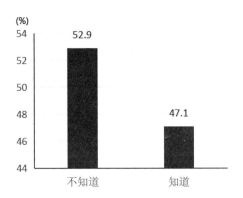

图5-5　福建被访老年人知晓《老年人权益保障法》的情况

表5-9　福建不同户籍老年人知晓《老年人权益保障法》的情况

单位:n(%)

户籍类型	是否知道《老年人权益保障法》		总计
	不知道	知道	
农　业	1635(63.7)	932(36.3)	2567(100.0)
非农业	870(42.5)	1176(57.5)	2046(100.0)
统一居民户口	275(42.8)	368(57.2)	643(100.0)
总　计	2780(52.9)	2476(47.1)	5256(100.0)

注:$\chi^2 = 234.943$, $P = 0.000$。

在参与调查的5280位福建老年人中，有5119位老年人表示"2015年以来未遭受任何权益侵害"。 有161位(3.0%)表示遭受过权益侵害，参见

图 5-6，比较常见的情况是上当受骗（50 人）、被盗（38 人）、被打骂/恐吓（19
人）。从户籍视角分析，统一居民户口的老年人遭受被抢劫的比例明显高于
农业户籍的老年人，户籍差异存在统计学上显著性意义（$P<0.001$），参见表
5-10。约有 1% 老年人表示过去一年内（2014 年）接受过法律援助，参见
图 5-7。

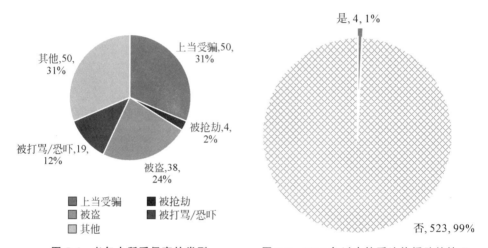

图 5-6　老年人所受侵害的类型　　图 5-7　2014 年以来接受法律援助的情况

表 5-10　老年人户籍与所遭受侵害的类型

单位：%

"今年以来遇到过下列哪些情况"	农业	非农业	统一居民户口	总体占比	P
上当受骗	0.66	0.66	1.54	0.93	—
被抢劫	0.04	0.00	0.46	0.08	***
被盗	0.82	0.49	1.08	0.72	—
被打骂/恐吓	0.39	0.34	0.15	0.34	—
其他	1.05	0.88	0.77	0.77	—
上述都没有	98.09	97.32	96.62	97.61	*

注：$N=5277$，χ^2 检验：*：$P<0.05$；**：$P<0.01$；***：$P<0.001$；—：$P>0.05$

在被访老年人中，4911 位(94.5％)老年人认为自己的合法权益得到了应有的保障，有 287 人(5.5％)认为自己合法权益没有得到应有保障。 其中，农业户籍的老年人认为自己合法权益没有得到应有保障的比例高于非农业老年人口。 各类文化程度的老年人认为自己合法权益得到应有保障的比例均超过 90％，未上过学(包括扫盲班)的老年人认为自己的合法权益得到保障的比例为 91.0％，高中(含中职/职高)文化程度的老年人有 97.1％认为自己的合法权益得到了应有的保障，这在各类文化程度的老年人中所占比例最高。 不同文化程度老年人对自己合法权益是否得到应有保障的评价存在统计学上的显著差异($\chi^2 = 49.609$，$P < 0.001$)，且未上过学(包括扫盲班)的老年人认为自己的合法权益没有得到保障的比例最高。 参见图 5-8、表 5-11。

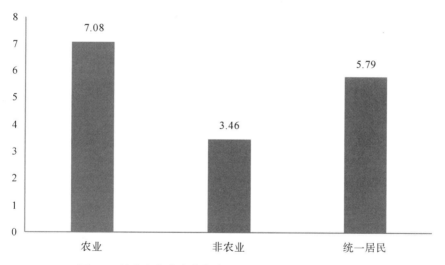

图 5-8　被访老年人户籍与合法权益保障程度的评价情况

表 5-11　不同文化程度老年人对自己合法权益保障程度的评价

单位:n(%)

文化程度	你认为自己的合法权益受到应有保障没有		总计
	否	是	
未上过学(包括扫盲班)	110(9.0)	1107(91.0)	1217(100.0)
小学(包括私塾)	99(5.3)	1769(94.7)	1868(100.0)
初中	40(3.6)	1062(96.4)	1102(100.0)
高中/中专/职高	21(2.9)	714(97.1)	735(100.0)
大学专科	14(7.9)	164(92.1)	178(100.0)
本科及以上	3(3.1)	95(96.9)	98(100.0)
总　　计	287(5.5)	4911(94.5)	5198(100.0)

注:$\chi^2 = 49.609$,$P = 0.000$。

根据《2013 年老年人状况调查报告》,收集到部分台湾老年人对于受虐维权的资料,如表 5-12 所示,台湾 55~64 岁者对于政府提供老人福利措施重要性的看法,认为各项福利措施重要者多在五成以上。 其中对"遭受虐待或遗弃老人之保护"项认为重要者占 63.5%(含很重要,还算重要)。

表 5-12　55~64 岁者对政府各项老人福利措施重要性之看法

依重要排序	项目别	重要			不重要			很难说
		合计	很重要	还算重要	合计	不太重要	很不重要	
1	老人健康检查	84.3	60.7	23.6	10.9	9.5	1.4	4.8
2	居家服务	72.0	51.3	20.7	14.9	12.8	2.1	13.1
3	协助在地赡养措施	71.5	49.1	22.4	13.3	11.3	2.0	15.2
4	提供失能或失智老人日间照顾服务	71.3	51.8	19.5	12.9	10.7	2.2	15.8
5	提供失能老人长期照顾机构服务	69.0	49.1	19.9	11.2	9.3	1.9	19.8
6	提供失能老人家庭托顾	68.8	50.5	18.3	13.4	11.4	2.0	17.8
7	居家护理	68.8	49.2	19.6	13.0	10.9	2.1	18.2

续表

依重要排序	项目别	重要			不重要			很难说
		合计	很重要	还算重要	合计	不太重要	很不重要	
8	提供失能老人交通接送服务	68.0	48.7	19.3	14.6	12.4	2.3	17.4
9	提供老人营养餐饮服务	67.2	47.6	19.6	16.9	14.2	2.7	15.9
10	居家复健	66.8	47.4	19.4	14.1	11.8	2.3	19.1
11	提供失能老人辅具购买、租借与居家无障碍环境改善	65.7	46.6	19.2	14.2	12.0	2.2	20.1
12	喘息服务	65.5	47.9	17.6	13.3	11.0	2.4	21.2
13	独居老人的关怀服务	64.9	46.2	18.7	13.2	11.1	2.1	21.9
14	设置小区照顾关怀据点	64.0	43.6	20.4	14.8	12.7	2.1	21.2
15	遭受虐待或遗弃老人之保护	63.5	46.6	16.9	14.3	11.5	2.8	22.2
16	国民年金	63.4	43.4	19.9	27.2	21.5	5.7	9.5
17	中低收入老人重病住院看护补助	61.9	45.4	16.5	15.3	12.0	3.3	22.8
18	办理老人休闲娱乐活动	58.5	36.3	22.2	22.0	19.1	2.9	19.5
19	身心障碍者生活补助	57.2	39.7	17.4	25.3	20.5	4.8	17.5
20	中低收入老人补助装置假牙	56.9	39.5	17.4	19.7	16.1	3.7	23.4

(二)改变养老观念促进老年人口心理健康

上述可以看到当下福建老年人维权意识还比较薄弱,有五成以上老年人不知道《老年人权益保障法》。另外,陈柏峰在分析农村老年人甘愿自杀的情形中,"最典型的情形是,老年人得了病,考虑到不给子女家庭带来沉重的经济负担,因此选择早早了结自己的生命,从而为子女节省开支"[1]。

---

[1] 陈柏峰.代际关系变动与老年人自杀——对湖北京山农村的实证研究[J].社会学研究,2009,24(4):157-176,245.

还有的情景与民间的迷信思想相关,"老人认为,自己活的年龄太大了对儿子的寿命、前途、身体、发展乃至子孙后代等各个方面都不利。 特别是当儿子、女儿身体确实不好时,老人更觉得是自己的缘故给儿女带来的灾害、晦气,心里会有无限愧疚"。 可见,思想是行动的先导,加强老年人心理健康促进是老年人自杀、受虐防范的最重要途径。

党的十九大报告中提出"构建养老、孝老、敬老政策体系和社会环境"[①]。 习近平总书记还强调,"要加强全生命周期养老准备转变"并且创建"以三个积极看待"为主要内容的积极老龄观,老年是人的生命重要节点,是仍然可以有作为、有进步、有快乐的重要人生阶段。[②] 引导人们为自身老年期做好养老的各项储备,引导个体跨生命周期进行养老资源的配置、终身教育、终身健康促进、终身就业促进、终身养老准备意识。 所以推动在弘扬传统孝文化的基础上,加强培育公民的新时代先进养老观念,以提升老年人心理健康水平很重要。

另外,笔者认为,还可以加强闽台协作,可以协同创建老年心理健康促进中心,因为,老年人自杀、被虐待现象除了加强社会保护外,还需要加强学术研究,从学理上对心理疾患(如抑郁情绪问题,与痴呆密切相关的认知功能障碍)开展早期干预。 台湾心理学界历史悠久,有很多享有国际声誉的学者,对心理学的中国化研究也很有建树。 所以,鼓励台湾学者为闽台老年人创建学术的社会支持体系。 另外,鼓励社会资金投入闽台老年人社会支持体系的创建,通过开展运动、替代医学(complementary or alternative medicine,CAM)[③]等实用老年心理健康干预,丰富两岸老年心理健康促进

---

① 习近平.决胜全面建成小康社会 夺取新时代中国特色社会主义伟大胜利——在中国共产党第十九次全国代表大会上的讲话[M].北京:人民出版社,2017.

② 习近平.老龄工作向全生命周期养老转变[EB/OL].(2016-05-29)[2018-07-03].北京青年报,http://news.ifeng.com/a/20160529/48868033_0.shtml.

③ 韩布新,李娟.老年人心理健康促进的理论与方法[J].老龄科学研究,2013,1(4):8-17.

方式。 研究证明运动已成为最普遍的心理健康促进方式，并且其有效性，特别是其对于认知能力、提高心理幸福感起到很大帮助作用。 还有研究证明听音乐、爬山/旅游、饮食调理或营养保健、按摩/推拿/正骨、芳香疗法、新式瑜伽、渐进性肌肉放松训练、灵修、气功或者灵气疗法、生物反馈、暗示、音乐疗法等替代医学系统干预等实用技术等，这些均属于老年心理健康促进方式。① 总之，要从内因（老年人自身）、外因（社会支持体系）等多方位加强老年人受虐防范措施。

① 韩布新,李娟.老年人心理健康促进的理论与方法[J].老龄科学研究,2013,1(4):8-17.

第六章

闽台养老照护需求与应对策略

健康是一项基本人权,作为健康权利的一部分,已发生身体机能损伤或有此风险的老年人当然有权利获得可以使其维持最佳功能状态的照顾和支持,这也是身为人的尊严的一部分。本章试图通过梳理闽台养老照护需求,探讨闽台的应对策略。

第一节　闽台养老照护需求分析

需求为人的一种本能,是人类社会中的普遍现象。 随着我国人口老龄化,高龄、空巢、失能、失智老年人的养老照护需求可谓是一种最基本的生存需求。

一、福建老年人照护需求

第四次中国城乡老年人生活状况抽样调查成果结果提示,我国老年人(未包括台湾地区)健康状况不容乐观,2015 年年末失能、半失能老年人高达 4063 万人, 占老年人口的 18.3％。[①] 另据预测,到 2020 年我国失能老年

---

① 三部门发布第四次中国城乡老年人生活状况抽样调查成果[EB/OL].(2016-10-09)[2018-07-19].http://jnjd.mca.gov.cn/article/zyjd/xxck/201610/20161000886652.shtml.

人数将增长到 4700 万人，2050 年高达 9700 万人。[①] 照护形势并不乐观，未来将有更多老年人因失能而面临照护、医养等需求。 下文就只针对福建省年实施第四次城乡老年人生活状况抽样调查展开具体照护需求情形、最主要的照护者，以及老年人对社区（村/居）服务的需求分析。

(一)照护需求情形

2015 年针对福建 60 岁以上老年人调查结果如图 6-1 显示，福建 60 岁以上老年人有 91％日常生活不需要照护，有 9％的老年人日常生活需要照护。 表 6-1 显示随着加龄，老年人照护需要不断增加：85 岁及以上的老年人日常需要照护护理的比例最大，为 36.6％；60～64 岁老年人只有 3.3％日常生活需要照护。 不同年龄老年人日常生活照护需求存在统计学上的显著差异($\chi^2 = 3510.300$，$P < 0.001$)，年龄越大老年人对照护服务的需求越大。 表 6-2 中，60 岁以上男性老年人需要照护的占比 8.0％，女性则占比 9.7％。 老年人日常生活照护需求在统计学上呈显著的性别差异($\chi^2 = 4.099$，$P <$

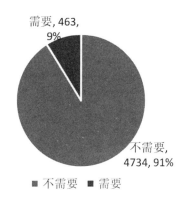

图 6-1　老年人日常生活需要照护情况(单位：人，％)

---

① 中国未来失能老年人口及慢性病患者将大幅增加[EB/OL].(2017-01-24)[2018-07-19].http://www.chyxx.com/industry/201701/490638.html.

0.05）。 在表 6-3 中，城市老年居民的需求比例为 9.3％，农村老年居民的需求为 9.2％，城镇老年人对照护需求为 7.8％，但是，城乡的差异不存在统计学上显著性意义（$\chi^2=0.109.P=0.947$）。

表 6-1　福建老年人日常生活需要照护的情况

单位：n(％)

年　龄	是否需要照护		总结
	不需要	需要	
60～64 岁	1708(96.7)	59(3.3)	1767(100.0)
65～69 岁	1119(96.0)	47(4.0)	1166(100.0)
70～74 岁	710(92.6)	57(7.4)	767(100.0)
75～79 岁	589(88.0)	80(12.0)	669(100.0)
80～84 岁	354(77.0)	106(23.0)	460(100.0)
85 岁及以上	194(63.4)	112(36.6)	306(100.0)
总　计	4674(91.0)	461(9.0)	5135(100.0)

注：$\chi^2=3510.300,P=0.000$。

表 6-2　老年人日常生活需要照护的性别分布情况

单位：n(％)

性　别	是否需要照护		总计
	不需要	需要	
女	2462(90.3)	263(9.7)	2725(100.0)
男	2262(92.0)	198(8.0)	2460(100.0)
总　计	4724(91.1)	461(8.9)	5185(100.0)

注：$\chi^2=4.099,P=0.043$。

表 6-3　福建省老年人的日常生活需要别人照护情况的城乡比较

单位：n(％)

日常生活是否需要别人照护	城市	城镇	农村	总计(％)
不需要	1199(90.7)	1139(92.2)	2396(90.8)	4734(91.1)
需　要	123(9.3)	97(7.8)	243(9.2)	463(8.9)
合　计	1322(100.0)	1236(100.0)	2639(100.0)	5197(100.0)

注：$\chi^2=2.042.P=0.360$。

图 6-2 显示,有 95％ 老年人在需要时能得照护,还有 5％ 的老年人没能得到相应的照顾。在城市老年人在需要时能够有人照护护理的比例为 95.8％,城镇居民的比例最高为 96.7％,农村居民为 94.2％,具体参见表 6-4。图 6-3 显示了在被访老年人中,有 9％ 的老年人表示其"家中另有需要照护的老年人"。其中,60～64 岁的老年人占比最高,13.5％;85 岁及以上老年人中有 5.4％ 的人"家中另有需要照护的老年人",参见表 6-5。

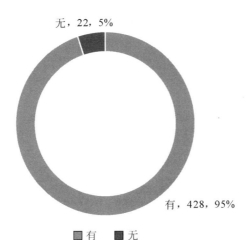

无,22,5%

有,428,95%

■ 有　■ 无

图 6-2　"需要时是否有人照护"情况

表 6-4　福建省老年人"需要时是否有人照护"的城乡比较

单位:n(％)

是否有人照护	城市	城镇	农村	总计(％)
无	5(4.2)	3(3.3)	14(5.8)	22(4.9)
有	114(95.8)	88(96.7)	226(94.2)	428(95.1)
合　计	119(100.0)	91(100.0)	240(100.0)	450(100.0)

注:$\chi^2 = 0.109, P = 0.947$。

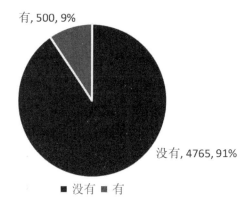

图 6-3　"家中另有需要照护的老年人"情况

表 6-5　不同年龄的老年人"家中另有需要照护的老年人"情形

单位:n(%)

年　　龄	是否有需要护理的老年人		总计
	没有	有	
60~64 岁	1546(86.5)	242(13.5)	1788(100.0)
65~69 岁	1063(89.9)	119(10.1)	1182(100.0)
70~74 岁	740(94.6)	42(5.4)	782(100.0)
75~79 岁	631(93.2)	46(6.8)	677(100.0)
80~84 岁	434(93.7)	29(6.3)	463(100.0)
85 岁及以上	295(94.6)	17(5.4)	312(100.0)
总　计	4709(90.5)	495(9.5)	5204(100.0)

注:$\chi^2=67.089,P=0.000$。

(二)最主要的照护者

表 6-6 为福建老年人最主要照护者的情况。 在福建当下老年人最主要的照料护理者为配偶、子女、亲戚或家政等。 男女老年人最主要的照护者有差异,图 6-4 所示,女性老年人最主要的第一位照料者是子女,男性老年人最主要的第一位照料者则是配偶。 表 6-7 显示,城乡老年人的主要照护者均为配偶、儿子、媳妇、女儿和家政服务人员等,但是,城市和城镇老年

居民的主要照护者为女儿和家政服务人员的比例明显高于农村，而农村儿子、儿媳的比例明显高于前二者。

表6-6　福建老年人的最主要照护者排序

您最主要的照护护理者是谁？	频数	百分比	排序
配偶	158	36.57	1
儿子	108	25.00	2
儿媳	65	15.05	3
女儿	51	11.81	4
家政服务人员（保姆,小时工等）	29	6.71	5
孙子女	7	1.62	6
养老机构人员	6	1.39	7
其他亲属	5	1.16	8
医疗护理机构人员	2	0.46	9
朋友/邻居	1	0.23	10
合　计	432	100.00	—

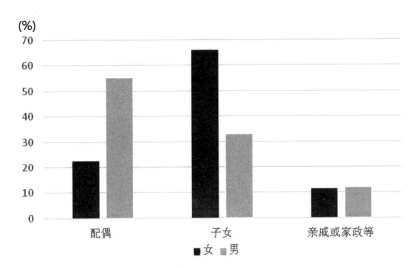

图6-4　福建老年人最主要的照护理者性别分布情况

表 6-7　福建省老年人最主要照护者分布的城乡比较

单位:n(%)

最主要的照护护理者	城市	城镇	农村	总计(%)
配偶	37(33.3)	35(40.2)	82(36.3)	154(36.3)
儿子	21(18.9)	14(16.1)	72(31.9)	107(25.2)
儿媳	9(8.1)	10(11.5)	45(19.9)	64(15.1)
女儿	16(14.4)	16(18.4)	17(7.5)	49(11.6)
孙子女	2(1.8)	2(2.3)	3(1.3)	7(1.7)
其他亲属	4(3.6)	1(1.1)	0(0.0)	5(1.2)
朋友/邻居	1(0.9)	0(0.0)	0(0.0)	1(0.2)
家政服务人员(保姆、小时工等)	16(14.4)	9(10.3)	4(1.8)	29(6.8)
医疗护理机构人员	2(1.8)	0(0.0)	0(0.0)	2(0.5)
养老机构人员	3(2.7)	0(0.0)	3(1.3)	6(1.4)
合　计	111(100.0)	87(100.0)	226(100.0)	424(100.0)

(三)对社区(村/居)服务的需求分析

图 6-5 显示了福建老年人对社区老龄服务的需求情况,排在前五位的社区老龄服务分别是上门看病(34.7%)、上门做家务(12.9%)、健康教育服务(12.2%)、心理咨询/聊天解闷(9.3%)、康复护理(9.0%)。 表 6-8 显示老年人"上门做家务""日间照护""心理咨询/聊天解闷"的需要存在统计学上显著性的年龄差异,其余老龄服务项目的需求不存在统计学上显著性的年龄差异。 表 6-9 提示城乡老年人对社区服务需要存在差异。 农村老年人除了对"上门做家务"外,其他"需要上门看病""需要健康教育服务""需要康复护理""需要心理咨询/聊天解闷""需要日间照护"等诸多项目均高于城镇老年人。 差异存在统计学上显著性差异。

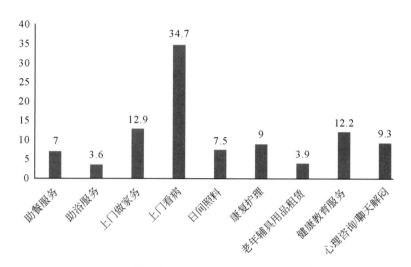

图 6-5　被访老年人所需的社区老龄服务项目

表 6-8　老年人的年龄与社区(村/居)服务的需求

单位:%

项　　目	60~64 岁	65~69 岁	70~74 岁	75~79 岁	80~84 岁	85 岁以上	P
需要助餐服务	6.08	5.23	4.60	5.74	6.02	5.45	—
需要助浴服务	3.12	2.28	2.30	3.24	4.09	2.88	—
需要上门做家务	9.92	8.52	10.36	10.16	12.90	14.42	*
需要上门看病	24.75	25.63	29.03	30.34	33.76	36.54	***
需要日间照护	5.35	5.48	4.73	5.89	8.39	11.22	***
需要康复护理	7.02	6.75	7.42	7.81	6.45	10.90	—
需要老年辅具用品租赁	3.51	2.70	2.69	3.53	3.23	2.56	—
需要健康教育服务	11.04	9.53	9.46	8.69	7.74	8.97	—
需要心理咨询/聊天解闷	8.31	5.82	6.91	7.66	7.74	8.40	*
需要其他服务	0.28	0.17	0.38	0.15	0.65	0.96	—
上述都不需要	61.32	61.05	56.27	57.58	51.61	50.64	***

注:$N=5280$;χ^2 检验:*:$P<0.05$;**:$P<0.01$;***:$P<0.001$;—:$P>0.05$。

表 6-9   福建老年人对社区(村/居)服务的需求的城乡分布情形

单位:%

项 目	村	镇	城市	总体占比	P
需要助餐服务	6.14	5.41	4.00	5.59	—
需要助浴服务	4.12	2.00	0.77	2.88	***
需要上门做家务	6.42	13.85	14.62	10.32	***
需要上门看病	39.42	16.72	16.62	27.78	***
需要日间照护	7.39	4.53	4.92	5.97	***
需要康复护理	10.42	4.83	2.31	7.24	***
需要老年辅具用品租赁	5.09	1.22	1.23	3.11	***
需要健康教育服务	13.02	5.95	9.08	9.79	***
需要心理咨询/聊天解闷	9.45	5.07	7.23	7.47	***
需要其他服务	0.19	0.24	1.08	0.32	***
上述都不需要	50.0	67.82	62.31	58.45	

注:$N=5273$;χ^2 检验:*:$P<0.05$;**:$P<0.01$;***:$P<0.001$;—:$P>0.05$。

二、台湾老年人照护需求[①]

(一)台湾老年人的主要照顾者

台湾老年人状况调查报告(2013)提示,台湾地区 55~64 岁的老年人过去一年曾经住院的比重为 12.2%,有人照顾的比重占 89.2%。 主要照顾者为配偶的重要度达 49.8。 而在 65 岁以上的老年人中,21.6% 的老年人表示过去一年曾经住院,94.2% 在住院期间有人照顾。 65 岁以上照顾者以"儿子"的重要度最高(36.6),其次为"女儿"(重要度为 24.4),再次为"配偶"

---

① 本章节资料主要来源:台湾卫生福利主管部门.台湾老年人状况调查报告(2013)[EB/OL]. [2018-08-10]. http://www.mohw.gov.tw/cht/DOS/DisplayStatisticFile.aspx? d = 47398&s=1.

（重要度为 23.9），可见 65 岁以上的老年人更倾向于向子女寻求支持，这可能和老年人自身随着增龄而力不从心的原因不无相关，参见表 6-10。需要注意的是，仍有 10.8％的 55～64 岁老年人和 5.8％的 65 岁及以上老年人住院无人照顾。

表 6-11 为台湾 65 岁以上日常生活自理有困难的老年人照顾者情形。从性别视角观察，男性老年人日常生活自理有困难时照顾者重要度的前三位排序：(1)配偶；(2)儿子；(3)儿媳妇。女性老年人照顾者重要度的前三位排序：(1)儿子；(2)儿媳妇；(3)女儿。分年龄组考察，各年龄段(65～69 岁、70～74 岁、75～79 岁、80 岁以上)的照顾者均以儿子的重要度最高。

表 6-10　台湾 55 岁以上老年人过去一年曾住院者住院期间之照顾情形

单位：％

照顾者	55～64 岁			65 岁及以上		
	重要度	主要	次要	重要度	主要	次要
总计	100.0			100.0		
有人照顾	89.2			94.2		
配偶	52.3	49.8	5.0	23.9	22.0	3.9
儿子	21.7	12.7	18.0	36.6	26.5	20.2
女儿	20.7	14.4	12.6	24.4	17.2	14.4
媳妇	2.0	0.6	2.8	12.6	7.2	10.8
女婿	0.1	—	0.2	0.2	0.2	—
兄弟	2.4	1.5	1.7	0.5	0.4	0.2
姊妹	2.7	2.2	0.8	1.4	1.1	0.6
父亲(含配偶父亲)	0.1	0.1	—	0.1	0.1	—
母亲(含配偶母亲)	0.4	—	0.8	0.2	0.2	—
孙子	0.3	0.3	—	1.9	0.7	2.4

续表

照顾者	55～64 岁			65 岁及以上		
	重要度	主要	次要	重要度	主要	次要
孙女	0.3	—	0.6	1.1	0.3	1.7
其他亲戚	0.2	0.0	0.3	0.3	0.2	0.2
邻居	0.3	—	0.6	0.3	0.3	—
朋友	2.0	1.4	1.1	0.5	0.5	0.0
外籍看护工	2.7	2.3	0.7	8.6	7.8	1.6
本国看护	3.3	2.9	0.8	8.5	7.3	2.4
机构照顾服务员	0.5	0.3	0.4	1.3	0.9	0.7
志工	0.0	0.0	—	0.8	0.8	0.0
其他	0.6	0.5	0.3	0.8	0.6	0.4
无人照顾	10.8			5.8		

表 6-11　台湾 65 岁以上老年人日常生活活动有困难之照顾者

年龄组	有人照顾(%)	无人照顾(%)	照顾者(重要度)								
			配偶	儿子	女儿	儿媳妇	女婿	兄弟	姊妹	父亲	母亲
总计	86.3	13.7	20.3	37.8	18.7	21.4	0.8	0.4	1.1	0.2	
男	87.7	12.3	37.4	34.9	12.9	15.7	1.1	0.6	1.1	0.5	
女	85.5	14.5	10.4	39.5	22.0	24.7	0.7	0.3	1.0		
65～69 岁	77.9	22.1	31.5	33.7	20.9	13.8	3.1	0.2	0.9		
70～74 岁	79.2	20.8	27.6	39.1	17.7	18.7	0.5	—	1.4		
75～79 岁	84.9	15.1	24.7	37.7	21.8	19.8	0.8	1.3	0.9		
80 岁以上	92.9	7.1	11.7	39.0	16.8	25.2	0.5	0.2	1.0		0.4

(二)台湾长期照护需求预测

依据台湾卫生福利主管部门撰写的《长期照顾十年计划 2.0(2017—2026)》,台湾按照以下 6 类进行估算长期照护需求。(1)65 岁以上失能老年人;(2)未满 50 岁失能身心障碍者;(3)50~64 岁失能身心障碍者;(4)50岁以上失智症者;(5)55~64 岁失能"原住民";(6)衰弱老年人。[①] 1999年,台湾调查结果指出 65 岁以上老人的失能率约介于 2.9％至 5.4％之间;2002 年的台湾长照需要评估调查则发现 50 岁以上人口的长期照顾需要盛行率达7.3％;2010 年的户口普查资料则显示台湾老年人的长期照护需要率为12.7％。 所以,以户口普查资料结果进行推估,指出台湾长期照顾需要人数将由 2007 年的 55.7 万余人,至 2026 年增加至 77 万人以上,其中 65 岁以上老人所占比率更是逐年上升,而 65 岁以下者的需要人数则是大致持平。[②] 图 6-6、图 6-7,台湾上述 6 类按照高推估水平与低推估水平的预测,照护需求严峻形势不容乐观。

---

① 老年衰弱(frailty)的概念定义,指的是一个状态,在这个状态下的老年人比正常老人更易受到外来压力源的影响,而导致后续的不良健康结果的发生,例如死亡、入住机构、跌倒等。它可以被视为一种老年症候,反映出的是源自多重系统的问题,而非单一疾病所造成。摘自:台湾卫生福利主管部门,长期照顾十年计划 2.0(2017—2026 年)[EB/OL].(2016-12)[2018-08-10].https://www.ey.gov.tw/Page/5A8A0CB5B41DA11E/dd4675bb－b78d－4bd8-8be5-e3d6a6558d8d.

② 台湾卫生福利主管部门,长期照顾十年计划 2.0(2017—2026 年)[EB/OL].(2016-12-01)[2018-08-10].https://www.ey.gov.tw/Page/5A8A0CB5B41DA11E/dd4675bb－b78d－4bd8-8be5-e3d6a6558d8d.

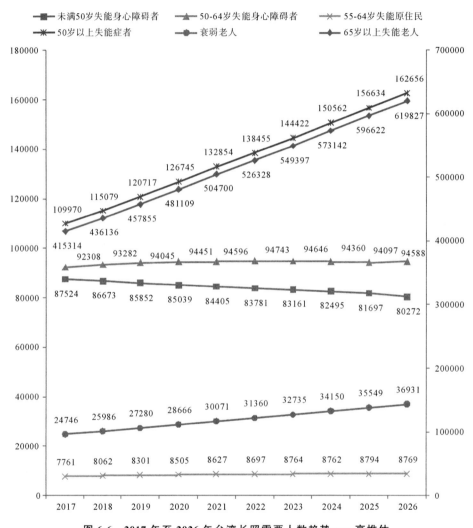

图 6-6　2017 年至 2026 年台湾长照需要人数趋势——高推估

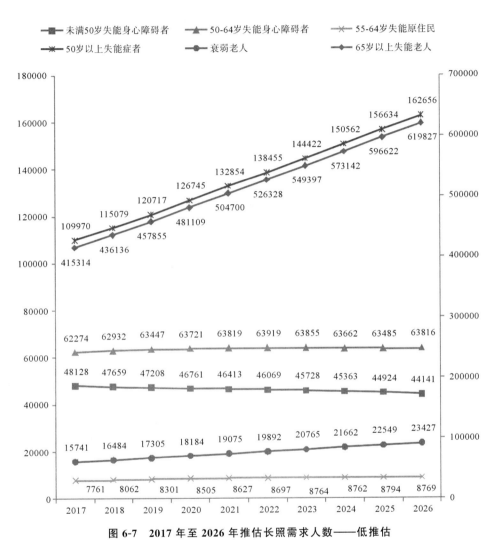

图 6-7　2017 年至 2026 年推估长照需求人数——低推估

第二节　应对长期照护需求的策略

一、现阶段我国应对长期照护的对策与困境

针对失能老年人的照护政策加速出台中，表 6-12 为 2013 年至今我国针对失能老年人的照护对策梳理，发现相关政策法规就国务院级别的就有 6 个以上，如何再考虑上地方政府的具体操作政策与法规，可以看出各级政府对失能老年人长期照护议题的高度重视，先后出台各项配套政策，为提升失能老年人的照护服务质量与形成特色照护服务模式提供了良好的政策环境，政策内容不仅涉及护理补贴、长期照护保险以及失能保险等资金保障，还涉及医养设施、住房改造、机构养老优待、卫生保健、特色照顾等配套保障，努力做到将医疗、养老、护理和居住有机融合。　人社部于 2016 年选取上海市、河北省承德市等 15 个城市开展长期护理保险制度试点，在普惠政策上倾斜失能老年人，让失能老年人照护政策彰显人文关怀。[①]

但是，任何新生事物的成长都是要经历艰难曲折。　陆杰华[②]等认为现阶段失能老人照护政策面临的主要挑战毋庸置疑，主要有：（1）政策定位尚不精准，针对性不强；照护政策内容多侧重护理补贴、权益保护层面，对失能老人照护的定位不明，并且未能作为一项独立于老年人照护政策外的社会政策发挥独特作用。　（2）配套整合性政策滞后，制约照护政策实施。　按国际规定，每 3 位老人需 1 名专业护理员，我国需求量超千万，目前护理"人才荒"与不均衡问题显著。　势必导致护理机构的服务缩水，制约照护

---

① 陆杰华,沙迪.老龄化背景下失能老人照护政策的探索实践与改革方略[J].中国特色社会主义研究,2018(2):52-58.

② 陆杰华,沙迪.老龄化背景下失能老人照护政策的探索实践与改革方略[J].中国特色社会主义研究,2018(2):52-58.

政策的有效实施。(3)护理保障水平不一,补贴标准差异明显。(4)政策责任主体单一,覆盖群体不健全。目前大部分地区政策责任主体仅为政府,未能充分发挥家庭、社区和正规组织的功能。(5)政策帮扶对象不完备,对家庭照料者关怀不足。唐钧等的调研结果也发现城市老年人家庭的照料需求与实际能力相背离,很多老年人仍感觉费用的负担较重。[①]

福建省福州市正积极探索开展长期护理保险工作,建立由政府、用人单位和个人共同分担的老年人长期护理保险制度,解决失能老年人基本生活照料和相关医疗护理等费用问题,力争 2020 年前覆盖到基本医疗保险参保人员。福州市 2017 年 4 月 25 日起草了《福州市长期护理保险试行方案(征求意见稿)》,并征求各县(市)区政府、市财政局、市民政局、市人社局等部门的意见和建议。[②]目前方案正在进一步细化和完善,正探索康复服务与养老体系融合发展模式,推进康复养老产业蓬勃发展,建立居家、社区、机构"三位一体"的老年人护理康复服务体系,积极争取提高护理型床位的床位运营补贴标准。

表 6-12　2013 年至今我国针对失能老年人的照护对策梳理

政策所指	政策名称
无障碍设施改造	《国务院关于加快发展养老服务业的若干意见》(国发〔2013〕35 号)
失能护理补贴	《关于建立健全经济困难的高龄、失能等老年人补贴制度的通知》(财社〔2014〕113 号)
失能收入损失保险	《中华人民共和国老年人权益保障法》(2015)

---

① "中国长期照护保障需求研究"课题组,唐钧,冯凌,王君.长期照护:概念框架、研究发现与政策建议[J].河海大学学报(哲学社会科学版),2018,20(1):8-16,89.

② 福州市将建立长期护理保险制度[EB/OL].福州晚报.(2018-06-26)[2018-07-20].htp://www.crntt.com/crn-webapp/touch/detail.jsp? coluid=151&docid=105114590.

续表

政策所指	政策名称
"长护险"试点	《关于开展长期护理保险制度试点的指导意见》(人社厅发〔2016〕80号)
健康老龄化	《关于引发"十三五"国家老龄事业发展和养老体系建设规划的通知》(国发〔2017〕13号)
医养融合	《关于制定和实施老年人照顾服务项目的意见》(国办发〔2017〕52号)
特色照顾服务	地方政府文件
失能老人补贴与"长护险"衔接	地方政府文件

参考资料:陆杰华,沙迪.老龄化背景下失能老人照护政策的探索实践与改革方略[J].中国特色社会主义研究,2018(2):52-58.

二、台湾应对长期照护策略

(一)台湾长期照顾十年计划简介

1.台湾长期照顾十年计划服务对象

台湾长期照顾十年计划1.0(下简称"长照十年计划"),期程为2007年至2016年,依循在地老化的政策目标,建构一个符合多元化、社区化(普及化)、优质化、可负担及兼顾性别、城乡、族群、文化、职业、经济、健康条件差异的长照制度,提供以居家式、社区式服务为主,机构式服务为辅的生活照顾服务。迄今,"长照十年计划"整合社政及卫政长照服务资源,采用实物给付且依失能程度及家庭经济状况给予辅助,提供居家式、社区式及机构式多元长照服务方案,增加民众选择服务的自主权利;并协同各地方政府成立长期照顾管理中心,提供民众到宅评估、拟定照顾计划,以单一窗口整合式服务推动优质照顾管理服务,再配合照顾服务资讯管理系统之建置,提升长期照顾业务之执行效能,奠定台湾长期照顾服务制度及服务网络的里程碑。

"长照十年计划"服务对象为:

(1)以日常生活需他人协助者为主(经 ADLs、IADLs 评估),包含下列四类失能者:

①65 岁以上老人

②55 岁以上

③50 岁以上身心障碍者

④仅 IADLs 失能且独居之老人

(2)失能程度界定为三级:

①轻度失能(1 至 2 项 ADLs 失能者,以及仅 IADL 失能且独居老人)

②中度失能(3 至 4 项 ADLs 失能者)

③中度失能[5 项(含)以上 ADLs 失能者]

2.服务原则

台湾"长照十年计划"的服务原则:(1)以服务提供(实物给付)为主,以补助服务使用者为原则。(2)依失能者家庭经济状况提供不同辅助:①低收入者:全额补助;②中低收入者:补助 90%,使用者自行负担 10%;③一般户:补助 70%,使用者自行负担 30%;④超过政府补助额度者,则由民众全额自行负担。具体参见表 6-13 台湾长期照顾十年计划之服务内容。

表 6-13　台湾长期照顾十年计划之服务内容

服务项目	补助内容
照顾服务(包含居家服务、日间照顾、家庭托顾服务)	1.依服务对象失能程度补助服务时数: (1)轻度:每月补助上限最高 25 小时;仅 IADLs 失能且独居之老人,比照此标准办理。 (2)中度:每月补助上限最高 50 小时。 (3)重度:每月补助上限最高 90 小时。 2.补助经费:每小时以 200 元计(随物价指数调整)。 3.超过政府补助时数者,则由民众全额自行负担。

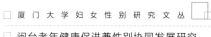
续表

服务项目	补助内容
居家护理	除现行全民保健每月给付 2 次居家护理外,经评定有需求者,每月最高再增加 2 次。补助居家护理师探访费用,每次以新台币 1300 元计。
社区及居家复健	针对无法通过交通接送使用全民健保复健资源者,提供本项服务。每次访视费用以新台币 1000 元计,每人最多每星期 1 次。
辅具购买、租借及住宅无障碍环境改善服务	每 10 年内以补助新台币 10 万元为限,但经评估有特殊需要者,得专案酌增补助额度。
老人餐饮服务	服务对象为低收入、中低收入失能老人(含仅 IADLs 失能且独居老人);每人每日最高补助一餐,每餐以新台币 50 元计。
喘息服务	1.轻度及中度失能者:每年最高补助 14 天。 2.重度失能者:每年最高补助 21 天。 3.补助受照顾者每日照顾费以新台币 1200 元计。 4.可混合搭配使用机构及居家喘息服务。 5.机构喘息服务另补助交通费每趟新台币 1000 元,一年至多 4 趟。
交通接送服务	补助重度失能者使用类似康复巴士之交通接送服务,每月最高补助 4 次(来回 8 趟),每趟以新台币 190 元计。
长期机构服务	1.家庭总收入未达社会救助法规定最低生活费 1.5 倍之重度失能老人:由政府全额补助。 2.家庭总收入未达社会救助法规定最低生活费 1.5 倍之中度失能老人:经评估家庭支持情景如确有进住必要,亦得专案补助。 3.每人每月最高以新台币 18600 元计。

3.服务运行体系

图 6-8 为台湾长期照顾十年计划的服务运行体系。 失能者到当地照护管理中心申请,由照护管理人员到家对其生活功能进行评估,评估通过者将被转到社区资源中心,评估服务内容及自身负担的费用,从而才能接受长期照顾服务,具有居家照护、日间照顾、家庭托管、辅助器具借用及居家无障碍环境改造、老年人营养餐饮服务、交通接送服务、长期照护机构服务、居家护理、社区及居家康复、喘息服务等内容,根据实际评估结果决定。

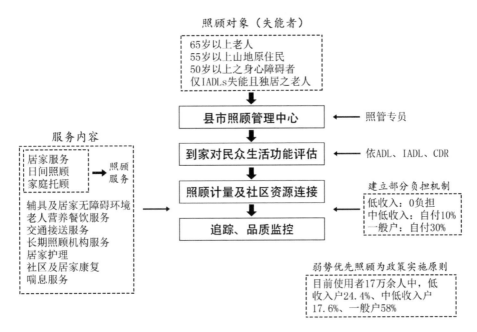

照顾对象（失能者）

65岁以上老人
55岁以上山地原住民
50岁以上之身心障碍者
仅IADLs失能且独居之老人

服务内容

居家服务
日间照顾　→　照顾
家庭托顾　　　服务

辅具及居家无障碍环境
老人营养餐饮服务
交通接送服务
长期照顾机构服务
居家护理
社区及居家康复
喘息服务

县市照顾管理中心　←　照管专员

到家对民众生活功能评估　←　依ADL、IADL、CDR

照顾计量及社区资源连接

追踪、品质监控

建立部分负担机制

低收入：0负担
中低收入：自付10%
一般户：自付30%

弱势优先照顾为政策实施原则

目前使用者17万余人中，低收入户24.4%、中低收入户17.6%、一般户58%

图 6-8　台湾长期照顾十年计划的服务输送体系

4."长照十年计划"2.0 版

由于"长照十年计划"1.0 版存在一些不足，如覆盖面相对狭窄、服务内容有限以及缺乏创新，等等。所以，于 2017 年修正为"长照十年计划"2.0 版。具体参见表 6-14，"长照十年计划"1.0 版与 2.0 版的比较。可见，服务项目增加了小区整合型服务中心、复合型服务中心与巷弄长照站，增加了预防失能或推迟失能与失智之服务、延伸至出院准备服务，以及衔接在宅临终安宁照护；能够更好地提升连续性照顾的能力，满足多元需求；同时，强化了失智症的初级预防与失能的预防，提供肌力强化运动、生活功能重建训练、膳食营养、口腔保健、认知促进等服务，能够推迟失能的恶化。

表 6-14　长期照顾十年计划服务项目与长期照顾十年计划 2.0 版的比较

长照十年计划 1.0	长照十年计划 2.0		
	弹性与扩大		
服务项目： 1.照顾服务（居家服务、日间照顾及家庭托顾） 2.交通接送 3.餐饮服务 4.辅具购买、租借及居家无障碍环境改善 5.居家护理 6.居家复健 7.长期照顾机构服务 8.喘息服务 服务对象： 1.65 岁以上失能老人 2.55 岁以上失能山地高山族 3.50 岁以上失能身心障碍者 4.65 岁以上仅IADL 需协助之独居老人	服务项目	推动方式	实施策略
	增加长照十年计划 1.0 之服务弹性： 1.照顾服务（居家服务、日间照顾及家庭托顾） 2.交通接送 3.餐饮服务 4.辅具购买、租借及居家无障碍环境改善 5.居家护理 6.居家复健 7.长期照顾机构服务 8.喘息服务	扩充服务内涵，增加服务弹性	（一）提高服务量能，响应民众需求。 1.照顾服务：调整支付制度及方式，增加服务内容与频率之弹性。 2.交通接送：参酌各县市幅员差异，规划分级补助机制；并考量原乡与偏远地区交通成本，加成补助。 3.长照机构：提高低收入户、中低收入户之中度及重度失能老人机构安置费。再逐步采阶梯式扩大提供非低收入户、中低收入户的相对经济弱势重度失能、失智老人机构安置费补助。 4.喘息服务：(1)提高每日补助金额。(2)场域扩大至日间照顾中心以及各服务据点。(3)对象：照顾失能者的家庭。 （二）精进照管机制，依民众需求核定补助服务时数。
	创新与整合		
	服务项目	推动方式	实施策略
	成立小区整合型服务中心、复合型服务中心与巷弄长照站	建立小区整体照顾服务体系，提升照顾连续性	建构小区整体照顾服务体系：建立以小区为基础发展连续多目标服务体系，分为 A、B、C 三级，一方面由 A 级提供 B、C 级技术支持与整合服务，另一方面促使 B 级复合型服务中心与 C 级巷弄照顾站普遍设立，提供近便性照顾服务。

续表

长照十年计划 1.0	长照十年计划 2.0		
1.失智症照顾服务 2.小规模多机能服务 3.家庭照顾者支持服务据点 4.小区预防性照顾	创新多元服务,满足多元需求	（一）布建失智症团体家屋,提供服务多元选择:提供失智症者家庭化及专业照顾服务。 （二）因应偏远地区长照需求,建置在地(部落)服务体系:办理偏远长照资源不足区之照管据点、辅导机制与管理平台,提供多元整合服务,并提供小区照顾创新模式,补助交通相关费用,缩短城乡差距。 （三）支持家庭照顾者,减轻民众照顾负担:建置家庭照顾者支持中心、服务据点及关怀专线,并提供技术指导。 （四）强化小区预防性照顾服务:积极扩增小区照顾关怀据点、日间托老及各项健康促进活动。 （五）重视身心障碍者提早老化需求,充实照顾服务量能:提供在地化小区日间服务,并增强住宿式机构老化照顾功能。		
延　伸			
	服务项目	推动方式	实施策略
	1.预防失能或推迟失能与失智之服务 2.延伸至出院准备服务 3.衔接在宅临终安宁照护	服务体系的延伸,积极预防照顾	（一）强化失智症初级预防,普及充实小区照顾资源:积极办理早期介入服务方案,优化失智症小区服务据点。 （二）办理预防失能及推迟失能恶化之服务:提供肌力强化运动、生活功能重建训练、膳食营养、口腔保健、认知促进等服务。 （三）衔接出院准备服务。 （四）衔接在宅临终安宁照护。

（二）台湾远距健康照护服务发展计划简介

台湾卫生福利主管部门为了降低日渐庞大的医疗成本之支出，于 1998 年 1 月正式开办"远距照护试办计划"，创建以居家/社区式和机构式二类远距健康照护服务模式，发展创新的科技化照护服务，期望带动健康照护产业相关领域市场发展。

人口老龄化社会是以慢性疾病治疗与健康照护为主要特征。由于慢性疾病需要长时间对于病况进行定期监测，以达到提早发现，提早治疗的目的，所以，通过远距健康照护服务可以达到上述目的从而降低日渐庞大的医疗成本之支出。

为推广远距健康照护服务，鼓励健康照护相关产业共同投入，卫生福利主管部门于 2013 年规划远距生理资讯传输验测机制，建立资讯传输验测标准作业流程，并于 2014 年委托远距健康照护服务发展计划专案办公室，依"远距生理资讯传输设备验证测试规范文件"，进行一系列远距生理量测设备(以血压，血糖量测设备为主)、信息平台、服务平台之验测，确认可达到确保会员生理量测资讯传输即时性及正确性，以此筛选出优质生理量测设备设计/生产/行销厂商，远距生理量测设备与远距健康照护服务平台。

为将远距健康照护服务范围扩展延伸至各县市，2014 年台湾卫生福利主管部门委托 12 县市卫生局于公众场所设置远距生理量测服务站，提供社区民众(会员)优质、便利的云端健康管理机制，并针对独居老人(会员)特定族群提供居家式生理量测服务，协助熟悉并使用远距健康照护服务，而上述通过验测之设备，平台服务厂商，皆可作为各县市卫生局进行远距健康照护专案合作之参考。

为加速提升会员健康，并将照护对象扩大至糖尿病病患，卫生福利主管部门 2015 年度规划导入穿戴式生理量测设备(智慧手环/智慧手表)于远距健康照护服务中，远距健康照护服务发展计划专案办公室持续完善远距生理资讯传输验测机制，规范中纳入穿戴式设备类别、资料类别、资料定义、传输规范命名标准、传输安全规范、资料传输流程等，补充会员注册认证、资料传输、资料交换、资料检核、设备验测等内容修订规范为"远距生理资讯传输验测规范2.0"。

穿戴式生理量测设备将分两阶段导入，第一阶段导入计步、运动量、卡路里消耗，心跳，睡眠时间等三项，与本阶段纳入规范内，以验测穿戴式生理量测设备导入本计划欲规范之可行性。第二阶段将导入其他穿戴式装置所测量的生理数据，包括但不限于呼吸、摄氧量、心电、心音、肺音、脑波等规划终于下阶段计划纳入规范中。台湾"远距生理资讯传输验测规范2.0"目的除服务民众健康外，朝向辅导台湾厂商方式，让台湾内厂商所设计、生产、整合之穿戴式生理量测设备，可以立足台湾并向国际销售。

三、台湾长期照护策略面临的挑战

以"长照十年计划"为例，自2008年台湾推动"长照十年计划"以来，已获显著成效，服务量占老年失能人口比率从2008年2.3%提升至2016年4月的35.7%，服务173811人。但是，台湾卫生福利主管部门护理及健康照护处处长邓素文于2013年指出[①]，目前台湾长期照护发展仍旧面临一些问题，包括：(1)人口快速老化，长照需求急速成长，应该要服务的对象未全面包括于政府补助长照十年计划；(2)长照资源分布不均，地理环境、人口密度等因素未纳入考量；(3)长照人力资源待培训及发展；(4)长期照护缺乏稳定及充足的财源投入，提供的服务无法充分满足失能者需求，服务内容与民间期待存有落差。根据台湾卫生福利主管部门分布的《长期照顾十年计划2.0(2017—2026年)(核定本)》，台湾长期照护发展还有以下问题：(1)照管人员服务服务对象量为400～505服务对象数/人，工作负荷

---

① 陈桂敏.台湾长期照护发展的困境与出路[EB/OL].[2018-08-01].http://www.kmuh.org.tw/www/kmcj/data/10304/8.htm.

量大；(2)照管专业人员的薪资级等仅 3 级，晋级空间小；(3)照管人员职责以评估需求和联结服务资源为主，无法做到完整性，密集式的服务对象管理模式；(4)因应服务对象扩大(除原"长照十年计划"服务对象外，扩大纳入 50 岁以上轻度失智症者，55～64 岁失能平地"原住民"，49 岁以下身心障碍者，以及 65 岁以上衰弱老人)及创新缓和失能服务(包括肌力强化运动、生活功能重建训练、膳食营养、与口腔保健等)，现行评估量表不符使用。

另外，随着台湾老年人福利不断加码，预算逐年增加，已然成为台湾各县市主管部门不能承受的负担，更有媒体讥讽政治人物"打肿脸充胖子"。2016 年前后，台湾社会及相关学界就长期照护保障制度的筹资模式展开了激烈讨论，讨论焦点是"运用'保险方式'稳定筹资抑或是运用'税收'方式进行。"最后，因为蔡英文直接决定采用税收制，造成许多危机。台湾的经济发展还属于中等收入阶段，平均收入所得 2 万美元左右，仅是许多发达国家和地区的一半而已，经济都没有站稳就用力发展福利，将太多资源用在无法创造未来经济成长的项目上，或将减弱整体经济成长动能，变成"未富先均贫"[①]。这些从另一侧面都说明，经费问题是台湾长期照护制度最严峻的挑战。

---

① 余余,凤艳.台湾老人福利多［EB/OL］.(2016-07-30)［2018-07-12］.http://pension.hexun.com/2016-07-30/185243447.html.

第七章

老年友善视角下福建厦门市与
台湾台南市的实证调查

　　WHO 于 2007 年提出老年友善环境创建的号召。老年友善环境创建与健康促进的逻辑及现实起点具有一致性。它们的终极目标都是让老年人具有良好的生活品质且能独立生活,健康长寿。本章节将基于福建厦门市与台湾台南市实证调研而获得的一手数据进行分析,从而对上述第三章到第六章的内容进行补充。

第一节　老年友善环境创建与健康促进的逻辑及现实起点

一、WHO 的"老年友善环境"指南:*Global Age-friendly Cities :A Guide*

　　20 世纪 50 年代,很多国家公立养老机构发展到了相当规模,政府的财政负担随之越来越重,财政来源及护理人力资源不能满足老年人口不断增长的需求。 针对这一缺陷,"社区居家养老"(Aging in Place,有很多翻译,本文结合我国实际将其译为"社区居家养老"来论述)开始发展,鼓励把老年人留在社区中养老，提供居家护理照料，暂托或日间照料等服务。[①]
近几十年来，发达国家纷纷从主要发展养老机构转向为支持"社区居家养老"，这一转变一方面与城镇化发展相契合，另一方面也被证实了是最受欢迎与推崇的养老模式。[②] WHO 为了鼓励世界城镇化建设中不忽视老龄化规划，于 2005 年发起了"age-friendly city"[③]的全球性协作项目。 该项目对 22 个国家中的 33 个城市（其中 14 个来自发达国家，19 个来自发展中国家）展开实证研究。 根据研究结果，WHO 于 2007 年又发布了 *Global Age-friendly Cities：A Guide*（以下简称《指南》）。《指南》具体包括户外空间与建筑（outdoor spaces and buildings）、交通（transportation）、住房条件（housing）、社区支持与卫生保健服务（community support and health services）、社会参与（social participate）、尊重与社会包容（respect and social inclusion）、市民参与和就业（civic participation and employment）、交流和信息（communication and information）等 8 个领域。[④]

从"社区居家养老"到"健康促进"、"老龄友善城市/社区建设"的逻辑起点是，人类社会在人口老龄化与城镇化发展的现实背景下，以满足老年人日常生活需求为基础，从户外空间环境建设、交通、住房条件、社区支持与卫生保健服务、社会参与、尊重与社会包容等领域推进养老、敬老、爱老及健康促进的活动。 老年友善环境创建与健康促进的逻辑及现实起点具有一致性。"老龄友善城市/社区建设"是全球应对人口老龄化的最新政策趋

---

① 王德文,谢良地.社区老年人口养老照护现状与发展对策[M].厦门:厦门大学出版社,2013:254-272.

② Wiles J. L.,Leibing A.,Guberman N.,et al.The Meaning of "Aging in Place" to Older People[J].Gerontologist,2012,52(3):357-366.

③ Plouffe L.,Kalache A.Towards Global Age-Friendly Cities:Determining Urban Features that Promote Active Aging[J].Journal of Urban Health,2010,87(5):733-739.

④ WHO.Global Age-Friendly Cities:A Guide[EB/OL].[2018-07-28].http://www.who.int/ageing/age_friendly_cities_guide/en/.

势。图 7-1 为老年阶段的三项基本制度的协同作用，即养老保障、医疗保险与长期照护保险(long term care，以下简称 LTC)，犹如一座桥的三个桥墩，相互起协同效应，一致达成目标：让老年阶段的"养老问题"安全"过桥"，到达"老有所养、老有所医、老有所为、老有所学、老有所教以及老有所乐"的彼岸。

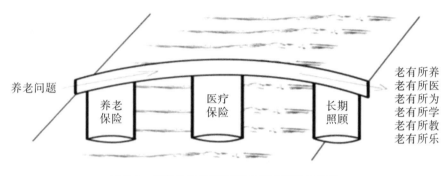

养老问题

养老保险　　医疗保险　　长期照顾

老有所养
老有所医
老有所为
老有所学
老有所教
老有所乐

图 7-1　老年阶段的三项基本制度的协同作用

二、发达国家老龄友善城市建设的具体内容

由于社区是与老年人口日常生活联系最紧密的微环境，因此，发达国家纷纷从社区入手发展为老服务，如英国邻里友好项目(Lifetime Neighbourhoods)、美国 AARP 协会宜居社区项目(Livable Communities)、美国 N4A 协会(National Association of Area Agencies on Aging)的基于社区为老服务(Home & Community-Based Services)、纽约高龄友善城市项目(Aging-Friendly Cities)、加拿大自上而下的城乡老龄友善城市社区建设推动项目等。其中，纽约的高龄友善城市建设项目[①]立足于社区老年人的视角，检

---

　　①　Plouffe L，Kalache A. Towards Global Age-friendly Cities：Determining Urban Features that Promote Active Aging[J].Journal of Urban Health,2010,87(5)：733-739.

视了社区是否满足老年人的基本需求，是否为老年人的独立自理生活提供便利，是否为促进老年人的身心健康提供服务。 纽约通过侧重社区健康服务以及老年人参与就业拉动地区经济发展，收集广泛的调查数据，利用数据驱动(data-driven)，从而构建指标及政策，即所谓以实证为基础的政策制定方法("Evidence-base policy")①。

表 7-1 所列的英国政府的"全国规模为老服务框架"（National service framework for older people），共设有 8 项发展指标，其中指标 2（Standard two: person-centered care)"以人为本的关怀"，其具体内容为"尽可能满足需求，确保老年人得到适当与及时的健康服务与社会服务"；指标 5-7（Standard five: stroke, Standard six: falls, Standard seven: mental health in older people)从家庭、社区、基层医疗卫生服务体系入手以做好为老服务与老年人的健康保健与疾病防范工作，包括尽可能满足老年人需求，确保老年人得到适当与及时的健康和社会服务，脑卒中老年人的快速治疗通道与康复指标，跌倒老年人的有效治疗与康复，促进老年人心理健康，善待和支持患有痴呆症和抑郁症的老年人等等。② 日本于 1990 年开始实施"黄金计划"，大规模地扩充社区老年人保健机构、日间照料中心，推动了社区居家养老的福利服务的发展。 2006 年，日本修正了《老年保健法》的部分内容，使养老院也可以将 65 岁以下老年患者纳入上门访问照料对象内。 加拿大政府利用 WHO 的《指南》，全方位推进老龄友善城市/社区的投资建设③：2007 年加拿大联邦政府与安大略省、魁北克省、不列颠哥伦比亚省、

---

① Black N.Evidence based Policy:Proceed with Care[J].Bmj,2001,323(7307):275-279.

② Department of Health.National Service Framework for Older People[EB/OL].[2018-07-26]. https://www. gov. uk/government/uploads/system/uploads/attachment _ data/file/198033/National_Service_Framework_for_Older_People.pdf.

③ Plouffe L A,Garon S,Brownoff J,et al.Advancing Age-Friendly Communities in Canada[R].Canadian Review of Social Policy,2013.

马尼托巴省签约了老龄友善计划，地方政府得到经费后通过"自上而下"和"自下而上"的努力建设老龄友善城市/社区的成效得到了国际认可①。

虽然不同国家人口老龄化所面临的问题可能不同，但是它们都在通过不同的政策工具，如完善老年保障制度、建设高龄友善城市/社区、加强健康促进等，努力从改变社区现状入手，从而提高社区老年人口的生活质量及健康水平。

表 7-1　部分发达国家近年相关政策与老龄友善城市/社区建设内容

国家	项目名称	建设内容
英国	《全国规模为老服务框架》(National Service Framework for Older People)	消除歧视,确保老年人公平地进入 NHS 系统,确保每个老人都受到关怀; 尽可能满足需求,确保老年人得到适当与及时的健康服务与社会服务; 提供居家照料等中间照料服务,防止不必要的住院; 确保住院老年人的医疗服务; 确保脑卒中老年人的快速治疗通道与治疗康复机制; 确保跌倒老年人的有效治疗与康复机制; 促进老年人心理健康,善待和支持患有痴呆症和抑郁症的老年人; 推进积极老龄化,延长老年人口的健康预期寿命。
	社区为老服务项目:如邻里友好项目(Lifetime Neighbourhoods)	探讨社区自然环境的老龄友善建设; 检查住房环境的老龄友善的设施; 确保社区福利服务对老年人的公平性; 注重社区娱乐设施为老服务的提供; 鼓励老年人参与社区领导者的角色; 采用自下而上、居民授权的社区建设模式; 发动社区志愿者创建代际和谐互助社区尽可能推进个体积极老龄化。

① Plouffe L，Kalache A. Towards Global Age-friendly Cities：Determining Urban Features that Promote Active Aging[J].Journal of Urban Health,2010,87(5):733-739.

续表

国家	项目名称	建设内容
日本	《黄金计划》 《护理保险法》 《老年保健法》的修正	夯实社区内服务,充实、扩大老年人居家照护服务项目; 定期登门访问,进行健康保健照料及家务事照料; 创建日间托管服务中心(上午来接傍晚送回家); 有特别情况的老年人可申请入住老年人福利服务中心; 注重老年人机能康复训练; 经常开展娱乐性的保健活动; 做好老年人各种疾病的预防保健工作; 不断加强福利工作人员的专业队伍建设。
加拿大	老龄友善城市社区建设推动模式 (Age-Friendly Cities)	以自上而下政府主导及经费投入为主的模式; 重视专家的咨询意见,对外积极开展交流与分享社区建设经验; 社区各个领域都导入老龄友善城市/社区建设的理念; 克服地广人稀的地理隔离探索充分满足老年人需求的各种方法; 鼓励老年人参与社区建设,充分赋予老年人表达心声机会; 采用自下而上、居民授权的社区建设模式; 创建各代际间相互依存与包容的社区; 推广开放和协作伙伴关系的社区建设模式。
美国	美国 N4A 协会的基于社区为老服务(Home & Community Based Services);美国 AARP 协会 宜居社区项目 (Livable Communities) 美国纽约高龄友善城市项目 (Age-Friendly Cities)	不同城市或社区的老龄友善举措各有侧重,但总体上注重社区规划、土地规划、户外空间规划; 大约有三分之一美国老年人生活在没有公共交通的区域,所以地方交通工具服务是美国为老服务中很现实的问题; 近年来很多新建的住房设计强制性地要求考虑涉及残障人或老年人的视角,比如防滑地板、适合轮椅的宽入口通道、浴室扶手等; 注重社区娱乐保健活动设施的投入; 提供老年人平等的受教育机会,平等参与社会活动的机会,协助老人参与社会经济的发展和就业; 提供 Medicare 开展对老年人医疗保健服务。

注:王德文,马健囡,王正联.发达国家老龄友善城市建设轨迹及其借鉴意义[J].公共行政评论,2016,9(4):104-123.

第二节　福建厦门市的实证调查

一、研究方法

首先，本次调查通过对厦门市思明区、湖里区、集美区、海沧区、翔安区和同安区6个区的人口及社区建设情况的资料、文献以及统计数据进行分析，制订本次研究的抽样方案。本次研究的母体框为厦门市60周岁以上常住人口以及所有社区的负责人。在参考WHO《指南》内容及以往研究成果，制定调查问卷，于2014年5月对10名调查员进行培训后开展30个老年样本的预调查，在预调查的结果上根据专家意见最后完善调查问卷，参见附录三。本调查自行设计了"厦门市社区（村）建设情况调查表（A卷）"和"老年人眼中的厦门市社区（村）建设现状调查（B卷）"。"厦门市社区（村）建设情况调查表（A卷）"包括，（1）基本情况：含社区（村）名称、职务、工作年限、所在社区老年人口比例、住房建设、道路交通、公共场所等状况；（2）社区提供服务的情况：开展老年活动次数、对社区建设意见的处理、社区对老年人的支持度、社区提供的老年服务等。"厦门市社区（村）建设情况调查表（B卷）"包括，（1）基本情况：含年龄、性别、文化程度、收入、居住状况、患病情况；（2）居住环境的道路交通、公共场所、住房情况；（3）对社区服务需求的处理方式、提供的老年服务内容、存在的困难等。

其次，根据厦门市社区发展建设的资料显示，厦门市6个行政区所辖的所有街道可以分为三类，分别是：全部由社区组成的街道（定义为Ⅰ型街道）；部分村改居社区与村镇共同组成的街道（定义为Ⅱ型街道）；全部由村镇组成的街道（定义为Ⅲ型街道）；综合街道类型、并兼顾街道/镇中老年人口的数量，进行分层随机抽样，一共选取6个行政区的14个街道/镇，详见表7-2。

表7-2　分层随机抽取出厦门市各个行政区被抽取出的街道/镇的情况

区	街道（镇）
思明区	滨海街道
	中华街道
	梧村街道
湖里区	禾山街道
集美区	集美街道
	后溪镇
海沧区	新阳街道
	东孚镇
翔安区	大嶝街道
	内厝镇
	新圩镇
同安区	大同街道
	洪塘镇
	五显镇

最后，于2014年7月至8月实施调查针对以上14个街道所辖全部社区负责人、村委会负责人作为部分调查对象，发放社区负责人调查问卷A卷，共150份。并在以上14个街道或镇中，随机选中60岁以上的老年人发放老年人调查问卷B卷，共550份。A卷共回收有效问卷149份，有效回收率为99.3%；B卷共回收有效问卷510份，有效回收率为92.7%，回收效果良好。将有效问卷，采用SPSS17.0/19.0录入，建立数据库。本次调查的数据分析借助频数分析、交叉表频数分析、方差分析等进行分析讨论。

本调查的厦门市样本社区60岁以上老年人占总人口的比例达到14.44%±4.37%（各个社区调查比例的平均值），与2014年厦门市户籍人口老龄化比例 13.63％十分相近。 本调查 A 卷采访的对象为厦门市社区负责人,他们的职务以社区主任和书记居多,在本社区工作的平均年限为 11.16±8.1年,拥有丰富的社区工作经验,且对本社区的情况非常熟悉。

二、厦门社区老年人口居住情形

(一)基于老年人的自评

居住条件的安全是影响健康的重要因素之一,尤其针对老年人而言障碍物少的空间及较为平坦的地面(当然不能太滑)会比较安全一些。 本次调查结果显示,84.5％的老年人(和配偶)拥有自己单独的卧室,能拥有自己独立的空间和隐私。 厦门市有少数 7 层以下住宅安装了电梯,但仍有部分7～9层中高层住宅并未安装电梯,违背了国家规定 7 层以上建筑必须安装电梯的规定。① 在防滑问题上,近 70％的老年人担心在浴室会滑倒,由此可见,厦门市家庭住宅内存在着安全隐患。

近几年全国各地都在推广 10 分钟医疗服务圈,使居民 10 分钟内就能到达社区卫生服务中心(站)/村卫生所。 2013 年,厦门市针对社区服务专门出台了《关于加快发展社区服务业的实施意见》,提出要进一步健全社区卫生服务网络,实现每个街道至少拥有 1 所社区卫生服务中心,服务人口规模超过十万人增设社区卫生服务中心或者分中心,旨在打造更为便民的社区服务。 此次厦门市的调查数据显示,老年人要到达社区卫生服务中心(站)/村卫生所,步行平均花费 14.82±13.1 分钟,到达大医院则要将近一个小时

---

① 一般 1～3 层为低层住宅;4～6 层为多层住宅;7～9 层为中高层住宅;10 层以上为高层住宅。《工程建设标准强制性条文》中有关房屋建筑设置电梯安装的强制性标准,即七层及以上住宅或住房入口楼面距室外设计地面的高度超过 16 米以上的住宅,必须设置电梯;老年人建筑层数为 4 层以上的、宿舍最高居住层的楼地面距入口地面的高度大于 20 米、4 层及 4层以上的医院门诊楼或病房楼等应设置电梯。参见:住房和城乡建设部强制性条文协调委员会.工程建设标准强制性条文:房屋建筑部分[M].北京:中国建筑工业出版社,2013.

的公交车程。

（二）基于社区管理或工作者的评价

针对项目"您所在社区（村）5～7层的楼房配有电梯情况如何？"的调查结果，厦门5～7层的楼房均未配有电梯的占比73.6％，仅有21.6％的楼房配有电梯。 原因可能是在这些住房建筑的年代，国家尚未出台相关安装电梯的标准。 目前厦门市政府通过相关补贴政策鼓励社区住户集资安置电梯。 但是，实际操作中存在种种困境，如住户无人牵头集资，或意见不统一，等等。

针对项目"社区（村）内是否有老年人居住在破损、危旧的房屋内？"调查结果显示，约有94％的社区较少或没有老年人居住在破损、危旧的房屋内，仅海沧区东孚镇鼎美村有大多数老年人居住在破损、危旧的房屋内；同安区五显镇下峰村、翔安区大嶝街道阳塘社区、翔安区内厝镇前安村、思明区滨海街道曾厝垵社区四个社区有比较多老年人居住在破损、危旧的房屋内；同安区五显镇店仔村、四林村、大乡村、翔安区新圩镇庄垵村约有一半老年人居住在破损、危旧的房屋内。 同安区五显镇和翔安区普遍存在较多老人居住在破损、危旧的房屋内，说明同安区五显镇和翔安区老年人的住房情况较差。

针对"社区（村）是否为孤寡老人或独居老人配备住宅呼叫系统（含电话等联络系统）?"厦门市调查结果显示社区（村）为孤寡老人或独居老人配备住宅呼叫系统（含电话等联络系统）的社区占样本总数的22.9％，而没有或比较少为孤寡老人或独居老人配备住宅呼叫系统（含电话等联络系统）占75.7％。

三、室外活动空间与出行交通情况

（一）基于老年人的评价

厦门市老年人针对"周边的道路存在的问题"中，有28.4％的老年人认为路面无特殊问题，有45％的老年人认为路面不够宽敞，23.9％认为道路不够干净，19.1％认为道路障碍物较多，18.3％认为周边的道路路面不够平坦，4.4％认为路面较滑。

社区(村)车流量大小、车速及感受到的危险程度反映了室外空间环境的安全程度，一般而言车流量越大的地方，越容易发生各种交通安全事故，尤其是车速越快，危险程度越高。随着市民收入的提高、购买力增强，许多家庭都购置了小汽车，出行往往以车代步，则车流量不断增大。如若驾驶司机不按章行驶或不礼让行人，则会给行人尤其是老年人带来很大的困扰。针对生活周边汽车情况的评价中，41.4％的老年人认为车流量多、速度快。

根据《指南》，在室外空间，尤其是公园、车站、公共场所，隔一定距离就应放置供人们休息的座椅，并经常检查以确保其安全性；另外，提供数量足够的公共卫生间，有明显的指示牌并方便找寻，并维护其干净……本次调查针对周边公共场所的休息座椅数量，有67.2％的老年人认为比较少或非常少。针对外出时找公共卫生间情况，感到比较困难或很困难的老年人比例有53.3％，有33.1％的老年人认为一般，认为比较容易或很容易的占13.6％；另外，39％的老年人觉得所使用的公共厕所环境比较干净或非常干净，14.5％的老年人认为不太干净或很不干净，46.5％的老年人认为干净整洁度一般。

(二)基于社区管理者的评价

针对"您所在社区(村)内车流量大小、车速及感受到的危险程度如何？"调查结果显示，社区(村)内车流量比较大或非常大的比例占样本总数的53.4％，车流量一般的占39.9％，车流量比较小或非常小的占6.8％。认为社区(村)内车速比较快或非常快的占26.5％，认为一般的占64.6％，认为比较慢和非常慢的占8.8％。认为在社区(村)内感到比较危险或非常危险的占34.5％，认为一般危险的占46.9％，认为比较安全或非常安全的占

18.6％。 总体看来，厦门市仅有小部分社区（村）的车流量较小、车速较慢、安全性高，而超过一半的社区车流量较大，甚至还有 26.5％ 的社区车速较快或非常快，存在很大的安全隐患。 最近，厦门市在大力推广"斑马线礼让行人"活动，以笔者的观察，有部分司机开始有意识地行动起来礼让行人。

针对"您所在的社区（村）路面情况如何？"调查结果可知，厦门市社区村的平坦路面情况以平坦道路居多，共有 127 个社区大部分平坦或很平坦，15 个社区一半路平坦，仅 3 个社区有大部分不平坦现象。 另外，25.35％ 的社区工作者反映社区内有些道路比较狭窄。 究其原因可能是厦门岛内陆地面积有限，许多老城区原有的道路布局不是很合理。

针对"您所在社区（村）公共活动场所的公共厕所的数量如何？"，有 43％ 的社区工作者反比较少和非常少。 针对"您所在社区（村）公共休息区的座椅数量如何？"有 72.5％ 的社区工作者反比较少和非常少。 厦门市社区（村）公共休息区的座椅数量比较稀缺，比较少和非常少占了调查总数的 72.5％，比较多的仅占 5％。

（三）出行交通情况

根据《指南》，交通工具是为了方便出行，老年友善就是要让所有的老年人都能支付得起公共交通费用；公共交通路线的安排应该考虑老年人常去的地方，比如医院、保健中心、公园、购物中心、银行和咨询中心；公交车的台阶不能太高，椅子要宽敞不能太低。 本次调查数据显示，60.8％ 的老年人认为现有公交车的上下台阶是合适的，有 31.5％ 的老年人认为台阶偏高，有 5.6％ 老年人认为乘坐公交车时比较不安全或非常不安全。 厦门市老年人还反映乘坐公交车时，有些司机态度、素质或技术不好，车速太快、颠簸不平稳、刹车太急，有个别拒载老年人的现象。

四、社区支持与社区参与现状

根据《指南》，一个适合老年人居住生活的城市社区，除了为老年人提供必要的社会支持和养老服务之外，良好的文化环境也是必不可少的。这里的文化环境就包括老年人的社会参与活动与受到尊重和社会包容的环境。《指南》中提到："社会参与和社会支持与良好健康状态紧密相连……是老年人能验证他们的能力，享受尊敬和尊重，并保持或建立互相帮助和关心的关系。""老年人在社会中所发挥的作用是他们受到尊重和认同的重要因素。"[①]"对于老年人来说，一生之中都要经历行为与态度意识的矛盾冲突。许多老年人感觉到一方面，他们被社会所关心、认可，另一方面，社会和家庭似乎有缺乏一些对老年人深层次的关注和服务。"[②]在这方面，厦门市老年人的现状如何呢？参见下文分析。

(一)基于老年人的评价

随着社区居家养老成为我国的主要养老模式，老年人对于目前厦门市社区提供的养老服务现状是如何评价的呢？结合表 7-3 老年人对社区供给服务内容的利用情况，社区供给服务内容前五位为"组织健身和娱乐活动""聊天等精神慰藉""处理家庭邻里纠纷及提供维权服务""上门看病、送药""应急救助"。有 68.6％的老年人参与过"组织健身和娱乐活动"，不同的行政区在这个项目上存在统计学的显著性差异，即有的区组织活动较为频繁，有的区相对比较少。其余服务项目的频率均在 25％以下。年龄、居住方式、不同行政区、收入在不同项目上存在统计学上显著性差异。

---

① 世界卫生组织.全球老年友好城市建设指南[M].日内瓦:世界卫生组织出版社,2007:30.

② 世界卫生组织.全球老年友好城市建设指南[M].日内瓦:世界卫生组织出版社,2007:35.

表 7-3　厦门市老年人曾利用过的社区服务情况

项　目	频数	频率(%)	年龄#	居住方式#	行政区#	收入水平#
免费送爱心便当	18	4.8	＊＊			
爱心用餐	19	5.1		＊＊＊		
提供起居照料	29	7.7		＊＊＊		
日常购物	22	5.9	＊＊＊	＊＊＊		
上门看病、送药	51	13.6	＊＊＊		＊＊	
聊天等精神慰藉	99	26.3		＊＊		
组织健身和娱乐活动	258	68.6			＊＊＊	
处理家庭邻里纠纷及提供维权服务	83	22.1			＊＊＊	
智能"居家宝"	8	2.1				＊＊
结伴养老	24	6.4		＊＊＊	＊＊	
应急救助	30	8.0				
总人数	376					

　　#:表示年龄、居住方式、行政区、收入水平分别与各个项目的交叉分析结果:"＊＊"即 p＜0.05;"＊＊＊"即 p＜0.01。

　　表 7-4 显示的是厦门市各社区老年人参与社区治理问题情况。 可见,有超过半数的老年人(55.4%)表示曾向社区反映过问题或意见。 有 45.8%的老年人表示反应后的问题得到了"完全改善"或"较大改善",有 15.2%的老年人表示觉得问题得到"较小改善"或"无改善"。 表 7-5 显示的是老年人遇到问题后没有向社区反映的原因。 其中,有 36.9%的老年人表示不反应问题是因为"没有反映的对象"(即不清楚向谁反映),有 36.9%的人表示"感觉反映不起作用",还有 30.6%的表示"没有时间和精力"去反映问题。 岛内老年人不反映问题的首要原因是"感觉反映不起作用";而岛外老年人首要原因是"没有反映的对象"。

表 7-4 厦门市老年人参与社区治理问题情况

项目	分类	合计		岛内#		岛外#	
		频数	频率(%)	频数	频率(%)	频数	频率(%)
老年人是否反映过问题	反映过	226	55.4	64	49.2	162	58.3
	未反映过	182	44.6	66	50.8	116	41.7
	总计	408	100.0	130	100.0	278	100.0
反映后问题是否有改善	完全改善	21	8.0	4	6.3	17	8.6
	较大改善	99	37.8	24	37.5	75	37.9
	一般	102	38.9	22	34.4	80	40.4
	较小改善	26	9.9	7	10.9	19	9.6
	无改善	14	5.3	7	10.9	7	3.5
	总计	262	100.0	64	100.0	198	100.0

＃:厦门市从地理空间结构上分为岛内、岛外,岛内包括行政区有思明区与湖里区,岛外包括的行政区有集美区、海沧区、同安区、翔安区。

表 7-5 厦门市老年人没有向社区反映问题的原因

单位:n,%

项 目	频数	频率	地区分组			
			岛内		岛外	
没有反映的对象	94	36.9	15	23.4	79	41.4
感觉反映不起作用	94	36.9	28	43.8	66	34.6
没有时间和精力	78	30.6	24	37.5	54	28.3
总人数	255	—	64	—	191	—

(二)基于社区管理者的评价

表 7-6 为 2014 年厦门市社区提供的居家养老服务的种类。 从总体上来看,厦门市所有的被访社区主要以组织老年人健身和娱乐活动为主,其次为经常进行家庭邻里纠纷处理和维权服务,再次是提供精神慰藉服务;起居照

料、上门看病送药、应急救助等服务较少。 考虑到老年人的生理需求和行
政区因素,不同行政区间的起居照料、上门看病送药服务的供需不平衡的现
状,发现差异很明显。 就"今年春节以来半年内专门组织老年活动次数"
而言,厦门市各社区平均为 4.32 次,全部行政区的服务数量和频率也存在
差异,思明区的平均数量相对较多,而海沧区活动次数相对较低,具体如表
7-7 所示。 这可能与各行政区的人口老龄化程度及执政环境和理念有关。
综上可以看出,目前厦门市社区在对老年人进行社会支持和服务供给方便,
仍以传统的服务类型为主。

表 7-6　2014 年厦门市各个行政区内社区提供居家养老服务的情况

单位:n,%

	合计(个)	思明	湖里	集美	海沧	翔安	同安
免费送爱心便当	11	14.3	0.0	0.0	6.3	5.0	11.6
爱心用餐	20	42.9	0.0	5.9	6.3	7.5	14.0
起居照料	63	71.4	0.0	76.5	93.8	25.0	23.3
日常购物服务	29	23.8	0.0	47.1	25.0	10.0	18.6
上门看病送药	57	52.4	33.3	58.8	25.0	37.5	34.9
精神慰藉	82	57.1	66.7	82.4	37.5	57.5	53.5
组织健身和娱乐活动	105	76.2	100.0	88.2	81.3	57.5	74.4
处理家庭邻里纠纷和提供维权服务	91	61.9	66.7	94.1	62.5	50.0	65.1
智能居家宝	17	71.4	0.0	0.0	0.0	5.0	0.0
结伴养老	14	4.8	0.0	35.3	0.0	12.5	4.7
应急救助服务	52	33.3	50.0	58.8	81.3	22.5	23.3
其他服务	1	0.0	0.0	0.0	0.0	0.0	2.3
调查社区总数	143	21	6	17	16	40	43

表7-7　2014年春节以来半年内提供服务总量及参与人数情况

单位:次,人次

服务情况		厦门市	思明区	湖里	集美	海沧	翔安	同安
春节过后至今组织老年活动次数	总数	19	6	16	17	42	43	143
	平均值	4	4	3	3	1	3	3
	中位数	3	5	3	2	1	2	2
	标准差	4	2	2	1	1	4	3
春节到现在享受服务人次	总数	133	18	6	17	17	35	40
	平均值	141	301	133	255	42	50	144
	中位数	40	185	93.5	30	35	15	47.5
	标准差	253	409	99	363	41	105	2201
享受上门服务人次	总数	127	18	6	17	16	32	38
	平均值	52	131	33	104	33	13	35
	中位数	10	40	16.5	25	20	4	4.5
	标准差	137	190	37	209	52	36	140

表7-8为厦门市各行政区内社区自评其社会支持与服务供给是否满足老年人需求的情况。 从整体上来看,厦门市被访社区中有30.5%认为目前服务完全满足或基本满足老年人的需求,有13.5%的社区可以满足老年人一半左右的需求,有51.8%的社区认为不能满足老年人的需求。 不同地区之间对于自身工作的评价也有很大的差异。 总体上多数地区服务供给数量和质量仍不能满足老年人的需求。

表7-8　厦门市各行政区的社区工作者自评满足老年人需求的情况

单位:n(%)

区域	完全满足	基本满足	满足一半左右	不能满足	远不能满足	无法回答	总计
全市	2(1.4)	41(29.1)	19(13.5)	53(37.6)	20(14.2)	6(4.3)	141(100)
思明	0(0.0)	6(31.6)	5(26.3)	5(26.3)	2(10.5)	1(5.3)	19(100)
湖里	0(0.0)	2(33.3)	2(33.3)	2(33.3)	0(0.0)	0(0.0)	6(100)

续表

区域	完全满足	基本满足	满足一半左右	不能满足	远不能满足	无法回答	总计
集美	0(0.0)	5(31.3)	0(0.0)	9(56.3)	1(6.3)	1(6.3)	16(100)
海沧	1(6.7)	10(66.7)	0(0.0)	3(20.0)	1(6.7)	0(0.0)	15(100)
翔安	1(2.4)	9(21.4)	3(7.1)	13(31.0)	15(35.7)	1(2.4)	42(100)
同安	0(0.0)	9(20.9)	9(20.9)	21(48.8)	1(2.3)	3(7.0)	43(100)

表 7-9 显示的是厦门市各行政区内社区接到老年人反映问题的频率以及处理方式。 整体上看，厦门市 147 个被访社区中，有 16.3％ 的社区表示从未接过老年人反映问题；分区域来看，思明区和海沧区所有被访社区均表示接到过老年人反映问题，而湖里区和翔安区，有约 1/3 的社区从未经历过老年人反映问题情况。 这反映出湖里区和翔安区老年人较少参与到社区治理的活动。 在接到老年人的反映问题之后，厦门市各行政区多倾向于采取自行处理或向上级汇报两种方式。

表 7-9　厦门市各行政区内社区接到老年人反映问题及其处理方式

项　　目	单位	厦门市	思明	湖里	集美	海沧	翔安	同安
合　计	n	145	21	4	17	17	40	46
老年人反映问题情况 从未接到反映	n	24	0	2	2	0	15	5
	％	16.3	0.0	33.3	11.8	0.0	36.6	11.1
极个别人反映	n	55	7	2	9	7	12	18
	％	37.4	33.3	33.3	52.9	41.2	29.3	40.0
较少人反映	n	60	11	2	5	10	12	20
	％	40.8	52.4	33.3	29.4	58.8	29.3	44.4
很多人反映	n	8	3	0	1	0	2	2
	％	5.4	14.3	0.0	5.9	0.0	4.9	4.4
合　计	n	147	21	6	17	17	41	45

续表

项 目	单位	厦门市	思明	湖里	集美	海沧	翔安	同安
社区处理方式 尚无处理	n	8	0	1	1	0	4	2
	%	5.5	0.0	25.0	5.9	0.0	10.0	4.3
向上级汇报	n	76	10	2	16	9	14	25
	%	52.4	47.6	50.0	94.1	52.9	35.0	54.3
自行处理	n	91	11	1	6	11	26	36
	%	62.8	52.4	25.0	35.3	64.7	65.0	78.3
其他方法处理	n	7	4	0	0	2	0	1
	%	4.8	19.0	0.0	0.0	11.8	0.0	2.2

表 7-10 显示的是基于社区工作者评价的厦门市老年人支持社区工作情况。 此次评价采取的是 10 分制,其中 1 分表示支持程度最低,10 分表示支持程度最高。 在参加回答的 149 个社区中,评分的均值为 8.09 分,属于"支持",而集美区的均值达到了 9.18 分,成为所有区中最高者;而湖里区均值为 7 分,为 6 个区中的最低者。 按照"0～5""5～8""8～10"的方式分为"不支持""比较支持""支持"三组。 从表 7-10 中可以看出,各个行政区对于该问题的回答不存在较大的差异,厦门市老年人对于社区工作的支持程度总体较高。

表 7-10　厦门市各行政区内老年人对社区工作支持程度

态度	单位	厦门市	思明	湖里	集美	海沧	翔安	同安
不支持	n	5	1	0	1	1	1	1
	%	3.4	4.8	0.0	5.9	5.9	2.4	2.2
比较支持	n	41	4	4	1	1	13	18
	%	27.5	19.0	66.7	5.9	5.9	31.0	39.1

续表

态度	单位	厦门市	思明	湖里	集美	海沧	翔安	同安
支持	n	103	16	2	15	15	28	27
	%	69.1	76.2	33.3	88.2	88.2	66.7	58.7
总体	n	149	21	6	17	17	42	46

注:基于社区工作者的评价。

四、虐待老年人的情况调查

虐待老年人的行为十分普遍,不容易被察觉。[①] 此次调查从老年人与社区两个角度探讨了社区的尊老与社会包容氛围。 从老年人视角入手,就老年人是否听说过虐待情况,以及具体的虐待行为进行调查。 从社区角度入手,就社区工作人员听闻老年人被虐待情况进行调查,同时请社区对其辖区内尊老氛围进行评分。 另外,此次调查还就社区为老服务人员、专项基金情况进行统计。

(一)听闻虐待老年人的情况:基于老年人的调查

表 7-11 显示的是厦门市老年人是否听闻虐待老年人的情况。 在参与回答的 462 位老年人中,有 223 人即 48.3％的老年人表示听说过周边有老年人被虐待。 表 7-12 显示了具体受虐待行为,其中包括打骂老年人的行为,言语冲撞和侮辱行为,不提供赡养费用的行为,以及长期忽视漠视老年人的行为。 考虑地区因素,岛内与岛外存在统计学上显著性差异。 上述调查说明厦门市在某种程度上不尊老的行为还是客观存在。

---

① 邱钰鸶,钟其祥,高森永,等.台湾老年人受虐住院伤害分析[J].台湾老年医学暨老年学杂志,2011,6(2).

表 7-11　厦门市老年人虐待老年人的情况

单位：n

统计类别	听说过	没有听说过	总计
频数(n)	223	239	462
百分比(%)	48.3	51.7	100.0

表 7-12　厦门市老年人受虐待行为情况

单位：n

项　目	合计	地区分组		P
		岛内	岛外	
打骂老年人	82	37	45	***
言语冲撞和侮辱	137	44	93	
不提供赡养费用	133	40	93	
长期忽视、漠视老年人	119	42	77	
总人数	233	72	161	

注：χ^2 检验：*** ：$P < 0.001$。

(二)听闻虐待老年人的情况：基于社区管理者的调查

在 149 个被调查的社区中，有接近 55.0% 的社区工作者表示从未听说过老年人被粗暴对待的现象，有 44.3% 的社区工作者表示有极个别现象或部分现象存在。 表 7-13 显示的是厦门市社区自评尊老程度情况。 此次评分依旧采取 10 分制，1 分表示尊重程度最低，10 分表示尊重程度最高。 由表 7-13 可以看出，参与该问题回答的共有 148 个社区的平均分为 8.4 分，中位数为 9，即尊老程度较高。 整体来看，厦门市社区的尊老与社会包容程度较高，氛围较好，但很多社区也有存在着老年人受虐待的现象，值得有关工作者关注。 而说明有至少半数以上的社区给出了 9 分或 10 分的评分。 分区域来看，湖里区和集美区的平均分均超过了 9 分，为整个厦门市最高的两个区，翔安区均分分值最低，为 7.71 分。

表 7-13　厦门市社区自评尊老程度情况

自评尊老情况	厦门市	思明	湖里	集美	海沧	翔安	同安
总数	148	20	6	17	17	42	46
平均值	8.4	9.0	9.2	9.2	8.5	7.7	8.4
中位数	9	9	10	10	8	8	8
标准差	1.3	1.2	2.0	1.1	0.7	1.4	1.2

五、社区为老服务资源统计

(一)社区为老服务人员情况

从 1988 年起厦门市很多社区开始成立老年协会,最早建立村老年协会的地区为同安区。 从 2003 年起社区陆续开始创建居家养老服务中心,时至今日,厦门市已基本实现了社区居家养老中心的全覆盖。 目前厦门市平均每个社区拥有 1.01 个专职为老服务的工作人员,其中,海沧与集美两区专职人员平均数达到了平均每个社区 2.13 个和 1.88 个。 各社区的差异也较大。 这意味着各区面临实际问题不同。 近年来,厦门市全面推行社区网格化治理,社区供给服务的任务主要有基层网格员来承担,因此本次调查对目前厦门市各个社区的网格员情况进行了研究。 表 7-14 可以看出,平均每个被访社区拥有 9.42 名网格员,其平均年龄从 29.3 ± 2.3 岁,到 42.3 ± 5.5 岁,平均年龄为 37.98 岁。 综上可以看出,厦门市各区差异明显,但是整体上为老服务人员数量偏少,难以应对日益增长的社区老年人的需求。

表 7-14　厦门市各区网格员数量及年龄情况

网格员	数量	位/社区	平均年龄(岁)	为老专职人员数量
全市	62	9.4±8.2	38.0±6.4	1.0±0.2
思明	23	21±5.8	35.8±2.7	0.4±0.9
湖里	12	6.5±4.8	35.8±7.9	0.5±0.8
集美	29	9.4±6.8	34.39±3.2	1.9±3.1
海沧	58	12.3±14.6	29.3±2.3	2.1±6.1
翔安	19	5.4±3.7	40.0±5.5	0.9±2.8
同安	16	7.2±3.8	42.3±5.5	0.7±1.7
p		***	***	—

注:方差分析,*** $P<0.001$;— $P>0.05$。

(二)为老服务资金供给现状

在探讨过厦门市各社区机构建立及人员配备情况后,这部分将针对老年人服务专用资金情况进行分析。近几年厦门市各个社区在进行老年人居家养老服务供给时,多数服务仍选择免费的方式,仅有安心餐桌等部分服务会适当收取一定费用。因此服务供给所需的资金将直接影响居家养老服务供给的数量和质量。表 7-15 显示的是厦门市各社区用于居家养老服务的专用资金情况。从全市范围内来看,在厦门市被访社区中,平均每年的居家养老服务工作经费水平为 13863.6 元/年,中位数为 4500 元,资金最为充足的社区每年的居家养老服务工作经费为 13 万元,这意味着被访社区中有半数的社区其居家养老服务专项工作经费不超过 4500 元,水平较低,仍有部分社区并未拥有专项用于居家养老服务的资金。在六个行政区中,湖里区水平最高,平均水平达到了 9 万元/年,翔安区与同安区水平较低,均不足 1 万元/年。从标准差的分析可以看出,海沧区标准差最大,高于全市整体水平,这意味整个区各个社区或村之间的水平差距较大。综合来看,目前厦门市在居家养老服务专项资金方面,资金数量处于较低水平,存在明显的地区差异，且各区内部差异偏大。

表 7-15　厦门市社区居家养老服务资金情况

单位:元

类型	单位	厦门市	思明区	湖里	集美	海沧	翔安	同安	P 值
每年工作经费	平均值	13863.6	21000.0	90000.0	17400.0	16500.0	5531.3	8452.4	＊＊＊
	中位数	4500	22000	100000	10000	4500	5000	0	
	标准差	26499.3	16452.0	22360.7	15783.4	36622.1	6006.6	22878.5	
工作人员工资	平均值	279.52	1350.0	420	846.15	295.45	93.75	115	
	中位数	0	1300	200	400	200	0	0	
	标准差	650.95	1279.3	609.918	930.605	379.773	530.33	394.546	

专款资金绝对数额的比较尚不能完全说明问题，因为每个社区老年人口的总数及服务内容有差异。因此本次调查也就"社区居家养老服务资金充足情况"进行了调查，结果见表 7-16 所体现的社区负责人自评的居家养老服务专项资金情况。总体上看，被访社区中有 32.1％的社区认为资金非常紧张，46.3％的社区认为资金比较紧张，而认为"一般"和"比较宽松"的社区不足 22％，也就是说有近八成的社区认为当前居家养老服务专项资金不能满足工作需要。通过卡方检验可以看出，厦门市各个行政区对于此问题的看法也表现出统计学意义上的显著差距，其中思明和湖里两区认为资金紧张的比例为 46.2％和 33.3％，其他四个位于岛外的行政区，认为资金紧张的比例全部超过一半。可以看出，岛内地区在养老服务供给的资金投入水平上要高于岛外行政区，但是，总体上都认为资金供给情况并不能满足工作需要。

表 7-16　厦门市各社区居家养老服务专项资金情况

资金情况	单位	厦门市	思明	湖里	集美	海沧	翔安	同安	P 值
非常紧张	n	43	5	0	5	9	8	16	***
	％	32.1	38.5	0.0	31.3	56.3	19.0	39.0	
比较紧张	n	62	1	2	8	3	26	22	
	％	46.3	7.7	33.3	50.0	18.8	61.9	53.7	
一般	n	24	5	3	3	3	7	3	
	％	17.9	38.5	50.0	18.8	18.8	16.7	7.3	
比较宽松	n	5	2	1	0	1	1	0	
	％	3.7	15.4	16.7	0.0	6.3	2.4	0.0	
总计	n	134	13	6	16	16	42	41	

*** :P＜0.001。

（三）社区主要服务对象

表 7-17 显示的是厦门市各社区养老服务的主要对象。 36.4％的被访社区在无差别地针对全体老年人提供养老服务的基础上，着重为孤寡及五保户老人、独居老人、空巢老人、残疾老人提供服务。 结合地区因素进行方差分析可以发现，厦门市各区在养老服务对象的侧重点略有不相同。如思明区有超过八成的社区都对残疾老人、孤寡老人和五保户老人提供服务，而湖里区的工作重心则在空巢夫妇和残疾老人上；集美区着重关注孤寡、空巢和残疾老年人，比率分别为 100％、93.8％和 87.5％；而海沧区同思明区的关注重点相同，但在孤寡老人和残疾老人中更关注前者；翔安区和同安区则对以上所有的老年群体均有关注，但是关注度显然不及前几个区高。

表 7-17　厦门市各社区养老服务主要对象分布

对象	单位	厦门	思明	湖里	集美	海沧	翔安	同安	P 值
孤寡及五保户老人	n	89	16	3	16	15	20	19	***
	％	62.2	80.0	50.0	100.0	88.2	48.8	44.2	
独居老人（子女在异地）	n	68	14	3	9	6	15	21	
	％	47.6	70.0	50.0	56.3	35.3	36.6	48.8	
空巢老年夫妇	n	75	13	4	15	8	20	15	***
	％	52.4	65.0	66.7	93.8	47.1	48.8	34.9	
身体上有残疾不能自理的老年人	n	74	17	4	14	12	12	15	***
	％	51.7	85.0	66.7	87.5	70.6	29.3	34.9	
无差别的全体老年人	n	52	4	4	3	2	19	20	***
	％	36.4	20.0	66.7	18.8	11.8	46.3	46.5	
其他群体	n	6	0	1	1	0	2	2	
	％	4.2	0.0	16.7	6.3	0.0	4.9	4.7	
参与调查总人数	n	143	20	6	16	17	41	43	

***：$P < 0.001$。

第三节　台湾台南市的实证调查

台湾早在 1993 年就进入了联合国定义的老龄化社会，这促使了台湾地区养老服务业的发展至少要比祖国大陆提早了 20 年。当下，台湾以机构式、社区式两种长期照护并存。其中，社区居家养老也是最主要的养老模式。2015 年 1 月 5 日至 6 日上午 7～11 点，结合 WHO 老年友善社区建设的标准，课题组成员于台南成功大学成功校区、台南中山公园开展了针对户籍为台湾的 60 岁老年人的随机偶遇调查，一共访谈了 14 位老年人（参见附录四的访谈提纲及内容记录）。 下文就从住宅环境、公共活动空间、公共交通、社会支持四个方面梳理。

一、台南市老年人的住宅环境

台湾社会人口结构日益高龄化，老年人福利的照护以及老年人住宅的问题越来越受到重视。 2004 年台湾行政主管部门核定通过"推动民间参与老人住宅建设推动方案"，推动解决外地老年人社会本土化的老年人专属住宅环境问题。

此次调查发现，台南地区老年人居住空间较为宽敞，老年人认为居住人数过多会影响到其正常社交行为，因此被访老年人中部分选择独居或与配偶共同居住，而部分与子女共同生活的老年人，同居人数一般不超过 3 人。经访谈还发现，无论是独居、与配偶共同居住还是与子女共同生活的老年人，均拥有独立的卧室。 在被问及理想的居住方式时，部分被访老年人则表达了希望保留独立空间的意愿。 随着老年人独立意识与自我意识的不断增强，加之家庭核心化、家庭构成小规模化的不断发展，老年人独居意愿增强或许会促进居住方式的变化。

> **访谈员**：您觉得自己居住好还是和孩子一起住好？
>
> **1 号被访者**：台南老年人同子女的关系不像祖国大陆亲密，子女成年后如果不同老人居住，平时不和老年人居住在一起，也不承担居家照顾父母的责任。
>
> **6 号被访者**：我们这边大部分老人都不会和子女住一起啊。
>
> **5 号被访者**：和孩子还有儿媳妇一起住会产生矛盾，我不愿意和他们一起住，我们各自有各自的生活习惯，住在一起也不自在。

在此次访谈中我们还发现，台南市的老年人主要居住在自建老房或者高层公寓两类住房中。 而自笔者观察，台南市现有建筑中，以自建的 4 层建筑居多，因此居住在自建老房中的老年人比例明显偏高。 因为自建住房受到当时设计理念的限制，同时受限于楼层高度，通常未配有电梯，而老年人通常会选择居住在较低的楼层来规避无电梯带来的困难。 而高层公寓则多配有电梯，但通常这类电梯的面积偏小，并未配有扶手等为老设施。

被访老年人对于自身住宅的满意度较高，总体上达到满意的水平，但是室内环境也存在一定的问题，如老旧住宅设计不能满足现代生活的需要，因此造成室内摆放物品过多，餐厅和过道过于狭窄，浴室内时常积水、房屋隔音较差，这些都是老年人在日常生活中遭遇到的不利问题。

访谈员：家里居住的环境还满意吗？ 有没有什么特别不方便的地方？

3 号被访者：总体上比较舒适，我不担心在浴室内滑道。但是浴室经常积水，比较潮湿，对我们老年人身体不好。我觉得不舒服的地方是屋里东西太多，桌椅、花木之类的，我有时会不小心打碎，卧室挺宽敞的，但是餐厅很小，会比较挤。总体来说，住的还是不错的，毕竟是自己家里，再不方便的地方多少年下来都习惯了，所以家里没有什么不方便的。

访谈员：您觉得楼与楼之间的距离怎么样？

1 号被访者：市中心那边还好，都是一栋一栋的大楼的，我们这边很多房子都挨得很近，窗子外面就是另外一家的窗子，所以经常不能开窗。

然而老年人对生活多年的住宅一般拥有着深厚感情，并已经习惯现有的居所，所以有较多老年人并不愿意对现居住房进行适老性的改造。 更有老年人坦言，修缮住房需要耗费大量的精力与时间成本，因此即使是由政府统一进行老旧房屋改造，他们也不愿意接受。 另外台南市宗教信仰氛围浓厚，风水堪舆学说风行，受此影响，访谈中老年人提到按照当地风俗风水上的习惯，老人家居住的房子应减少动土和搬迁，否则对子孙以及自身均会有不好影响，所以老年人会倾向于减少动土，也尽量避免搬迁。

访谈员：如果政府出钱帮您改善家里的环境，您希望做什么改动吗？

3号被访者：希望把阳台加一个篷窗。

访谈员：如果加装一些便利设施呢？比如说室内有走廊通道，房间、浴室门口加宽、浴室加装扶手等等。

3号被访者：那当然好，如果真的非常影响生活了，我自费也会修缮这些地方的。但是现在真没必要，（改造）会有灰尘，还要动土，又有工人，总之（会有）很多的麻烦。

访谈员：那您是觉得修缮房间太麻烦所以不想做吗？

3号被访者：是的，没必要。

访谈员：如果由政府出资给您房间里改一些设施，比如说不平整的地方帮您铺平，门、走廊帮您加宽，浴室装一些扶手之类的，您愿意吗？

1号被访者：这个要看情况。铺地、扩宽门就不用了，加装扶手之类的可以。

访谈员：为什么呢？您不需要这些改造吗？

1号被访者：岁数大了在家里敲敲打打的不好，（我）不是年轻人，要讲究流行，我们老年人的住处，简简单单，宽敞就好了。如果在家里还不安全，哪里还有安全感呢？

二、台南老年人的公共空间

此次访谈中，访谈人员就老年人所处的公共空间环境进行了询问。通过访谈发现，老年人所处的公共空间可以大致分为两类，一类是老年人行走经过的道路，另一类则为老年人休闲活动的场所。这两类公共空间拥有不同的特点，因此老年人在这两类公共空间里也产生了不同的体验和问题。

台南地区的建筑风格多为骑楼，因此配合这种建筑风格，道路在设计时通常仅划分了车道和机车道，骑楼底层沿街面后退留出人行道。这种人行道既是店面的外廊，也是室内外的过渡空间。因此许多商家经常把货架和店面铺开到人行道上，且对店铺前面的人行道进行高低铺盖，导致道路不平，高低差很多，且没有警示，不易发现。 这是因为每家店面前面的人行道属于商家自己的空间范围，可以随自己处理。 这就造成了很多老年人在行走的过程中遭遇路面高低不平、障碍物偏多的问题。 同时，通过访谈我们发现，骑楼下廊空间被划分为商家私人的空间，因此并没有普遍意义上人行道，这显然为老年人的出行造成了一定的困扰。

　　访谈员：我们见到这里很多商家都在店面前放置了商品，而且有时候地面也高低不平的，没有专门的部门会管理一下这个问题吗？

　　被访者：那是人家的地方啊，我们这里没有人行道的，机车到处都是。有的老板为了不让在他这里停机车，就摆一些店里的东西出来，有的低，会积水，就自己铺高一块，店里没地方就把东西摆出来，没有人管的，这是人家自己的事情。

　　访谈员：您会觉得这样出行不方便么？

　　被访者：会有一点，必须小心看路，天一黑也不太敢走。

　　骑楼下廊与摩托车道紧密相连，骑楼下廊如果障碍物较多、高低不平，许多老年人也会选择在二者结合的区域行走。 台南地区居民出行的工具主要为摩托车，通过访谈，大多数老年人表示台南市摩托车数量庞大，同时车速很快，因此在摩托车道行走显然会面临较大的风险。 也有老年人表示，摩托车较多，而道路设计上摩托车道的宽度较窄，这也导致了很多摩托车不能在规定的道路内行驶，因此老年人在出行时，需要时刻注意周边的环境，以免遭遇到交通意外。

　　此次被访老年人在谈论到平时休闲活动的公共场所时，均表示公共空间环境较好。 而在公共空间座椅以及公共厕所等问题时，老人们的满意度显然也较高。 许多老年人表示，一般公园或者大型的公共空间如交通站点等地，公共座椅的数量尽管没有很多，但尚在可接受的范围内。 而寻找公共厕所环等问题基本不存在，老年人表示在台湾公共厕所数量比较多也容易找到，因为"便利店到处都是，便利店都有公共卫生间，可以随意使用"。

台湾的公厕可以说一道独特的"文化"景观。在台湾，公厕多称为"洗手间"，有的地方也写成"化妆室""卫生间""更衣室"一类，同时用双语标志。台湾的公厕大都非常卫生，打扫得整洁干净，一般都有蹲式和坐式两种不同的设施，最为方便是所有公厕中都备有卫生纸，部分公厕中还有专用的马桶圈纸，这些卫生纸的质量上乘，柔软且富有韧性，没有掉渣和脆硬之感。原因在于 2009 年台湾当局持续推动"台湾公厕整洁品质提升计划"，全面发起维护公厕整洁运动，县市环保单位及各公厕物业场站为优先重点评鉴对象，同时明确评鉴单位和监督巡检部门职责，包括"交通场站（公路车站服务区及休息站、铁路局、捷运车站、高铁、航空站、港区），量贩店，医院，市场，旅馆，超市，餐厅，加油站，百货公司，戏院，娱乐场所，文化育乐场所，公园，观光地区及风景区，森林游乐园，供给机关设置供民众使用者及其他，民众团体活动场所及寺庙教堂等宗教活动场所"。覆盖范围至广，持续时间之长，监督和检查之严格，都是保障台湾公共卫生环境升级的重要因素。

三、台南老年人使用交通情况

在台南，居民首要的交通工具为摩托车，而有些年龄相对偏小的老年人也选择摩托车作为出行的主要交通工具。台南市汽车数量不多，同时在道路上也有单独划出机动车道，除火车站、各大景区等人流量较大的地区外，其余路面交通环境较好，骑摩托车出行的安全性和便利程度均较高。

在台南市内出行，除摩托车外，公交车是另外一种选择。经笔者观察，台南市公交车的数量偏少，通常一条线路在一天之内仅有 7~8 趟，间隔时间有的甚至在 90 分钟左右，而且台南市公交车并没有声音报站系统，下车需要按铃，否则将直接开过，因此对地区不熟悉的人很容易坐过站，因此公交车并不是老年人出行的主要交通方式。例如13号被访老年人表示不经常使用公共交通工具，而14号被访老年人则直接表示自己根本不坐公交车。尽管如此，大多数老年人对这种交通工具评价仍然较好。被访老年人对公共交通工具的安全性比较满意，同时老人们也对公交车的服务给予了高度评价，如10号被访老年人表示"台湾的公共交通硬件只能打60分，但是服务可以打100分"；8号被访老年人则谈到，公交车司机和所属编号、投诉电话等信息都清楚地标在汽车上，随时可以打电话投诉，公共交通司机上下车都会等待乘客入座和完全离开车体安全距离之后才会起步；也较少在公共交通中遇到争执。

但也有老年人对于整个交通环境进行了评价，"老实说，台南这里交通蛮乱的，因为摩托车太多了，尖峰时间马路都被塞爆了，但是基本上人们都比较守交通秩序，所以基本上还算安全，大家都遵守有关规定，还是比较安全的"，"只要车速在符合法定的车速就可以"。

访谈员：您觉得乘坐公交车出门方便吗？安全吗？

被访者：公交车比较少，一般都是开机车（摩托车）去车站那边，那边的公交车比较多，安全上还是很安全的。

访谈员：在其他地方，公交车上都是有报站的，我发现台南的公交车上没有报站，您会坐过站吗？

被访者：一般去的地方都是自己熟悉的，不会错过，不知道地方问一下司机，司机很热心的，到时候会通知下车。

四、台南老年人的社会支持

老年人所受到的社会支持是台湾当局、公民社会组织、家庭以及老年人本身所共同关注的焦点问题，而社会支持活动包括了老年人需要的为老服务、尊老敬老的社会环境以及老年人社会参与活动。

在此次访谈中，访谈人员询问了老年人日常生活是否有人照料，由谁来进行照护，以及在生病或遇到紧急情况时，首选寻求谁的帮助等一系列问题，然而得到的答案与访谈人员预期不同。多数的老年人表示平时的日常起居都可以自己照顾自己，并不需要子女的帮助。在问到生病或遇到紧急情况由谁来照顾时，老年人多选择医生专业机构等方式，而选择由子女照顾的为少数。在被问到紧急情况首先通知谁时，大部分被访老年人选择拨打119 紧急电话，也有部分老年人表示会找日常照料自己健康的医生，如 14号被访老年人表示拨打 119 或者通知子女，因为"119 来得很快，子女也在身边，两种的速度差不多"。

访谈员：那您生病或是身体不舒服谁来照看您？

4 号被访者：健康方面有医生管理，不需要社区，家人也不懂，他们能来看看我就可以了，不需要住在一起，遇到紧急情况首先会通知医生。

6 号被访者：身体不舒服时没有人照料，会去看医生。

7 号被访者：生活起居当然是自己负责了，还能动的了啊，子女不负责照顾老年人起居，他们有自己的生活，能回来看一下就很好了。

12 号被访者：医疗护理机构知道人老化的过程，设置适老的设施和服务，医生懂得医疗和疾病，而家人和普通社工是不懂这一行的，隔行如隔山，所以他们来做这个不合适，我们也不能让家人往来这么辛苦。

访谈员：那您以后岁数更大了，身体越来越差需要人照顾了怎么办？

5 号被访者：那也不用孩子，有专门的护理员和爱心之家。那里有专业的医生可以照顾我。

访问员：那您遇到紧急情况的时候，首先通知谁？

6 号被访者：肯定是打紧急电话啦，不然你打给子女，他们还在外面，赶来就什么都来不及啦。

14 号被访者：打紧急电话，也打给子女。119 来得很快，子女也在身边,两种的速度差不多。

目前台湾有关当局对于老年人提供了较好的医疗保障政策支持。 台湾目前实行了全民健康保险,即每人每月仅需缴付有限的保费,最低一级的每月保费仅为 600 新台币(相当于人民币约 120 元),即可享受全方位的医疗服务及保障,同时 40 岁以上的居民还可享受免费的健康检查。 4 号被访老人提到,"有健保,100 块钱(新台币)就可以享受到医院挂号+看病+买药的钱,所以对我们老年人来说很有保障"。 但是由于全民健保的就医费用低,大幅增加了民众就医的意愿,导致政府医疗开支过度增长。 同时,台湾有关当局还对低收入、残障老人等群体进行了补贴。 3 号被访者还提到"台湾 65 岁以上的老年农民都有每个月 7000 元(新台币)的生活补贴,这些钱用来生活是没有问题的,但是还有进一步提升的空间","总体来说台湾有关当局对我们老年人的医疗、交通、福利做的都是好的"。

在访谈中我们也了解到,台南市政府也经常委托一些公民社会组织为老年人提供一些为老服务,如为独居老人送餐等。 我们发现,送餐服务在被访老年人中知晓率较高,但是多数行动便利的老年人并不会使用到这项服务。

访谈员:您知道政府送餐的服务吗?

11 号被访者:知道,独居的老人可以,时间是周一到周五的中餐,节日假日不送。

12 号被访者:假日期间他们(老人居住地附近的天宫庙烛善善心会)会来送便当,这几天也都有来(访谈时间正值台湾 4 天年假)。

访谈员:您是否享受过政府的送餐?

11 号被访者:我没有,我身体还好,可以出去吃,也可以自己做。

访问员:是什么组织来送? 需要您交钱还是全免费的?

12 号被访者:免费的,是天宫庙的慈善捐款,烹调和送餐都是有义工来送。

访谈员：您感觉便当怎么样？

12号被访者：菜色蛮多的，都是软的比较容易咀嚼。

大陆的为老服务多数由社区进行提供，因此访谈人员向台南市老人详细询问了当地社区的具体情况，包括提供服务的种类以及他们希望的收费方式。结果发现，在台湾地区，老人所在的社区并不是为老服务的主要供给者。大多数被访老年人都表示，他们所在的社区会组织很多活动，但大多数都为健身、娱乐类的活动。而大多数老年人认为诸如起居照料、买菜送药、看病等服务不应该在社区的责任范围内，而应该由一些专门的机构来做。通过查阅资料，我们进一步了解到，台湾的老年人照护由专业人员和机构来提供，产业化程度较高，台湾的养老机构和医疗机构，都是一个卫生机构，所以能跟健保对接，和健保结合，服务范围较大，包括护理、诊疗、医药、养生保养、康复等服务内容。而在为老服务方面，专门医生或专业机构也是台南被访老年人的首选。

在谈论到为老服务的收费问题时，被访老年人的意见比较一致，普遍认为由社区提供的诸如健身娱乐类的服务应该是免费，或部分收费的，而他们也愿意自付费用来购买专业机构提供的服务，但是希望费用在合理范围内，并能考虑到老人的支付能力。

访问员：您所在的社区有提供问卷上的这些服务吗？您有利用过这些服务吗？您觉得这些服务应该是公费的、自费的还是部分自费呢？

3号被访者：我身体很健康，还用不到那些服务，健康方面有医生在管，也不用社区服务，我们社区活动很多啦，有老年人唱歌、节日庆祝、聚餐等等，都有，我觉得办活动嘛可以收取一些费用，只要是合理就可以，不能太多，要老人能够支付。

5号被访者：社区举办的活动很多啦，我经常去健身，不需要那些啦

（指问卷中的其他选项），那些搞不好，让他们（社区）来也不放心，这些都是专业机构干的事，社工都是义务的，哪能要求他们这些？

6号被访者：社区活动很多，都是娱乐活动，我不经常参与的，没有什么要社区做的，可以由专业机构来照顾我，有什么事情有医生会给我处理，我最信任的是医生的帮助。

结合 WHO 老年友善社区建设的标准对福建厦门市及台湾台南市进行实证调查，虽然在调查时间上两地有 1 年之差，调查方法也不同（福建为问卷调查为主，台南市受到条件限制只是以个案访谈为主），但是，还是可以从一定程度上反映出闽台老年友善环境创建情况。 总体印象是台南市的社区友善环境创建较为良好。 尊老敬老是中华民族优良的文化传统，大多数被访老年人都表示没有听说过老年人受到粗暴对待的问题，但是闽台都有部分被访老年人表示听说过周围老年人被粗暴对待的现象，所以，老年人受虐问题值得关注。 老年人居住环境的安全性、室外活动空间、交通环境都会影响老年人尤其高龄者的活动便利程度、独立性和生活品质，厦门今后要加大力度对现有的居住环境、社区环境进行必要的适老性改造，以不断满足老年人的需求。 当然，随着台湾步入超高龄化社会，台南市老龄友善事业也有不少需要提升的空间。

第八章

闽台协同健康促进及性别协同发展策略

提高老年人口的健康,实现老而不病、病而不残、残而不废是应对人口老龄化最积极有效的途径。*Nature* 主编在 2010 年 3 月 25 日发表的"洞察力:老龄化(Insight:Aging)"专栏中强调,"全世界 60 岁及以上老人的数量正在高速增长。因此,使老年人活得健康必须是重中之重"(So keeping the elderly healthy has to be high on the list of priorities)[①]。本章将重点探讨如何拓展闽台协同老年健康促进,以及如何通过性别协同发展以缩小性别健康不均等的现象。

第一节　闽台协同健康促进的可行性与策略

一、闽台老年健康促进协同发展的可行性

从本研究第一章第二节"闽台人口老龄化现状及发展趋势"中可以看到,闽台老年人口的比重正在逐年持续增长,高龄化发展趋势明显,尤其是

---

① Vaupel J W.Biodemography of Human Ageing[J].Nature,2010,464(7288):536-42.

台湾很快就要步入超高龄社会。 与福建省老年人口的性别和年龄构成相比，台湾 60 岁及以上老年人口所占比重相对较高，老龄化速度更快，老龄化程度更加严峻，到 2026 年将出现 3.3 人供养一位老年人的局面。 从本研究第三章第五节"提升闽台老年人口居住安排与经济状况策略"可知，闽台呈现出子女供养老年人的比例逐年下降；老年人独居或仅与配偶同住的比例不断增加，与子女同住的比例则有所下降的共同趋势。 尤其是台湾地区严重的少子化现象，是当下台湾社会所面临的一大挑战；少子化带来的家庭形态的改变使得家庭扶持老年人的社会功能逐渐减弱。[①]从养老金方面观察，闽台各自的地区内（如县与市）、社会阶层、性别都存在差异。 从第四章的闽台老年人口健康状况与健康行为分析的比较结果，可以看到，虽然闽台在相关调查指标的口径可能存在差异，但是，从某种程度上可以判断出闽台老年人健康问题及健康行为的大体趋势，即高血压、糖尿病、骨质疏松、关节炎都是影响闽台老年人健康的高发疾病。

从第六章及第七章的分析中可知，闽台老年长期照护需求都在不断增长。 当前，台湾在面临日益严峻的人口老龄化问题上存在许多挑战。 例如，目前"长照十年计划"对象还未能涵盖所有有需求的老年人，照护人力及经费等方面的问题也是"长照十年计划"面临的最大挑战。 福建老龄事业的发展虽然任重道远，但是近几年福建省各级政府高度重视，积极推行各项养老政策与作为。 根据福建省统计局发布的数据，2017 年福建省实现生产总值 32298.28 亿元，比 2016 年增长 8.1%。 2017 年，福建省人均生产总值 82976 元人民币，按平均汇率计算，人均生产总值为 12299 美元。[②] 2013 年至 2016 年福建省 GDP 增速分别为 11%、9.9%、9%和 8.4%，在全国均

---

① 孙铭宗,王军.台湾地区"国民年金"制度述评[J].台湾研究,2012(2):54-58.

② 林小超.福建 GDP 首次突破 3 万亿,总量稳居前十[EB/OL].(2018-01-23)[2018-08-01].https://www.yicai.com/news/5394508.html.

属前列。 就 2017 年来看，第一产业增加值 2442.44 亿元，增长 3.6％；第二产业增加值 15770.32 亿元，增长 6.9％；第三产业增加值 14085.52 亿元，增长 10.3％，第三产业增加值对经济增长贡献率为 54.0％，比同期第二产业贡献率高 11.4 个百分点，也比上年提高 1.2 个百分点。 这些数据都说明福建已经逐渐进入到后工业社会，服务业增加值占 GDP 的比重不断提高，服务业对经济增长的贡献率不断提升。 另外，福建省近年来将厦门、平潭、福州、泉州均纳入自贸区规划范围内，规划面积广阔、达到上海自贸区的近 20 倍，自贸区的发展在很大程度上推动了经济的快速增长。 反观近 20 年来，台湾经济停滞不前，政党恶斗内耗，公民的薪资 20 年不变甚至还倒退。因此，大公网有文章指出福建对于追赶台湾 GDP 采取"悄悄发展，只做不说"的做法，"照此增速，福建于 2020 年 GDP 超过台湾或'不是梦'"。①

同时，福建省良好的经济发展也给健康促进事业提供了可持续的支撑。借鉴台湾在人口健康促进方面先行先知的先进的经验，为满足福建省人口在健康促进方面的大量需求，闽台在老年健康促进领域的合作具有可行性。闽台不仅在地缘上相近，更有着血溶于水、同根同源的历史关系，闽台协同健康促进有助于两岸共同应对人口老龄化，发挥"1＋1＞2"的整体效应，造福两岸民众。 中华文化的价值观已经成为闽台最基本的文化基因，传统孝道为闽台协同老年健康促进提供了文化支撑。 概而简之，闽台在地缘、经济发展、人口结构、文化等方面具有良好的协同基础。 福建代省长唐登杰最近指出"福建将以中央对台的大政方针为指引，继续深化闽台各领域交流合作，为维护和推进两岸关系和平发展、服务祖国统一大业作出更大贡献"②。 习近平总书记于中共中央政治局第三十二次集体学习时强调，"要

---

① 大公网.速达 8.1％ 闽 GDP 2020 势超台［EB/OL］.(2018-01-27)［2018-08-01］.http://news.takungpao.com/paper/q/2018/0127/3538299.html.

② 大公网.速达 8.1％ 闽 GDP 2020 势超台［EB/OL］.(2018-01-27)［2018-08-01］.http://news.takungpao.com/paper/q/2018/0127/3538299.html.

适应时代要求创新思路，推动老龄工作向主动应对转变，向统筹协调转变，向加强人们全生命周期养老准备转变，向同时注重老年人物质文化需求、全面提升老年人生活质量转变"①。

健康是基本人权，要减少因族群、社会文化等因素所造成的健康不平等。近几十年很多发达国家或地区采取紧急行动响应 WHO 的呼吁，"确保人们以最佳健康状况进入老年期"，人口健康促进的策略在应对人口老龄化方面取得了相当的成效。② 所以，当下推动闽台老年健康协同促进是天时地利人和的好时机。

二、闽台老年健康促进协同发展策略:发挥"1+1＞2"的整体效应

根据第二章第三节"协同发展理论"，协同是系统各部分之间相互协作而产生的整体效应或集体效应，以探索带有普适性的规律为目标，研究系统如何通过子系统的自我组织，产生时间、空间或功能结构。 从上文论证可知当下是闽台老年健康促进协同发展天时地利人和的好时机。 立足于闽台之间"五缘"特征，创建出闽台老龄事业与产业协同发展框架，如图 8-1 所示。 通过福建台湾事务办公室或两岸红十字组织牵头，成立闽台老年事业协同平台，协调、优化、整合各个地区市的老龄事业组织或红十字组织，加强在老龄事业与老龄产业上的具体合作，比如加强两岸在养老机构、养老＋医疗项目、养老人力资源开发与培育、养老辅助器具的开发、养生产品、老龄旅游业、老年金融业等协同发展，力图发挥"1＋1＞2"的整体效应。 事

---

① 习近平:推动老龄事业全面协调可持续发展[EB/OL].(2016-05-28)[2018-07-15].ht-tp://www.xinhuanet.com/politics/2016-05/28/c_1118948763.htm.

② Marc J.Roberts，William Hsiao，Peter Berman，Michael R.Reich.通向正确的卫生改革之路——提高卫生改革绩效和公平性的指南[M].任明辉，主译，郭岩，主校.北京大学医学出版社,2010:1;2012 年世界卫生日:健康有益长寿重新思考"老年"的传统定义[EB/OL].[2018-08-01].http://www.who.int/ageing/projects/emergencies/zh/.

实上，近几年闽台养老合作也正逐步迈向实质化，截至 2016 年年底福建省内台资参与或台湾养老机构参与管理的养老机构已有 10 家。 有报道称在《福建省老年人权益保障条例(草案)》的初步审查报告中，有增加闽台合作的优惠政策规定的建议，以及台湾同胞从事养老服务合作，在保险、救济救助、贷款申请等方面享受同等待遇。① 同时，近几年两岸红十字组织社区共建交流活动规模逐年加大，以"居家养老"为主题的内容呈现常态化和机制化的发展趋势。②

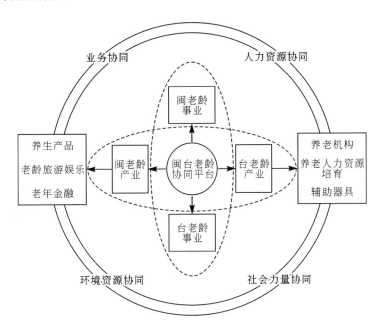

图 8-1　闽台老年健康促进协同发展策略

①　闽台养老合作前景广阔[EB/OL].(2017-01-05)[2018-08-10].http://www.xinhuanet.com/tw/2017-01/05/c_129432980.htm.

②　闽台养老产业融合趋热[EB/OL].(2015-12-12)[2018-08-10].http://news.163.com/15/1212/14/BAL1HFLR00014JB6.html.

　　健康是人类谋求发展的基本要素之一。 随着机体老化以及机能衰退，高血压、骨质疏松、糖尿病、心脑血管疾病等各类常见慢性病成为影响老年人感知生活幸福的一大阻碍。 根据第四章分析，台湾超过八成的老年人患有高血压、骨质疏松、糖尿病、心脏疾病、高血脂、关节炎等慢性病。 福建省老年人的情况相似，也有近八成老年人患有各类慢性病，高血压、骨关节病、心脑血管疾病、白内障/青光眼、胃病为前五大慢性病。 但是，据WHO统计，人类三分之一的疾病通过预防保健可以避免；三分之一的疾病通过早期发现可以得到有效控制；三分之一的疾病通过信息的有效沟通可以提高治疗效果，[①]这更说明闽台养老合作应该持续深入。 笔者以为应该拓展合作的"深度"与"广度"，从老年人的医、健、衣、食、住、行、乐等多方面需求出发，建议以老年慢性病预防为切入点，以人为本、以大生态观念进行闽台老年健康促进的深层次合作。"上医医国"，所以协同闽台老年健康促进，以追求"健康死亡"（即古人讲的"形与神俱而终其天年度百年乃去"的无疾而终）为终极目的。 具体可以协同以下几个领域推动闽台深层次老年健康促进。

　　首先，思想是先导，要弘扬尊老敬孝文化，同时协同培育闽台养老新理念，推动闽台养老文化的发展，提升闽台老年人口的心理健康素养，加强闽台老年人受虐防范策略。 其次，人才是第一资源，加强闽台养老护理人才的深度与广度的培育机制，协同创建闽台护理、社工、职能治疗师、物理治疗师协同培育平台。 再次，生活是根本，要加强闽台老龄产业合作，协同改善闽台老年人生活品质。 详见下文分析并参见图8-2，闽台老年健康促进协同发展内容与目标。

---

　　① 张士靖,周志超,杜建,等.国内外健康管理研究热点对比分析[J].医学信息学杂志,
2010,31(4):6-10.

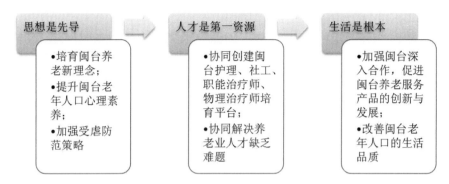

图 8-2　闽台老年健康促进协同发展内容与目标

（一）思想是先导——提升闽台老年人口心理素养，加强老年人受虐防范措施

思想是先导。 闽台同根同源，工业化及现代化的发展使得传统孝道逐渐失去昔日的约束力与风光。 传统以家庭、家族为中心的人际依赖性交往转变为现代社会中以个人发展为中心的人际相对独立性的交往，家庭本位让位于社会本位，传统家庭功能被大大弱化，甚至存在老年人被虐待的现象。 协同论是系统论的延伸，协同学的原则是由子系统通过相互作用组织和调节起来的。 系统能否发挥协同效应是由系统内部各子系统或组成部分的协同作用决定的，协同得好，系统的整体性功能就好。 若一个管理系统内部，人、组织、环境等各子系统内部以及他们之间相互协调配合，共同围绕目标齐心协力地运作，那么就能产生 $1+1>2$ 的协同效应。

因此，借助福建这几年 GDP 快速增长的优势以及政府最近的优惠政策、如国台办刚刚推出的"31 条措施"等[①]，笔者以为可以鼓励闽台创建老年心理健康协同促进事业，从养老理念、价值偏好着手，结合拓展闽台老年

---

① 贯彻惠台 31 条措施 厦门率先推出 60 条举措！［EB/OL］.(2018-04-10)［2018-08-01］. http://www.sohu.com/a/227849810_404520.

文化旅游业，在弘扬传统孝文化的同时，结合《联合国老年人原则》——以新理念引领闽台老年人过上有为、积极、健康的养老生活，培育公民养老新理念，构建独立、参与、照顾、自我充实和尊严的养老文化与思想基础，从而提升闽台老年人口的心理健康素养。 从第五章及第七章的分析可以看到，闽台都存在虐老现象，所以通过内因（老年人心理健康素养的提升）与外因（社会文化、敬老尊老氛围及政策措施）的共同作用，加强闽台老年人受虐防范策略。

（二）人才是第一资源——加强闽台养老护理人才的深度与广度的培育机制

人才是支撑社会经济发展的第一资源。 习近平在许多场合都强调，"人才是事业发展最宝贵的财富"。 十九大报告中也明确提出"人才是实现民族振兴、赢得国际竞争主动的战略性资源"。 然而现阶段人才资源是我国老龄事业和老龄产业发展中最薄弱环节，尤其工作在第一线专业人才队伍非常紧缺，远远不能满足城镇老年人口多样化的医疗和照护需求。 过去十年服务使用人数还在增长，但照顾服务员的人数并未随之增加，出现照顾服务员人力不足的情形。 根据台湾2014年长照资源盘点结果，在长照直接服务人力中照顾服务员26942人、社工人员有3439人、护理人员有10826人、物理治疗人员和职能治疗人员的数量分别仅为1987人和1091人。[①] 另外，台湾偏远地区因地理环境特殊、交通不便，加上青壮人口外移等问题，使得长照专业人员（包括照顾服务员、社工人员、护理人员、物理治疗人员、职能治疗人员等人力）明显不足，影响服务资源及服务输送体系的拓展与创建。 此外，民间单位提供长照服务，必须考量营运成本、服务对象来源是否稳定，人力是否充足等相关问题。 偏远地区因交通不便及人力不足

---

① 台湾卫生福利主管部门.长期照顾十年计划2.0(2017—2026年)(核定本).[EB/OL].(2016-12-01)[2018-08-10].https://www.ey.gov.tw/Page/5A8A0CB5B41DA11E/dd4675bb-b78d-4bd8-8be5-e3d6a6558d8d.

等问题，致其提供服务之成本较高，影响服务提供单位持续于该区域提供服务的意愿与能力，造成偏远地区长照资源长期结构性的不足，无法满足该地区民众的照顾需求。

据报道，2014 年 4 月 1 日，首届闽台合作养老培训班在福州开班，邀请台湾专家给福建省百名养老院院长上课，随后，福建省民政厅又举办了 5 期闽台合作养老护理人员培训，让来自全省养老机构的一线护工接受台湾养老专家的授课，培训之后再参加统一考试，即可获得两岸互认的护理员资质证书。① 养老业人才缺乏几乎成为所有老龄化社会的共同难题，虽然目前闽台已经开始养老人才培训的合作，但是，笔者认为要加强闽台人才的"深度"与"广度"的合作，即闽台不但要协同开发老年医疗卫生人才、养老照护人才、老年社工、职能治疗师②、物理治疗师③等人才的培育机制，如图8-3 所示，还要协同探讨多层次养老照护人才培育模式，同时完善老年服务人力资源的市场准入与规范监管机制。

协同开发闽台为老服务人力资源是决定闽台老龄事业与产业高质量发展的关键。 长期照护服务的范围相当广，所需的专业人力亦相当多元，需要护理、社工、职能治疗、物理治疗等专业人力，以及长期照顾服务评估之照管人员的投入，方能提供服务使用者完整、连续且具品质的照顾，以满足其照顾需求。 当下我国老年相关人才无论在"量"和"质"上都无法满足

① 闽台养老合作前景展望：拓宽领域打造朝阳产业［EB/OL］.（2014-12-24）［2018-08-10］.http://www.mofcom.gov.cn/article/resume/n/201412/20141200844746.shtml.

② 职能治疗指通过"有目的性的活动"来治疗或协助生理、心理、发展障碍或社会功能上有障碍及需要的人，使他们能获得最大的生活独立性。

③ 物理治疗是指康复治疗的主体，它使用包括声、光、冷、热、电、力（运动和压力）等物理因子进行治疗，针对人体局部或全身性的功能障碍或病变，采用非侵入性、非药物性的治疗来恢复身体原有的生理功能。物理治疗是现代与传统医学中的非常重要的一分子。物理治疗可以分为两大类，一类是以功能训练和手法治疗为主要手段，又称为运动治疗或运动疗法；另一类是以各种物理因子（声、光、冷、热、电、磁、水等）为主要手段，又称为理疗。

老龄化社会的需求，随着日益增加的人口老龄化及对长照服务的需求与"医养结合"的推广，需以强调专业性、整合性及前瞻性等原则为基础，结合多层次为老服务人才培养的模式。 建议大陆地区高等院校和中等职业学校增设老年服务相关专业和课程，可以协同聘请台湾有经验的教授来授课、讲座或指导，这是提升养老服务人才专业水平的重要发展策略。 另外，闽台可以协同创建多元化的各类为老人才职业教育和培训机构，加快人才培养，鼓励下岗或失业人员从事照顾服务工作，提供相关专业培训，逐步实现服务人才队伍的专业化和职业化。 最后，推广终身学习理念，为提升现有为老工作者提供更专业的培训机会。 总之，今后要进一步加强闽台深层次的人才培育合作，共同解决人才缺乏的难题。

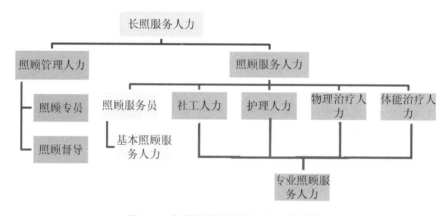

图 8-3 台湾长期照顾服务人力的类型

资料来源：台湾卫生福利主管部门.长期照顾十年计划 2.0（2017—2026 年）[EB/OL].（2016-12-01）[2018-08-10].https://www.ey.gov.tw/Page/5A8A0CB5B41DA11E/dd4675bb-b78d-4bd8-8be5-e3d6a6558d8d.

（三）生活是根本——加强闽台老龄产业合作,协同改善闽台老年人口生活品质

随着我国老龄化和高龄化进程的加快，社会对老龄服务业、老龄房地产

业、老龄金融业和老龄用品业的需求也越来与迫切。 总体上目前我国老龄产业的四大板块都存在布局不合理、结构失衡、产品开发严重滞后等问题。老龄化社会是消费拉动型（老年人口购买力）和科技推动型（劳动人口生产力）社会，老年人口有着其特殊的消费模式。 以老龄产业为例，高质量的养老服务产业与老年用品目前最为两岸老年市场所需求。 从第三章中的分析可知，住宅内光线昏暗、家中门槛绊脚或地面高低不平是福建老年人"最近一年内跌倒"的主要原因，这说明福建老年人居住环境中存在很多隐患，相关老龄居住安全的服务产业及产品有待于积极开发。 在居住方面，要提高闽台老年人口的社会保障水平，改善其居住环境从而降低其健康风险。 台湾早些年就鼓励社会力量投入无障碍住宅的兴建或改造。 台湾老年人的居住类型可分为福利体系中的老年人公寓和民间企业经营的老年人住宅。 表8-1为部分台湾相关企业组织投入老年住宅的开发情况。 如台塑集团开发的台湾长庚养生文化村[①]是老年人住宅的新典范。 长庚养生文化村占地34公顷，内有自然园区、居家单元。 全区专为银发族设计生活空间，室内户外全面无障碍，全社区绿化的景观设计。 每户设有紧急呼叫设施，以及全天候监控中心，随时提供紧急救援服务。 社区内设有超市、发廊、水果摊、洗衣烘干室、银行服务等商店区，还有小吃店、中西餐厅、宴会厅等餐饮区，提供团膳以外的选餐服务。 社区内体育馆、水疗池、游泳池、健身房等休闲设施还增进了老年人的健康体能。 可举办大型活动及银发族相关议题研习会的会议厅也增进了社区活力。 另外，为满足家属探访的住宿需求，社区内设有招待所。 宗教活动聚会场所的设置，满足了心灵需求，尊重了个人宗教信仰。 此外，还有专属社区巴士定时定线行驶，连接台北、桃园地区交通网。

---

① 长庚养生文化村[EB/OL].[2018-07-23].https://www1.cgmh.org.tw/cgv/.

表 8-1　台湾地区部分组织提供的老年住宅及养老设施的情况

企业名称	项　目	内　容
台塑集团	长庚养生文化村	医养结合、老年住宅
润泰集团	润福生活新象	老年住宅
天主教耕莘医院	大龙老人住宅、朱仑老人公寓	老年住宅
建顺养护中心	中山老人住宅	老年住宅
恒安照护集团	阳明老人公寓	老年住宅、长期照护
双连安养中心	台北县私立双连安养中心	长短期照护、综合性
永信药业集团	台中松柏园老人养护中心	长者照顾服务
莘文书院社会福利慈善事业基金会	老人公寓	老年住宅

资料来源：林清寿.台湾地区老龄产业发展现况[C].海峡两岸老龄产业研讨会.2013.

惠通专业考察服务.台湾养老产业行[EB/OL].[2018-07-23].http://www.htin.cn/servicedd_view.asp? id＝41.

中国金融信息网.台湾养老产业发展模式研究[EB/OL].[2018-07-23].http://news.xinhua08.com/a/20130826/1236628.shtml.

　　另外，台湾在老年用品上已经形成了一套从产品设计、研发、生产到销售体系，主要有：(1)针对医疗照护产业而进行的老年用品，包括照护用医疗器材，如居家照护用器材、医疗用耗材，具体有电动代步车、数字血压计、电子体温计与呼吸急救设备等；(2)针对老年人日常生活用的产品，如保健食品、健身器材等。表 8-2 为台湾地区部分提供老年用产品的企业列表。如台湾必翔集团的"必翔银发事业(股)公司"，通过全台经销商与门市共同经营"全方位的辅具销售""医材通路事业""电子商务销售""品牌客户事业""辅具租赁"等五项重要业务是台湾银发辅具连锁专卖店，采取门市直营与经销转型的通路整合模式，从代理、自营、实体通路到维修服务无缝接轨，商品种类齐全，提供老人照护用品一站购足服务。[①]

----

　　① 必翔银发活乐馆.台湾养老产业行[EB/OL].[2018-07-23].https://about.pshc.com.tw/? page_id＝132.

表 8-2　台湾地区部分提供老年用产品的企业

企业名称	项目	具体用品	成立日期
乐龄生活事业股份公司	熟年新生活概念馆	生活用品	2007
特力集团	特力巧乐	生活用品	2011
福乐多事业股份公司	福乐多居家生活馆	生活用品	2012
必翔集团	必翔银发乐活馆	医疗器材、行动辅具、生活用品	2013

资料来源:林清寿.台湾地区老龄产业发展现况[C].海峡两岸老龄产业研讨会,2013.
惠通专业考察服务.台湾养老产业行[EB/OL].[2018-07-23].http://www.htin.cn/servicedd_view.asp? id＝41.

　　另外,据报道在台湾同胞中,有许多老人希望来大陆养老,也有不少老年人因为历史原因年轻时离乡赴台,有着强烈的思乡情和落叶归根的意愿。因此,笔者以为可以鼓励闽台社会力量共同投资,协同开发养老服务产业与产品,尤其老龄产业的知名龙头企业,以他们的经验及技术为基础协同开发两岸老龄产业市场,一定有助于推动两岸老龄事业与产业的高质量发展。当然,在老年旅游、文化等领域,闽台都拥有天然优良的地理位置,可以共同开发形式多样的旅游业。 福建很多地区山清水秀,尤其拥有"海上花园"美誉的厦门市,地处亚热带地区,全年气候宜人,风景秀丽,环境整洁,凭借着独特的地理和人文环境,其先后荣获"宜居城市"等称号,是非常适合养老的城市,也被称为"候鸟型城市",全国各地选择厦门作为定居养老的老年人越来越多。① 所以,闽台养老合作可以向纵度、深度拓展。 据报道除了养老院,闽台养老合作正开始向小区居家养老延伸,比如,台湾扬运国际集团与福建省投资开发集团有限公司签订合作意向书,双方成立"小区养老服务中心",推动居家服务,力争形成广覆盖的居家养老产业布局。② 总

---

① 钟榕华.厦门获评中国第一宜居城市[EB/OL].(2011-03-28)[2018-07-23].http://www.taihainet.com/news/cjews/fjjj/2011-03-28/667922_2.html.

② 闽台养老合作前景展望:拓宽领域打造朝阳产业[EB/OL].(2014-12-24)[2018-08-10],http://www.mofcom.gov.cn/article/resume/n/201412/20141200844746.shtml.

之，应充分发挥闽台产业合作的优势，协同促进闽台养老服务产品的创新与发展，例如，发挥养老与美丽乡村、"绿色"文化、乡村振兴战略相结合，将台湾的经验注入市场发展，一定有助于推动两岸老年健康促进，从而提升闽台老年人口的生活品质。实践证明"银发旅游业"不仅满足了老年人的需求，为老年人的晚年生活提供更加丰富多彩的生活方式，对老龄身心健康促进非常有益。①

2006 年台湾公布"迈向高龄社会老人教育政策文件"，通过政策的推动，落实高龄社会人人有机会学习及终身学习的目标；2008 年，台湾教育主管部门开始实施"设置各乡镇市区乐龄学习资源中心计划"，通过地方政府整合教育资源，建立小区学习据点，鼓励高龄者走出家庭，走入小区，偕伴参与乐龄学习活动；教育主管机关结合地方之公共图书馆、社教机构、小区活动中心、里民活动中心、小区关怀据点、学校机关及民间团体等场地，设置"乐龄学习资源中心"方便老年人学习。② 福建相关老年大学的数量与办学经验都有限，可以向台湾取经，相互交流，共同促进发展，让更多老年群体受益其中。

同样，在老年人金融理财方面，闽台也有很多合作的空间。 另外，"互联网+科技产品"一方面帮助了老年人解决日常的生活问题，另一方面又降低了社会养老成本。 第六章第二节中介绍的台湾远距健康照护服务发展计划已经实践多年，所以，福建要努力追赶科技发展，利用台湾的经验，共同开发其他"互联网+科技产品"以促进两岸老龄事业与产业高质量发展，同时，也有望成为闽台新的经济增长点。

正如联合国前秘书长安南所说，"人口老龄化是一场无声的革命，发展

① 金晓彤,戴美华,王天新.中国台湾地区老龄人口旅游消费现状与发展趋势分析[J].经济问题探索,2012(11):136-140.

② 谢建全,刘冠佑,等.台湾高龄教育之创新发展——以南开科技大学开展乐龄学习为例[J].职业技术教育,2010,31(28):13-19.

中国家需要应对'发展'和'老龄化'两面作战"。笔者认为应该从"养老理念—更先进、为老服务人才—更专业、生活与环境—更有保障更有品质"的角度来推动闽台老年健康促进协同发展行稳致远。

第二节　性别协同健康促进的现实意义与策略

老年健康促进系统是一个体系庞大、结构复杂的系统,其内部涵盖了老年健康促进的社会环境、主体、对象等多个子系统和重要影响因素。协同理论所讨论和研究的对象既可以是宏观系统,也可以是微观系统,可以归纳为是一个开放、处于非平衡状态且由大量子系统组成的复杂系统,这些子系统可以通过自组织形成有序结构。下文就性别协同发展视角探讨如何缩小老年健康的性别不均等的现状。

一、性别协同健康促进的现实意义

目前学界研究普遍认为,人们的生理寿命和健康寿命存在差异,长寿并不一定健康,要准确区分平均预期寿命与健康预期寿命的概念[1];不能泛化地将长寿和健康等同起来,许多老年人虽然长寿但是晚年深受病痛折磨。这些都提醒我们,随着人口日益老龄化与高龄化发展趋势,提高老年人口健康水平是一个重要的社会问题。如何关注有生之年身体健康以帮助老年人度过圆满和有益的一生,并成为家庭和社会的财富。WHO呼吁并组织各国采取紧急行动,在世界人口迅速老龄化的过程中,确保人们以最佳健康状况进入老年。[2]

---

[1]　参见第二章的第一节、第二节中"健康""长寿与健康"的评价与论述。

[2]　罗伯茨,任明辉.通向正确的卫生改革之路:提高卫生改革绩效和公平性的指南[M].北京:北京大学医学出版社,2010;2012年世界卫生日:健康有益长寿重新思考"老年"的传统定义[EB/OL].[2018-07-23].http://www.who.int/ageing/projects/emergencies/zh/.

从性别视角观察，本研究的结果验证了 Verbrugge 所指出的"男性要比女性更可能死亡，但是女性要比男性更容易得病（men are more likely to die than women，but women are sicker than men）。[①] 即虽然闽台女性老年人平均预期寿命长于男性老年人，但是，如表 8-3 所示（第四章"闽台老年人口健康状况与健康行为分析"的比较结果），可以看到，虽然闽台在相关调查指标的口径可能存在差异，但是，从某种程度上可以判断出闽台老年人健康问题及健康行为的大体趋势，即高血压、糖尿病、骨质疏松、关节炎都是闽台老年人的高发健康问题，女性老年人自评健康不好的比例高于男性，女性老年人高血压、糖尿病、骨质疏松、关节炎，以及 ADL 有困难的比例高于男性；闽台女性老年人的健康指标比男性老年人差，即女性比男性长寿但并不比男性更健康。 郑惠茹使用台湾"国民健康调查"的实证研究[②]结果也发现：台湾男性的健康状况，无论在生理与心理方面均较女性的健康状况要好；性别差异所造成的生理健康不均等，亦随着年龄的增长（老化的过程）持续扩大；但是，性别差异所造成的心理健康不均等，随着年龄的增长（老化的过程）有缩小的趋势。 另外，闽台的研究结果还提示大部分高龄女性均为丧偶者。 这些都说明探讨缩小性别健康差异具有重要的现实和社会意义，即如何提升男性老年人的平均预期寿命以减少女性高龄者的丧偶率，相反针对女性老年人口，可能最急迫的健康促进策略是如何提升她们的健康预期寿命以减轻晚年的病痛折磨。

---

① Verbrugge L M.Females and Illness：Recent Trends in Sex Differences in the United States[J].J Health Soc Behav，1976，17（4）：387-403.

② 郑惠茹.老化、性别与社经地位相关健康不平等之探讨：台湾地区之实证研究[D].天津：南开科技大学，2008.

表 8-3　闽台老年人健康问题与行为的比较

单位:%

项目	福建男女合计	台湾男女合计	闽男 vs 台男	闽女 vs 台女
自评健康不好	16.60	27.0	14.4 vs 21.9	18.5 vs 31.5
高血压	36.17	54.5	35.18 vs 49.7	37.05 vs 58.4
骨质疏松及关节炎	35.37	51.3	26.02 vs 32.6	43.79 vs 66.6
糖尿病	11.05	24.7	10.13 vs 24.1	11.88 vs 25.2
ADL 有困难	5.94	20.8	5.21 vs 16.3	6.60 vs 24.9
无锻炼习惯者	38.48	52.3	42.16 vs 54.7	34.27 vs 48.9
经常吸烟	12.76	17.2	26.94 vs 27.5	0.36 vs 3.0
跌倒盛行率	8.10	20.5	台湾女性是男性的 1.5～2.0 倍	
患病后积极看诊	82.80	85.9	—	—

注:总结本书第三章、第四章分析结果,闽台在相关调查指标的口径可能存在差异,上述指标建议只做大体趋势判断。

从第一章第三节分析了性别健康差异是取决于与生俱来的先天或生理学因素,给出结果是很多研究者都主张的是非自然的"后天论",即从先天的自然属性而言,女性应该比男性更长寿和更健康。 但是,现实中老年健康状况呈现女性比男性长寿但更不健康的结果应该主要归因于非自然因素,即更多的是由后天的生活环境、社会文化等因素造成的。 2014 年国际妇女节前夕,WHO 西太平洋办事处指出,西太平洋区内许多妇女仍深受性别不平等陋习所害,影响身心健康。 多数地方的女性社会地位低于男性,造成权力关系与健康结果的不平等。[①] 第五章"心理健康促进与两岸老年人受虐防范"的研究中,也发现虽然全球范围内老年男性受到虐待的风险与女性相当,但是在我国"重男轻女"的性别文化下,女性从小就以次于男性社会地位的角色进行社会活动,同时,"慈母、孝女、贤妻"等女性家庭伦理角色,导致女性老年人在受虐时往往选择不反抗、不敢反抗、忍气吞声等

---

① 性别不平等袭击妇女健康[EB/OL].(2014-03-07)[2018-08-01].http://www.china-times.com/realtimenews/20140307006347-260408.

形式，女性老年人受虐待的风险更高。[①] 根据 WHO 的观察[②]，尽管国际法确保了女性与男性享有平等的权利，但世界各地的妇女都在不同程度上被剥夺了土地和财产、资金、就业和教育等多项权利。 在许多文化中，女性遭到切割女性生殖器官的伤害，甚至假借传统的名义被处死。 WHO 认为女性在文化、社会中受到的压迫是由社会文化所建构，并非生理事实所决定；这种性别不平等根植于种族、经济阶级、性别角色、生育、家庭婚姻结构、语言、符号以及其他系统中，以复合的形式出现。

从生命周期理论研究视角，认为生命历程轨迹由整个生命周期的风险、可用资源和行为策略的选择累积决定。[③] 生命历程的给身体健康的影响带来各种结果：从健康到身体功能衰弱或慢性疾病，生命早期对健康具有很强的重要性，早期的生活、健康状况（包括胎儿健康）影响整个生命过程中后期的健康。[④] 从追述生命周期的运行来看，本研究闽台老年女性，她们的健康状况不如同龄男性是不可避免的。 因为闽台"重男轻女"性别文化下，这些女性老年人从小就缺少保健的投入，而在进入成年，特别是成婚以后，她们在下田上山从事农活或者在城镇户外就业的同时，还要承担大量的家庭事务和对孩子实施家教，身体资源是处于一种透支的状态；另外，由于受家庭有限经济资源的约束，家庭资源的投放向男性倾斜，透支的女性体能并

---

① 伍小兰,李晶.中国虐待老人问题现状及原因探析[J].人口与发展,2013,19(3):85-91.

② WHO.Gender, Equity and Human Rights[EB/OL].[2018-08-01].http://www.who.int/gender-equity-rights/understanding/gender-definition/en/.

③ Ferraro Kenneth F., Shippee Tetyana Pylypiv. Aging and Cumulative Inequality: How Does Inequality Get Under the Skin? [J]. Gerontologist, 2009, 49(3):333-43. Strauss John, Thomas Duncan. Health Over the Life Course[J]. Handbook of Development Economics, 2008, 4(7):3375-3474.

④ Warren John Robert. Does Growing Childhood Socioeconomic Inequality Mean Future Inequality in Adult Health? [J]. Annals of the American Academy of Political & Social Science, 2016, 663(1):292-330.

没有得到和男性一样的正常补偿。久而久之，日益形成劣势积累或叠加，自然会造成健康结果的不公平，有的女性因劳累过度而逝，有的女性将带着比男性低下的身体健康状况进入人生的老年阶段。所以，老年健康状况的性别不平等现象在闽台现实中不是捕风捉影而是客观存在。因此，推动闽台性别协同健康促进缩小性别健康不均等现象具有非常的现实意义。

二、缩小闽台老年人口性别健康差异的策略

(一)积极响应 UNICF 的"性别主流化"策略

在大多数情况下，生命历程健康发展(Life Course Health Development)框架的结构是连续的，能够反映在生命跨度(life span)期间的不断变化，早期健康(包括胎儿健康)在整个生命过程中对后期可能带来的影响。联合国儿童基金会于 1997 年把实现性别平等作为一项战略，采用了性别主流化①，将对女性和男性所从事的一切工作的各个层面进行评估，包括立法、政策和项目，该战略综合女性和男性的需要和经验，设计、执行、跟踪和评估政策和规划，使性别不平等不再延续下去。联合国儿童基金会要求各个国家把性别分析纳入所有决策过程，无论是核心政策的制定，还是日常项目方案的决定；性别问题纳入主流意味着，项目的设计和评估，要确保妇女和女童受益于联合国儿童基金会项目，对整个社会产生影响的项目，如旨在确保所有儿童接受教育，解决女童在求学过程中面临的障碍，特别是满足女性性别身份的需求，如降低产妇死亡率的安全孕妇项目。所以，从生命周期理论视角，联合国儿童基金会的性别主流化可以更好地确保女性及儿童健康，从而为个体健康老化奠定良好基础，也为推动各国性别健康促进做出了很好的标杆。

---

① 性别平等[EB/OL].[2018-08-01].https://www.unicef.org/chinese/gender/3984_3994.html.

(二)构建"性别主流化"的健康政策

针对健康的性别不平等，WHO认为医疗体系中存在性别结构与权力分配不平等，大部分权力集中在少数精英的男性医生手上，通过医疗化独占，医学研究与资源偏向以男性为主的疾病，而对女性造成成见，影响医生对待女性病人的判断与态度；同时，生殖科技发展成为满足男性传宗接代的工具。[①] 曾月霞认为产生健康照护服务上差异的原因有：(1)提供者的偏见(providers bias)；(2)接受者的偏好(patient preference)；(3)提供者和接受者之间的互动不良。[②] WHO提出解决性别不平等之道在于根除男性用以维护父权制、支配女性的策略，清除女性在这一关系中的附庸角色，提升女性尊严与权利；同时，将女性主义的观点带入生命伦理的研究领域。

新中国成立以来，妇女解放运动的持续开展和"男女平等"基本国策的大力落实在一定程度上缩小了健康状况的性别差异。但是，大陆老年健康性别上的差异是客观存在的，且女性老年人被虐待的现象更严重，所以，笔者认为可以参考台湾地区的卫生政策[③]，构建大陆"性别主流化"的卫生与健康策略旨在推动性别健康均等化发展，具体有如下：

1.制定具有性别意识的健康政策，建立性别意识的医学伦理与医学教育；

2.强化性教育，提升女性身体及性自主权，避免性病及非自主之怀孕；

3.健康决策机制中应考量性别的平衡性，落实对妇女友善的医疗环境，充分尊重女性的就医权益及其自主性；

4.全民健康保险制度之决策及资源分配，应力求地区、阶级、族群及性别的平衡；

---

① WHO.Gender，Equity and Human Rights[EB/OL].(2018-08-01).http：//www.who. int/gender－equity－rights/understanding/gender－definition/en/.

② 曾月霞.台湾老人老化经验之中性别差异[J].荣总护理，2004，21(2)：117-126.

③ 台湾行政主管部门.老人健康促进计划 2009—2012[R/OL].(2009-03-27)[2018-08-10].https://www.hpa.gov.tw/File/Attach/953/File_969.pdf.

5.从事具性别意识的女性健康及疾病研究；

6.检视并改善女性健康过度医疗化的现象；

7.肯定女性对促进及维护健康之贡献，对家庭及职场的女性照顾者提供充分的资源及报酬。

（三）利用健康政策和政府卫生预算以促进社会性别公平

本次调查数据显示闽台女性老年人的养老金（或收入）和保障水平低都均低于男性老年人，同时闽台各自的地区内（如县与市）及社会阶层都存在差异。 因此，要将性别公平的健康管理和服务理念纳入政府或有关组织部门的工作范围，采取有效策略使性别健康均等化。 崔斌与李卫平的研究发现：（1）我国女性对人口卫生服务的需求高于男性，在经济欠发达地区的女性在卫生服务利用上受到一定程度抑制；（2）虽然性别问题并非当前预算体制下卫生预算分配的主要关注点，但目前已有促进两性平等利用卫生服务的实际行动和措施；（3）在当前公共卫生投入政策下，两性在公共卫生服务的受益差异不明显；（4）现有统计信息系统大多不归集分性别资料，尤其是预算数据，因此尚无法对政府卫生预算开展深入的性别分析。①

但是，基于本研究的数据分析结果，笔者认为要推进性别预算观念和分性别统计工作，逐步建立和完善我国的性别预算框架和操作规范，将社会性别纳入健康政策主流，利用健康政策和政府卫生预算以促进社会性别公平。特别需要注意的是考虑到老年人口受教育程度不高的特点，有关部门要主动动员社会力量多方协力深入老年人口的生活环境中开展健康教育工作。设计适合老年人口阅读和学习的健康知识的宣传资料和宣传品；搭建健康讲师队伍，邀请健康科普专家队伍为健康讲师进行健康促进培训以增加老年人口健康课堂的科学性和实用性，做好老年人口健康教育传播工作。

---

① 崔斌,李卫平.健康性别不平等与政府卫生预算的社会性别分析[J].人口与发展,2009,15(1):60-65.

(四)将"性别主流化"融入闽台老年健康促进的具体措施

1.从微观、中观、宏观做到性别均等化发展

曾月霞认为不同性别的老年人的老化经验有其差异性。[①] 老化的经验不仅受到个人文化背景的影响，还受到性别差异的影响。 老年人的社会文化背景会影响到个体对性别的社会角色及功能的看法，因而产生经验上的差异。 图 8-4 为性别主流化的生态系统框架示意图，从微环境，做到教育

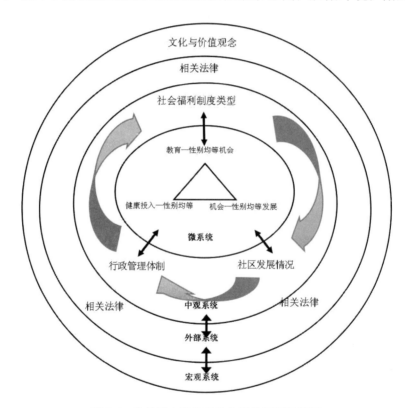

图 8-4　为性别主流化的生态系统框架示意图

---

① 曾月霞.台湾老人老化经验之中性别差异[J].荣总护理,2004,21(2):117-126.

机会性别均等，健康投入性别均衡，社会化发展机会性别均等；从中观环境：做好社会福利、行政管理、社区发展与建设中的性别主流化政策；从宏观环境，即从法律法规及社会文化的性别主流化建设。

2.从日常生活的健康促进入手，重点加强男性平均预期寿命的提升与女性健康预期寿命的提升

以健康促进具体措施为例，要将"性别主流化"融入，可以参照表 2-1 中健康促进预防机制，从初级预防、二级预防、三级预防的具体内容上，融入"性别主流化"，帮助人们改变可能导致疾病的行为举止，改善不良的个人的生活习惯，如抽烟、醉酒等。虽然老年人疾病无法消除，但是通过良好的健康实践来创建有利于健康的保护性生态条件，减少男性与女性老年人各自的不同健康风险，从而促进男性延长寿命，提升女性未患病寿命、未残障寿命、未痴呆寿命。实现健康长寿是人类社会的共同奋斗的目标。参见图 8-5.

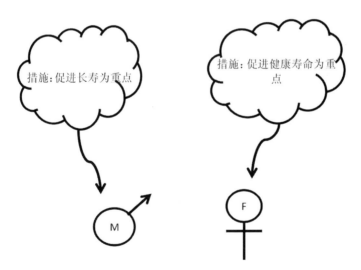

图 8-5　缩小性别健康长寿差值的策略

美国 2007 年提出"2010 年健康人：全国健康促进和疾病预防目标"。针对老年人群，有身体活动、安全、慢性病防治、健康促进与疾病筛检四部分，期望每一位老年人"长寿、良好的生活品质、具有生产力、且能独立生活"。 美国疾病管管制局在 2007 分布美国老化与健康现状（The State of Aging and Health in America 2007）的政策①，于健康老化国家报告卡（The National Report Card on Health Aging）规范了老年人健康监测指标，指标共分四大类，计 15 项，以预防及改善老年人的健康状况，并经由研究调查了解目标达成情况，该等指标分别为：(1)健康状况（health status）；(2)身体不适的日数（physically unhealthy days）；(3)经常情绪抑郁状况（frequent mental distress）；(4)口腔卫生：全口缺齿状况（oral health： complete tooth loss）；(5)失能情况（disability）；(6)健康行为（Health behaviors）；(7)缺乏休闲的身体运动行为（no leisure-time physical activity）；(8)每日五蔬果行为（eating five fruit and vegetables daily）；(9)肥胖（obesity）；(10)目前吸烟行为（current smoking）。 邻国日本还针对"高龄化社会对策"补充三项对策：(1)终身建立健康的身体；(2)建立健康的环境设施；(3)推动照护预防服务。② 日本这三项补充对策的大致目标是期望通过改善老年人日常营养摄入，通过强化老年人身体及口腔等多方面机能，以及提供老年人体能训练等服务，使更多的高龄老年人恢复或维持其日常生活功能（ADL 功能）。

纵观先进国家的老年人健康促进政策，大致内容均是维护老年人健康，预防慢性病，增进老年人生产力，及尽可能维护老年人独立自主的生活，以提升其生活质量。 各国在达成目的的策略与健康议题中，皆考量文化、性别、健康状况及行为、物理及社会的环境、社会支持、社会经济地位等因

---

① Jeannotte L ，Moore M J ．The State of Aging and Health in America 2007[J]．Aging Health，2007，3(2)：139-141．

② 周晶.长期照护保险制度：日本经验及对中国的启示[J].社会建设，2017(5)：23-36．

素，所采取的措施很多元，诸如：整合资源，建构老年人健康的支持性环境；制定、发布与实施健康促进法；多元化途径提升民众对健康老化的认知与方法的掌握，改善老年人不良的生活习惯；提升老年专业人员的素质与服务品质；发展老年人口健康监测指标，缩小老年人口健康不平等的差距。

因此，笔者建议将"性别主流化"融入闽台老年健康促进监测指标，参见图 8-6，围绕健康促进相关议题：营养、动态生活（身体运动）、肥胖、口腔

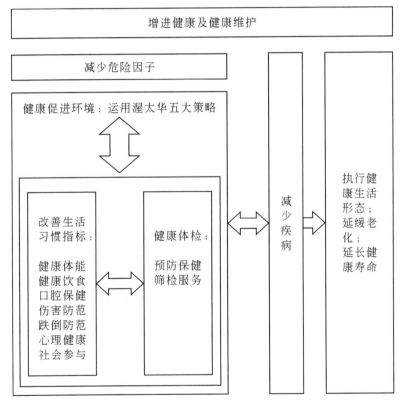

图 8-6　老年健康促进内容与目标

参考资料：台湾行政主管部门.老人健康促进计划 2009—2012［R/OL］.（2009-03-27）［2018-08-10］.https://www.hpa.gov.tw/File/Attach/953/File_969.pdf.

卫生、烟酒控制、健康检查与事后指导、伤害预防(安全、防跌)、慢性病防治(糖尿病、心脏病、脑卒中、癌症)、接种疫苗(流感、肺炎)、休养、药物滥用的预防、心理准备、退休准备、社会参与、物质滥用等,切入"性别主流化"议题,重点探讨如何提升男性老年人的平均预期寿命以降低女性高龄者的丧偶率;相反针对女性老年人口,则重点探讨提升她们的健康预期寿命以减轻晚年的病痛折磨。 本研究结果提示女性老年人跌倒盛行率是男性的1.5~2.0倍,闽台男性经常吸烟率高于女性。 所以,要从日常生活健康促进入手,加强性别视角的针对性措施,以达到缩小老年人口的健康性别差异的目标。

总之,性别协同健康促进的研究目的是使男女关注的事项及经验能整合至所有政治、经济及社会领域的政策设计、执行、监测及评价的全过程,使男女健康不平等现象不再永久存在。 在做任何领域或层级的规划或行动(包括立法、政策及规划)时,要评估其对男性和女性可能带来的不同影响。 性别平等是一个技术及政治的过程,需要转变政府、组织、社会的文化与思维方式,并调整目标、架构和资源分配。 性别主流化需要在各级政府或不同层级组织机构内部的规划、议程设定、政策制定,以及执行与评价时进行贯彻。 性别主流化具体措施包含性别视角的预算设置措施、培训规划、政策程序及指导。 本节以性别协同健康促进的理念出发,关注性别差异、促进男女平等及健康公平性研究,期望今后的政策制定对男女健康做出更好的贡献。

附录一：福建省第四次城乡老年人生活状况抽样调查问卷

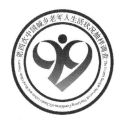

印刷流水号：

调查问卷编号：☐☐☐☐☐☐☐☐☐☐☐☐

《中华人民共和国统计法》第7条规定：国家机关、企业事业单位和其他组织以及个体工商户和个人等统计调查对象，必须依照本法和国家有关规定，真实、准确、完整、及时地提供统计调查所需的资料，不得提供不真实或者不完整的统计资料，不得迟报、拒报统计资料。

《中华人民共和国统计法》第25条规定：统计调查中获得的能够识别或者推断单个统计对象身份的资料，任何单位和个人不得对外提供、泄露，不得用于统计以外的目的。

表　　　号：CRCA2015-1
制定机关：民政部
批准机关：国家统计局
批准文号：国统制〔2014〕87号
有效期至：2015年9月

****

第四次中国城乡老年人生活状况抽样调查
个人问卷（长表）

****

一、访问地点：

省（自治区、直辖市）＿＿＿＿＿＿＿　　　　地级市＿＿＿＿＿＿＿＿＿＿＿＿＿＿

县(市、区)_____   乡镇/街道_____

村(居)委会_____   家庭地址_____

二、访问记录：

访问日期		开始时间	结束时间
月	日		

调查员签名：_____   电话：_____   日期：___月___日

乡级督导员签名：_____   电话：_____   日期：___月___日

县级督导员签名：_____   电话：_____   日期：___月___日

录入人员签名：_____   电话：_____   日期：___月___日

【调查导语】

尊敬的_____(被访老人姓名)老人家：

您好！我是第四次老年人生活状况调查的工作人员,这次调查是全国老年人生活中的一件大事,得到了全国老龄工作委员会和国家统计局的批准。我们希望通过这次调查,全面了解全国老年人生活的各种情况、困难和问题,为党和政府制定政策提供依据,目的是提高全国老年人的生活质量和水平。我们将严格遵守《统计法》的有关规定,认真做好相关保密工作。希望您告诉我们您生活的实际情况,非常感谢您的合作！

【填表说明】

1. 本问卷由调查员入户填写，所有数据必须做到公正、客观、准确，调查员对所提供的数据材料真实性负责。

2. 本问卷答案没有对错之分，但一定要准确反映被访者的真实情况。

3. 本问卷的题型分为两类：一类为选择题，另一类为填空题。

4. 单选题：请在答案中选择一个选项打√。

5. 多选题：请在相应选项前面的□中打√。

6. 填空题：请填入反映被访者真实情况的答案（文字或数字）。

7. 选择"其他"项需要详述的，请给予相应说明。

8. 部分题目不适用、老年人无法回答、拒答等情况，请在题目序号上打"×"，并在题目序号旁边标注原因。

A 基本状况

A1 被访老年人性别：【调查员观察填写】   1.男   0.女

A2 被访老年人出生年月：【调查员根据身份证填写】＿＿＿年＿＿＿月

A3 您的户籍属于哪种类型？ 【调查员根据户口簿填写】

   1.农业   2.非农业   3.统一居民户口

A4 您属于哪个民族？ 【调查员根据身份证填写】

   1.汉族   2.壮族   3.回族   4.满族   5.维吾尔族

   6.苗族   7.彝族   8.土家族   9.藏族   10.蒙古族

   11.其他民族＿＿＿＿＿＿＿＿＿＿（请写出民族全称）

A5 您的文化程度：

1.未上过学(包括扫盲班) 2.小学(包括私塾) 3.初中

4.高中/中专/职高 5.大学专科 6.本科及以上

A6 您的专业技术职称： 1.没有 2.技术员级 3.初级职称 4.中级职称

5.高级职称

A7 您的政治面貌： 1.群众 2.中共党员 3.民主党派 4.无党派人士

A8 您现在的婚姻状况：

1.有配偶，配偶年龄_____周岁？ 2.丧偶，丧偶距今_____年了？

3.离婚，离婚距今_____年了？ 4.从未结婚

B 家庭状况

【调查员：接下来，我们想了解您的家庭状况】

B1 您现在的子女情况：【调查员：包括养/继子女，不包括儿媳/女婿】

B1.1 儿子_____人；

B1.2 女儿_____人。【没有子女的，跳问 B2】

B1.3 您子女中有生活困难的吗？ 1.有 0.无【跳问 B1.5】

B1.4 您长期在经济上支持生活有困难的子女吗？ 1.有 0.无

B1.5 您是不是由子女轮流赡养？ 1.是 0.否

B1.6 您觉得您的子女孝顺吗？ 1.孝顺 2.一般 3.不孝顺

B2 现在，您家(与您同吃同住)有哪些人？ (多选题)

【调查员：按照与被访老年人的关系选择，并写明人数】

□单独居住 □配偶 □(岳)父母_____人

□儿子_____人 □儿媳_____人 □女儿_____人

□女婿_____人 □(外、重)孙子女_____人

□保姆_____人 □其他_____人

B3 您有子女居住在本省以外吗？ 1.有 0.无【跳问 B4】

B3.1 您在本省以外居住的子女有几人？ _____人

B3.2 您在本省以外居住的子女每年回家看望您几次？

　　　1.少于一次　　2.一次　　3.二至三次　　4.四次以上

B4　您愿意和子女长期一起生活吗？　　1.愿意　2.不愿意　3.看情况

B5　您现在帮子女做以下事情吗？（多选题）【调查员：逐项询问】

□照看家　　□做家务　　*（农村）　□干农活　　□照看（外）孙子女

□其他（请说明）_____　□都没有做

B6　您经常来往的亲属/朋友有几人？ _____人

B7　今年以来，您家发生了哪些重大事件？（多选题）【调查员：逐项询问】

□子女失业　　□子女离异　　□纠纷/官司

□亲人大病　　□亲人去世　　□其他（请说明）_____

□都没有

B8　您平时主要利用什么交通方式出行？（多选题）【调查员：逐项询问】

□骑自行车　　□骑摩托车/电动车　　□乘公交车　　□乘地铁

□乘出租车　　□开/坐私家车　　　　□其他（请说明）_____

□都没有

B9　您家里有重大支出谁说了算？　　1.自己　2.配偶　3.子女　4.共同协商

C 健康医疗状况

【调查员：接下来，我们想了解您的健康医疗状况】

C1　您吸烟吗？

　　1.从来不吸烟【跳问 C2】　　　2.曾经吸烟，现在已经戒烟

　　3.经常吸烟　　　　　　　　　4.偶尔吸烟

　　C1.1 您吸烟多少年了？ _____年

C2　您喝酒吗？　　1.不喝或偶尔喝　2.每周1～2次　3.每周至少3次

　　4.经常醉酒

C3　您平时的睡眠质量怎么样？　　1.非常好　2.比较好　3.一般　4.比较差

　　5.非常差

C4　您看得清楚吗（包括戴眼镜）？

　　1.非常清楚　2.比较清楚　3.一般　4.不太清楚　5.几乎/完全看不清

C5　您听得清楚吗（包括戴助听器）？

　　1.很难听清楚　2.需要别人提高声音　3.能听清楚

C6　您的牙齿影响您吃饭吗？　　1.有影响　0.没影响

C7　您经常有疼痛感？　　1.有　0.没有【跳问C8】

　　C7.1 如果您经常有疼痛感，疼痛程度如何？

　　　　1.不严重　2.一般　3.严重

C8　您每周锻炼几次？

　　1.从不锻炼　2.不到一次　3.一至二次　4.三至五次　5.六次及以上

C9　您吃保健品吗？　　1.从来不吃　2.偶尔吃　3.经常吃

C10　2014年，您是否体检过？　　1.是　0.否

C11　您患有下列慢性疾病吗？（多选题）【调查员：逐项询问】

　　□白内障/青光眼　　□高血压　　□糖尿病

　　□心脑血管疾病（冠心病/心绞痛/脑卒中等）　　□胃病

　　□骨关节病（骨质疏松/关节炎/风湿/椎间盘疾病等）

　　□慢性肺部疾病（慢阻肺/气管炎/肺气肿等）　　□哮喘

　　□恶性肿瘤　　□生殖系统疾病

　　□其他慢性病（请说明）＿＿＿＿＿＿

　　□都没有

C12　调查前两周，您是否生过病？　　1.是　0.否【跳问C13】

　　C12.1 您这次生病属于哪种情况？

1.两周内新发生　2.急性病两周前开始发病延续到两周内

3.慢性病两周前开始发病延续到两周内

C12.2 您患病后，是如何处置的？

　　1.找医生看病

　　2.未处置【跳问 C12.4】

　　3.自我治疗【跳问 C12.5】

C12.3 最近两周，您到医院或诊所看过几次病？ _____次【跳问 C13】

C12.4 您未处置的主要原因是什么？（多选题）【调查员：逐项询问】

　　□自感病轻　　□经济困难　　□没时间　　□行动不便

　　□没人陪同　　□医院太远　　□就医麻烦

　　□其他原因(请说明)_____

　　【答完此题，跳问 C13】

C12.5 您采取过下列哪些自我治疗措施？（多选题）【调查员：逐项询问】

　　□自己买药　　□采用传统方法治疗　　□使用保健康复设备

　　□其他(请说明)_____

C13　平时您主要在哪里看病的？

【调查员：可能去了多个医疗卫生机构看过，填去的最多的医疗卫生机构】

　　1.私人诊所　2.卫生室/站　3.社区卫生服务中心　4.乡镇/街道卫生院

　　5.县/市/区医院　6.市/地医院　7.省级医院

　　8.其他(请说明)_____

C13.1 您去的最多的医疗卫生机构离您家有多远？

　　　　1.不足一公里　2.一至二公里　3.二至五公里　4.五公里及以上

C14　你到医院或诊所看病遇到过下列问题吗？（多选题）【调查员：逐项询问】

　　□排队时间太长　　□手续烦琐　　□无障碍设施不健全

□不能及时住院 　　□服务态度不好 　　□收费太高

□其他（请说明）＿＿＿＿＿＿＿

C15 2014 年，您住院几次？ ＿＿＿＿＿次

C16 2014 年，您看病/住院总共花费多少钱？ ＿＿＿＿＿元

C16.1 其中，自费（不能报销）花了多少钱？ ＿＿＿＿＿元

C16.2 自费的部分里，您的孩子或他人替您支付了多少钱？ ＿＿＿＿＿元

C17 2014 年，您在药店自费购买药物花了多少钱？ ＿＿＿＿＿元

C18 您享受了以下哪些医疗保障待遇？（多选题）【调查员：逐项询问】

□城镇职工基本医疗保险 　□城镇居民基本医疗保险

□新型农村合作医疗保险

□城乡居民基本医疗保险（城镇居民基本医疗保险与新型农村合作医
　 疗保险合一）

□城乡居民大病保险 　□职工大额医疗补助

□公费医疗 　□其他（请说明）＿＿＿＿＿＿＿ 　□都没有

C18.1 您认为医药费用报销是否方便？

1.很方便 　2.比较方便 　3.一般 　4.比较不方便 　5.很不方便

C19 您是否购买了商业健康保险？ 　1.是 　0.否

C20 您觉得自己的健康状况如何？

1.非常好 　2.比较好 　3.一般 　4.比较差 　5.非常差

D 照料护理服务状况

【调查员：接下来，我们想了解您的照料护理服务状况】

D1 您在进行下列日常活动中属于哪种情况？

日常活动	做得了	有些困难	做不了
1.吃饭	1	2	3
2.穿衣	1	2	3
3.上厕所	1	2	3
4.上下床	1	2	3
5.在室内走动	1	2	3
6.洗澡	1	2	3
7.做饭	1	2	3
8.洗衣	1	2	3
9.扫地	1	2	3
10.日常购物	1	2	3
11.上下楼梯	1	2	3
12.乘坐公交车	1	2	3
13.提起 10 斤重物	1	2	3
14.打电话	1	2	3
15.管理个人财务	1	2	3

D2　很多老年人有失禁的情况，您是否也有？（多选题）【调查员：逐项询问】

　　□大便失禁　□小便失禁　□都没有

D3　您现在使用下列辅具用品吗？（多选题）【调查员：逐项询问】

　　□老花镜　□助听器　□假牙　　□拐杖　　□轮椅　　□血压计

　　□血糖仪　□成人纸尿裤/护理垫　□按摩器具　□智能穿戴用品

　　□护理床　□其他（请说明）＿＿＿＿＿＿＿＿　□都没有

D4　您现在的日常生活需要别人照料护理吗？

　　1.需要　　0.不需要【跳问 D5】

D4.1 您是否有人照料护理？　　1.有　　0.无【跳问 D5 】

D4.2 您最主要的照料护理者是谁？

　　　1.配偶　　　2.儿子　　　　3.儿媳　　　　4.女儿　　　　5.女婿

　　　6.孙子女　　7.其他亲属　　　8.朋友/邻居　　9.志愿人员

　　　10.家政服务人员（保姆、小时工等）　　　11.医疗护理机构人员

　　　12.养老机构人员　　　　13.社区工作人员

　　　14.其他人（请说明）_____

D4.3 她/他（指最主要的照料护理者）的年龄？　　_____周岁

D5　您家里还有其他需要照料护理的老年人吗？

　　1.有　　0.没有【跳问 D6 】

　　D5.1 现在谁在照料护理他/她？

　　　　1.被访老年人　2.其他人（请说明）_____

D6　如果需要，您最愿意在哪里接受照料护理服务？

　　1.在家里【跳问 D7 】　　2.白天在社区晚上回家【跳问 D7 】

　　3.在养老机构　　　　　4.视情况而定

　　D6.1 如果入住养老机构，您（和家人）每月最多能承担多少费用？

　　　　1.1000 元以下　　　　2.1000～1999 元　　　　3.2000～2999 元

　　　　4.3000～3999 元　　　　5.4000～4999 元　　　　6.5000 元以上

D7　您对以下社区老龄服务项目的需要、知晓和利用情况：【调查员：逐项询问】

服务项目	是否需要	是否有		是否用过
1.助餐服务	1.是　0.否	1.是　2.否　3.不知道		1.是　0.否
2.助浴服务	1.是　0.否	1.是　2.否　3.不知道		1.是　0.否
3.上门做家务	1.是　0.否	1.是　2.否　3.不知道		1.是　0.否

续表

服务项目	是否需要	是否有			是否用过
4.上门看病	1.是　0.否	1.是	2.否	3.不知道	1.是　0.否
5.日间照料	1.是　0.否	1.是	2.否	3.不知道	1.是　0.否
6.康复护理	1.是　0.否	1.是	2.否	3.不知道	1.是　0.否
7.老年辅具用品租赁	1.是　0.否	1.是	2.否	3.不知道	1.是　0.否
8.健康教育服务	1.是　0.否	1.是	2.否	3.不知道	1.是　0.否
9.心理咨询/聊天解闷	1.是　0.否	1.是	2.否	3.不知道	1.是　0.否

E 经济状况

【调查员：接下来，我们想了解您个人和家庭的基本经济状况】

E1　您现在是否已经办理了离退休手续？

　　1.是　　2.否【跳问 E2】　　3.不适用（从未有过正式工作）【跳问 E2】

　　E1.1 您离退休时的年龄是多少岁？　　　　　　　　周岁

　　E1.2 您是否属于提前离退休？　　1.是　　0.否

　　E1.3 您离退休前的工作单位属于什么性质？

　　　　1.党政机关　　2.事业单位　　3.国有企业　　4.集体企业

　　　　5.私营企业　　6.三资企业　　7.部队　　　　8.农村集体

　　　　9.其他（请说明）　　　　　　

E2　您现在还在从事有收入的工作吗（包括务工、做生意等）？

　　1.是　　0.否【跳问 E2.3】

　　E2.1 获得这份工作的途径？

　　　　1.个人关系　　2.单位返聘　　3.市场招聘　　4.政府帮助　　5.自己创业

　　　　6.其他（请说明）

E2.2 上个月，您从事上述工作的收入为？　　　　　　　元

E2.3 您现在是否愿意从事有收入的工作(包括务工、做生意等)？

　　　1.是　0.否

E3 ＊ (农村)您现在是否从事农林牧副渔等经济活动？

　　　1.是　0.否【跳问 E4】

　　　E3.1 2014 年，您从事上述经济活动的纯收入是？　　　　　　　元

E4　您和老伴有没有存一笔养老钱？　　　1.有　0.没有【跳问 E5】

　　E4.1 共存了多少钱？　　　　　　　元

E5　您现在每月有以下固定收入吗？

【调查员：逐项询问，有则填具体金额，无则填 0】

　　E5.1 养老金(离退休金)　　　　元　　E5.2 遗属抚恤金　　　　元

　　E5.3 职业/企业年金　　　　元　　　E5.4 商业养老保险金　　　　元

　　E5.5 高龄津贴　　　　元　　　　　E5.6 养老服务补贴　　　　元

　　E5.7 护理补贴　　　　元　　　　　E5.8 最低生活保障金　　　　元

　　E5.9 五保/三无救助金　　　　　　元

　　E5.10 计划生育家庭奖励(特别)扶助金　　　　　　元

　　E5.11 其他社会保障收入(请说明)　　　　　　　，　　　　　　元

E6　2014 年，您和老伴还有以下收入吗？ 【调查员：逐项询问，有则填具体

金额，无则填 0】

　　E6.1 房租收入　　　　　　元

　　E6.2 利息收入　　　　　　元

　　E6.3 ＊ (农村)土地出租／承包收入　　　　　　元

　　E6.4 原单位福利/集体补贴/分红　　　　　　元

　　E6.5 子女(孙子女)们给的钱(含实物)　　　　　　元

　　E6.6 其他亲戚给的钱(含实物)　　　　　　元

E7　您现在从事下列哪些投资理财活动？ (多选题)【调查员：逐项询问】

□国债/债券　□股票　□基金　□外汇　□贵金属

□其他理财产品　□其他（请说明）_____

□都没有【跳问 E8】

　　E7.1 如果有以上金融资产，现值总共_____万元

E8　您有产权属于自己（或老伴）的房子吗？　　1.有　0.没有【跳问 E9】

　　E8.1 一共有几套？　_____套

　　E8.2 现在这些房子大约值多少钱？　_____万元

　　E8.3 如果把房子出售/出租/抵押以换取养老金，您愿意吗？

　　　　1.愿意　2.不愿意　3.看情况

E9　您现在居住的住房属于哪种情况？

　　1.自有产权　2.子女的房产　3.孙子女的房产　4.租公房

　　5.租私房　6.借住　7.其他（请说明）_____

E10　平均每月，您个人日常生活开支情况：

【调查员：逐项询问，有则填具体金额，无则填 0】

　　E10.1 个人用品类支出（包括烟酒、化妆品、洗漱用品等）_____元

　　E10.2 交通支出_____元

　　E10.3 通信支出_____元

　　E10.4 雇佣保姆/钟点工/护工_____元

　　E10.5 卫生保健支出（美容美发、保健品、按摩等）_____元

　　E10.6 文体娱乐支出（看电影、订书报等）_____元

E11　2014 年，您个人下列开支情况：

【调查员：逐项询问，有则填具体金额，无则填 0】

　　E11.1 衣装鞋帽类支出_____元

　　E11.2 旅游支出_____元

　　E11.3 给子女/孙子女_____元

　　E11.4 购买辅助器具（镶牙、轮椅、助听器等）_____元

E12　2014 年，您和老伴以下支出情况：

【调查员：逐项询问，有则填具体金额，无则填 0】

E12.1 房租＿＿＿＿＿元　　　　　E12.2 取暖费＿＿＿＿＿元

E12.3 物业费＿＿＿＿＿元　　　　E12.4 购房/装修＿＿＿＿＿万元

E12.5 购买家具家电＿＿＿＿＿元　E12.6 购买车辆＿＿＿＿＿万元

E12.7 贵重首饰＿＿＿＿＿万元

E13　您家平均每月食品支出（伙食费）是＿＿＿＿＿元

E14　2014 年，您家总支出是＿＿＿＿＿万元

E15　2014 年，您家总收入是＿＿＿＿＿万元

E16　您家现在大概有多少债务？　＿＿＿＿＿元

E17　您是否觉得您的（孙）子女存在"啃老"的现象？　　1.是　0.否

E18　您觉得自己的经济状况属于下列哪种情况？

1.非常宽裕　2.比较宽裕　3.基本够用　4.比较困难　5.非常困难

F 宜居环境状况

【调查员：接下来，我们想了解您的宜居环境状况】

F1　您现在居住的这个房子是什么时候建的？

1.中华人民共和国成立前　2.50—60 年代　3.70—80 年代　4.90 年代

5.2000 年以后

F2　您家现在居住房子的建筑面积共有多少？　＿＿＿＿＿平方米

F3　您（和老伴）有单独居住的房间吗？　　1.有　0.无

F4　您现在的住房中有下列生活设施吗？（多选题）【调查员：逐项询问】

□自来水　　□煤气/天然气/沼气　　□暖气/土暖气

□室内厕所　□洗澡/淋浴设施　　　□都没有

F5　您现在的住房中有下列电子产品和家用电器吗？（多选题）

【调查员：逐项询问】

□固定电话　　□老人手机　　□智能手机　　□普通手机　　□电脑

□电视机　　　□洗衣机　　　□空调　　　　□电冰箱　　　□空气净化器

□净水设备　　□都没有

F6　今年以来，您是否跌倒过？　　1.是　　0.否【跳问 F7】

F6.1 您最近一次跌倒的地点在哪？

1.卧室　2.卫生间　3.客厅　4.厨房　5.阳台　6.门槛

7.楼梯/台阶　8.院子　9.道路　10.交通工具　11.购物场所

12.健身场所　13.公园　14.劳动场所

15.其他地点（请说明）_____

F6.2 您跌倒后产生的后果是什么？

1.没有受伤　2.轻伤，无须医治　3.重伤，需要医治

4.重伤，长期卧床

F7　您现在的住房存在下列哪些情况？（多选题）【调查员：逐项询问】

□光线昏暗　□门槛绊脚或地面高低不平　□没有扶手　□地面滑

□门用起来不合适　□厕所/浴室不好用　□没有呼叫/报警设施

□有噪音　□其他（请说明）_____　□都很好，没什么问题

F8　您对现在的住房条件满意吗？　　1.满意　2.一般　3.不满意

F9　您在本社区（村/居）住了多少年？　　_____年

F10　您与邻居关系属于哪种情况？

1.不了解　2.仅限于打招呼　3.经常走动　4.必要时相互帮助

F11　您对本社区（村/居）下列哪些情况感到满意？（多选题）

□指示牌/标识　□道路/街道照明　□交通状况　□生活设施

□健身活动场所　□公共卫生间　□环境绿化　□治安环境

□尊老敬老氛围　□都不满意

G 社会参与状况

【调查员：接下来，我们想了解您的社会参与状况】

G1　您经常参加以下公益活动吗？（多选题）

　　□维护社区社会治安　□协助调解邻里纠纷　□维护社区卫生环境

　　□帮助邻里　□关心教育下一代（不包括教育自己孙子女）

　　□参加文化科技推广活动　□都没有

G2　您参加了下列哪些组织或团体？（多选题）【调查员：逐项询问】

　　□社区治安小组　□人民调解委员会

　　□社会公益组织（志愿/慈善等）　□文体娱乐组织（书画/歌唱/舞蹈等）

　　□民俗/民间文化组织　□专业技术团体或组织

　　□老年合作组织（自愿养老团体/老年经济组织等）

　　□其他组织（请说明）_____　□都没有

G3　您参加过下列家族/宗族活动吗？（多选题）【调查员：逐项询问】

　　□修家谱/族谱　□参加祭祖活动　□参加家族/宗族组织的慈善/公益

　　活动　□帮助调解族内或族间纠纷　□其他活动（请说明）_____

　　□都没参加

G4　您是否参加了老年协会？　　1.是　0.否【跳问 G4.3】

　　G4.1 您对老年协会组织的活动满意吗？

　　　　1.非常满意　2.比较满意　3.一般　4.比较不满意　5.非常不满意

　　G4.2 您希望老年协会开展哪些方面的活动？（多选题）

　　　　【调查员：逐项询问】

　　　　□学习/娱乐活动　□困难老人帮扶活动　□老少共融亲情活动

　　　　□老年人权益维护　□志愿公益活动　□赢利项目活动

　　　　□参与社区公共事务　□其他（请说明）_____

□没有建议【跳问 G5】

G4.3 您没有参加老年协会的主要原因是？（多选题）

【调查员：逐项询问】

□没有成立　□不感兴趣　□没有时间　□身体不允许

□家人不支持　□其他（请说明）＿＿＿＿＿＿＿

G5　您是否愿意帮助社区有困难的老年人？　1.是　0.否

G6　最近一次的社区选举您参加了吗？　1.参加了　0.没参加

G7　您是否关心社区事务公开？　1.关心　2.不关心　3.无所谓

G8　本社区办大事时是否征求过您的意见？　1.是　0.否

G9　您是否向社区提出过建议？　1.是　0.否

G10　您是否关心国家大事？　1.是　0.否

H 维权状况

【调查员：接下来，我们想了解您的维权状况】

H1　您知道《老年人权益保障法》吗？　1.知道　0.不知道

H2　您是否办了老年人优待证（卡）？　1.是　0.否

H3　您享受过以下老年人优待吗？（多选题）【调查员：逐项询问】

□免费体检　□普通门诊挂号费减免

□公共交通票价减免　□公园门票减免

□旅游景点门票减免　□博物馆、公共图书馆等公共文化场所门票减免　□都没有

H4　今年以来，您家人对您有过下列行为吗？（多选题）

【调查员：逐项询问】

□在您要求提供基本生活费时不给您提供

□给您提供的住所条件差　□不给您吃饱/吃得很差

□不给您看病　□在您需要时不照顾您

□侵占您的财产　□长期不来探望/问候/不和您说话

□经常打骂您　*（仅对丧偶、离异老年人）□阻止您再婚

□其他行为（请说明）_____　□都没有【跳问 H5】

H4.1 如果存在以上情况之一，您采取了什么措施解决？（多选题）

　　　　□自己委屈/忍气吞声　□找亲属/宗族调解

　　　　□找居委会（村委会）寻求帮助　□找老年协会求助

　　　　□找家人单位调解　□打官司/找司法机关解决

　　　　□向媒体反映　□其他（请说明）_____

H5　今年以来，您遇到过下列哪些情况？（多选题）【调查员：逐项询问】

　　□上当受骗　□被抢劫　□被盗　□被打骂/恐吓

　　□其他（请说明）_____　□都没有

H6　今年以来，您是否接受过法律援助？　　1.是　0.否

H7　您认为您的合法权益是否得到了应有的保障？　　1.是　0.否

I 精神文化生活状况

【调查员：接下来，我们想了解您的精神文化生活状况】

I1　您经常参加下列活动吗？（多选题）【调查员：逐项询问】

　　□看电视/听广播　　　　　　　□读书/看报

　　□去影院看电影/去戏院听戏　　□散步/慢跑等

　　□打太极拳/做保健操等　　　　□跳舞（广场舞/扭秧歌）

　　□打门球/乒乓球/羽毛球等　　□打麻将/打牌/下棋等

　　□种花养草等　　　　　　　　□养宠物

　　□钓鱼/书画/摄影/收藏　　　　□其他（请说明）_____

　　□都没有

I2　您经常上网吗？　　1.是　0.否【跳问 I3】

　　I2.1 如果您经常上网，您做以下事项吗？（多选题）

　　　　【调查员：逐项询问】

　　　　□看新闻　□看影视剧　□聊天　□购物

　　　　□玩游戏　□炒股票　　□其他（请说明）＿＿＿＿＿＿

I3　您参加了老年大学／学校（含远程老年教育）吗？　　1.参加了　0.没参加

I4　您家附近有下列活动场所吗？　您经常去参加活动吗？

【调查员：逐项询问，如果被访老年人回答"无"或"不知道"，不再询问是否经常去】

活动场所	有无场所	是否经常去
1.广场	1.有　2.无　3.不知道	1.从不　2.偶尔　3.经常
2.公园	1.有　2.无　3.不知道	1.从不　2.偶尔　3.经常
3.健身场所	1.有　2.无　3.不知道	1.从不　2.偶尔　3.经常
4.老年活动中心/站/室	1.有　2.无　3.不知道	1.从不　2.偶尔　3.经常
5.图书馆/文化站	1.有　2.无　3.不知道	1.从不　2.偶尔　3.经常

I5　通常您每天用于下列活动的时间分布情况是怎样的？

活动类型	活动时间
1.有收入的工作/劳动/经营活动	＿＿＿＿＿＿小时
2.家务劳动	＿＿＿＿＿＿小时
3.看电视	＿＿＿＿＿＿小时
4.读书看报	＿＿＿＿＿＿小时
5.其他休闲活动	＿＿＿＿＿＿小时
6.午休	＿＿＿＿＿＿小时

I6　未来一年，您有出去旅游的打算吗？

1.有　2.没有　3.说不好

I7　您现在信仰什么宗教？

1.不信仰任何宗教　2.佛教　3.伊斯兰教　4.基督教　5.天主教　6.道教

7.其他宗教（请说明）＿＿＿＿＿＿

I8　您的日常生活中出现过以下情况吗？（多选题）【调查员：逐项询问】

□突然对亲朋好友的面孔有陌生感　　□常常想不起亲朋好友的名字

□出门后一时找不到自己的家门　　　□经常忘记带钥匙

□常常忘记灶上还煮着粥或烧着水　　□都没有

I9　您感到孤独吗？　　1.经常　2.有时　3.从不

I10　在过去的一星期里，您有以下方面的感受吗？（多选题）【调查员：逐项询问】

□大部分时间觉得心情愉快　　□整天觉得烦躁和坐立不安

□常常感到情绪低落　　　　　□认为现在活着是件好事

I11　您觉得自己的心理年龄是多少岁？　＿＿＿＿＿＿周岁

I12　由于各种原因，少数老人有轻生的情况，您怎么看？

1.珍惜生命　2.顺其自然　3.自己有权利放弃生命

I13　以下说法您赞同吗？（多选题）【调查员：逐项询问】

□老年人应该发挥余热，参与社会发展

□老年人就应该享受生活，得到家庭和社会供养

□老年人是家庭的负担

□老年人是社会的负担

□老年人是国家和社会的宝贵财富

□老年人应该自强自立，尽可能不给子女和社会添麻烦

I14　总的来说，您觉得自己幸福吗？

1.非常幸福　2.比较幸福　3.一般　4.比较不幸福　5.非常不幸福

****

【调查员：为了便于单位核实我对您的访问情况，请留下您(代答人)的姓名和联系电话】

被访者签名_____；电话号码_____

代答人签名_____；电话号码_____

调查到此结束，多谢您的支持与配合！

J 调查后记

【调查员：调查结束后，请依据本次调查情况继续填写下面问题】

J1 老人现在居住的房屋属于哪种类型？

　　1.楼房　2.平房　3.土坯房　4.其他(请说明)_____

J2 如果是楼房，被访老年人住几层？　_____层

J3 如果是楼房，是否有电梯？

　　1.有　0.没有

J4 在整个调查过程中，是否有他人在场？

　　1.有　0.没有

J5 在场的其他人是否代答问题？

　　1.是　0.否【跳至J8】

J6 代答人(与被访老年人的关系)

　　1.配偶　2.子女　3.孙子女　4.其他人(请说明)_____

J7 代答原因：(多选题)

　　□因聋哑无法回答　　□因痴呆无法回答

　　□回答不清　　□听觉障碍

　　□生病不能接受访问　□其他(请说明)_____

J8 对被访老年人的健康判断：

　　1.非常健康　　2.比较健康　　3.一般　　4.比较不健康　　5.非常不健康

J9　对被访老年人的生活自理能力判断：

　　1.完全自理　　2.部分自理　　3.完全不能自理

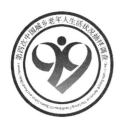

印刷流水号：

调查问卷编号：□□□□□

《中华人民共和国统计法》第 7 条规定：
国家机关、企业事业单位和其他组织以及个
体工商户和个人等统计调查对象，必须依照
本法和国家有关规定，真实、准确、完整、及
时地提供统计调查所需的资料，不得提供不
真实或者不完整的统计资料，不得迟报、拒
报统计资料。

《中华人民共和国统计法》第 25 条规
定：统计调查中获得的能够识别或者推断单
个统计对象身份的资料，任何单位和个人不
得对外提供、泄露，不得用于统计以外的目
的。

表　　　号：CRCA2015-2
制定机关：民政部
批准机关：国家统计局
批准文号：国统制〔2014〕87 号
有效期至：2015 年 9 月

****

第四次中国城乡老年人生活状况抽样调查
个人问卷（短表）

****

一、访问地点：

省（自治区、直辖市）_____ 　　地级市_____

县（市、区）_____ 　　乡镇/街道_____

村(居)委会＿＿＿＿＿＿＿＿＿＿　　家庭地址＿＿＿＿＿＿＿＿＿＿

二、访问记录：

访问日期		开始时间	结束时间
月	日		

调查员签名：＿＿＿＿＿＿＿＿＿　电话：＿＿＿＿＿＿＿　日期：＿＿月＿＿日

乡级督导员签名：＿＿＿＿＿＿＿　电话：＿＿＿＿＿＿＿　日期：＿＿月＿＿日

县级督导员签名：＿＿＿＿＿＿＿　电话：＿＿＿＿＿＿＿　日期：＿＿月＿＿日

录入人员签名：＿＿＿＿＿＿＿＿　电话：＿＿＿＿＿＿＿　日期：＿＿月＿＿日

【调查导语】

尊敬的＿＿＿＿＿＿（被访老人姓名）老人家：

　　您好！我是第四次老年人生活状况调查的工作人员，这次调查是全国老年人生活中的一件大事，得到了全国老龄工作委员会和国家统计局的批准。我们希望通过这次调查，全面了解全国老年人生活的各种情况、困难和问题，为党和政府制定政策提供依据，目的是提高全国老年人的生活质量和水平。我们将严格遵守《统计法》的有关规定，认真做好相关保密工作。希望您告诉我们您生活的实际情况，非常感谢您的合作！

【填表说明】

1.本问卷由调查员入户填写，所有数据必须做到公正、客观、准确，调查员对所提供的数据材料真实性负责。

2.本问卷答案没有对错之分，但一定要准确反映被访者的真实情况。

3.本问卷的题型分为两类：一类为选择题，另一类为填空题。

4.单选题：请在答案中选择一个选项打√。

5.多选题：请在相应选项前面的□中打√。

6.填空题：请填入反映被访者真实情况的答案（文字或数字）。

7.选择"其他"项需要详述的，请给予相应说明。

8.部分题目不适用、老年人无法回答、拒答等情况，请在题目序号上打"×"，并在题目序号旁边标注原因。

A 基本状况

A1　被访老年人性别：【调查员观察填写】　　1.男　　0.女

A2　被访老年人出生年月：【调查员根据身份证填写】＿＿＿年＿＿＿月

A3　您的户籍属于哪种类型？　【调查员根据户口簿填写】

　　1.农业　　2.非农业　　3.统一居民户口

A4　您属于哪个民族？　【调查员根据身份证填写】

　　1.汉族　　2.壮族　　3.回族　　　4.满族　　5.维吾尔族

　　6.苗族　　7.彝族　　8.土家族　　9.藏族　　10.蒙古族

　　11.其他民族＿＿＿＿＿＿＿＿＿＿＿＿（请写出民族全称）

A5　您的文化程度：

1.未上过学(包括扫盲班)　2.小学(包括私塾)　3.初中

4.高中/中专/职高　5.大学专科　6.本科及以上

A7　您的政治面貌:1.群众　2.中共党员　3.民主党派　4.无党派人士

A8　您现在的婚姻状况:1.有配偶　2.丧偶　3.离婚　4.从未结婚

B 家庭状况

【调查员:接下来,我们想了解您的家庭状况】

B1　您现在的子女情况:【调查员:包括养/继子女,不包括儿媳/女婿】

B1.1 儿子_____人

B1.2 女儿_____人。

B2　现在,您家(与您同吃同住)有哪些人? (多选题)

【调查员:按照与被访老年人的关系选择,并写明人数】

□单独居住　　　　□配偶　　　　　　□(岳)父母_____人

□儿子_____人　　□儿媳_____人　　□女儿_____人

□女婿_____人　　□(外、重)孙子女_____人

□保姆_____人　　□其他_____人

B3　您有子女居住在本省以外吗?　　1.有　0.无

B3.1 您在本省以外居住的子女有几人? _____人

B9　您家里有重大支出谁说了算?　　1.自己　2.配偶　3.子女　4.共同协商

C 健康医疗状况

【调查员:接下来,我们想了解您的健康医疗状况】

C4　您看得清楚吗(包括戴眼镜)?

1.非常清楚　2.比较清楚　3.一般　4.不太清楚　5.几乎/完全看不清

C5　您听得清楚吗(包括戴助听器)?

　　1.很难听清楚　　2.需要别人提高声音　　3.能听清楚

C8　您每周锻炼几次?

　　1.从不锻炼　2.不到一次　3.一至二次　4.三至五次　5.六次及以上

C9　您吃保健品吗?　　1.从来不吃　2.偶尔吃　3.经常吃

C10　2014年,您是否体检过?　　1.是　0.否

C11　您患有下列慢性疾病吗?　(多选题)【调查员:逐项询问】

　　□白内障/青光眼　　□高血压　　□糖尿病

　　□心脑血管疾病(冠心病/心绞痛/脑卒中等)　□胃病

　　□骨关节病(骨质疏松/关节炎/风湿/椎间盘疾病等)

　　□慢性肺部疾病(慢阻肺/气管炎/肺气肿等)　□哮喘

　　□恶性肿瘤　□生殖系统疾病　□其他慢性病(请说明)_____

　　□都没有

C12　调查前两周,您是否生过病?　　1.是　0.否【跳问C13】

　　C12.1　您这次生病属于哪种情况?

　　　　1.两周内新发生

　　　　2.急性病两周前开始发病延续到两周内

　　　　3.慢性病两周前开始发病延续到两周内

　　C12.2　您患病后,是如何处置的?

　　　　1.找医生看病　2.未处置【跳问C12.4】

　　　　3.自我治疗【跳问C12.5】

　　C12.3　最近两周,您到医院或诊所看过几次病?　_____次

　　　　【跳问C13】

　　C12.4　您未处置的主要原因是什么?　(多选题)【调查员:逐项询问】

　　　　□自感病轻　□经济困难　□没时间　　□行动不便

　　　　□没人陪同　□医院太远　□就医麻烦

　　　　□其他原因（请说明）＿＿＿＿＿＿

　　　　【答完此题，跳问 C13】

　　C12.5 您采取过下列哪些自我治疗措施？（多选题）【调查员：逐项询

　　　　问】

　　　　□自己买药　　□采用传统方法治疗　　□使用保健康复设备

　　　　□其他（请说明）＿＿＿＿＿＿

C13　平时您主要在哪里看病的？

【调查员：可能去了多个医疗卫生机构看过，填去的最多的医疗卫生机构】

　　1.私人诊所　2.卫生室/站　3.社区卫生服务中心　4.乡镇/街道卫生院

　　5.县/市/区医院　6.市/地医院　7.省级医院

　　8.其他（请说明）＿＿＿＿＿＿

　　C13.1 您去的最多的医疗卫生机构离您家有多远？

　　　　　1.不足一公里　2.一至二公里　3.二至五公里　4.五公里及以上

C14　你到医院或诊所看病遇到过下列问题吗？（多选题）【调查员：逐项

　　询问】

　　□排队时间太长　□手续烦琐　　　□无障碍设施不健全

　　□不能及时住院　□服务态度不好　□收费太高

　　□其他（请说明）＿＿＿＿＿＿

C15　2014 年，您住院几次？　＿＿＿＿＿次

C16　2014 年，您看病/住院总共花费多少钱？＿＿＿＿＿元

　　C16.1 其中，自费（不能报销）花了多少钱？　＿＿＿＿＿元

　　C16.2 自费的部分里，您的孩子或他人替您支付了多少钱？　＿＿＿＿＿元

C17　2014 年，您在药店自费购买药物花了多少钱？＿＿＿＿＿元

C18　您享受了以下哪些医疗保障待遇？（多选题）【调查员：逐项询问】

　　□城镇职工基本医疗保险　□城镇居民基本医疗保险　□新型农村合

　　作医疗保险

□城乡居民基本医疗保险（城镇居民基本医疗保险与新型农村合作医疗保险合一）

□城乡居民大病保险　□职工大额医疗补助

□公费医疗　□其他（请说明）＿＿＿＿＿＿　□都没有

C18.1 您认为医药费用报销是否方便？

　　　　1.很方便　2.比较方便　3.一般　4.比较不方便　5.很不方便

C19　您是否购买了商业健康保险？　　1.是　0.否

C20　您觉得自己的健康状况如何？

　　1.非常好　2.比较好　3.一般　4.比较差　5.非常差

D 照料护理服务状况

【调查员：接下来，我们想了解您的照料护理服务状况】

D1　您在进行下列日常活动中属于哪种情况？

日常活动	做得了	有些困难	做不了
1.吃饭	1	2	3
2.穿衣	1	2	3
3.上厕所	1	2	3
4.上下床	1	2	3
5.在室内走动	1	2	3
6.洗澡	1	2	3

D2　很多老年人有失禁的情况，您是否也有？（多选题）【调查员：逐项询问】

　　□大便失禁　□小便失禁　□都没有

D3　您现在使用下列辅具用品吗？（多选题）【调查员：逐项询问】

　　□老花镜　□助听器　□假牙　□拐杖　□轮椅　□血压计

　　□血糖仪　□成人纸尿裤/护理垫　□按摩器具　□智能穿戴用品

　　□护理床　□其他（请说明）＿＿＿＿＿＿　□都没有

D4　您现在的日常生活需要别人照料护理吗？

　　1.需要　　0.不需要【跳问 D5】

　　D4.1 您是否有人照料护理？　1.有　0.无【跳问 D5】

　　D4.2 您最主要的照料护理者是谁？

　　　　1.配偶　2.儿子　3.儿媳　4.女儿　5.女婿　6.孙子女　7.其他亲属

　　　　8.朋友/邻居　9.志愿人员　10.家政服务人员（保姆、小时工等）

　　　　11.医疗护理机构人员　12.养老机构人员　13.社区工作人员

　　　　14.其他人（请说明）＿＿＿＿＿＿

　　D4.3 她/他（指最主要的照料护理者）的年龄？　　＿＿＿＿＿＿周岁

D5　您家里还有其他需要照料护理的老年人吗？

　　1.有　　0.没有【跳问 D6】

　　D5.1 现在谁在照料护理他/她？

　　　　1.被访老年人　2.其他人（请说明）＿＿＿＿＿＿

D6　如果需要，您最愿意在哪里接受照料护理服务？

　　1.在家里【跳问 D7】　　2.白天在社区晚上回家【跳问 D7】

　　3.在养老机构　　4.视情况而定

　　D6.1 如果入住养老机构，您（和家人）每月最多能承担多少费用？

　　　　1.1000 元以下　　　　2.1000～1999 元　　　3.2000～2999 元

　　　　4.3000～3999 元　　　5.4000～4999 元　　　6.5000 元以上

D7　您需要以下社区老龄服务项目吗？（多选题）【调查员：逐项询问】

　　□助餐服务　　　　　□助浴服务　　　　　□上门做家务

　　□上门看病　　　　　□日间照料　　　　　□康复护理

□老年辅具用品租赁　　□健康教育服务　　□心理咨询/聊天解闷
□其他(请说明)_____　　　　□都不需要

E 经济状况

【调查员：接下来，我们想了解您个人和家庭的基本经济状况】

E1　您现在是否已经办理了离退休手续？

　　1.是　2.否【跳问 E2】　3.不适用(从未有过正式工作)【跳问 E2】

　　E1.1 您离退休时的年龄是多少岁？_____周岁

　　E1.3 您离退休前的工作单位属于什么性质？

　　　　1.党政机关　2.事业单位　3.国有企业　4.集体企业

　　　　5.私营企业　6.三资企业　7.部队　8.农村集体

　　　　9.其他(请说明)_____

E2　您现在还在从事有收入的工作吗(包括务工、做生意等)？

　　1.是　0.否【跳问 E3】

　　E2.2 上个月，您从事上述工作的收入为？_____元

E3 *　(农村)您现在是否从事农林牧副渔等经济活动？

　　　1.是　0.否【跳问 E4】

　　　E3.1 2014 年，您从事上述经济活动的纯收入是？_____元

E4　您和老伴有没有存一笔养老钱？　　1.有　0.没有【跳问 E5】

　　E4.1 共存了多少钱？_____元

E5　您现在每月有以下固定收入吗？

【调查员：逐项询问，有则填具体金额，无则填 0】

　　E5.1 养老金(离退休金)_____元　　E5.2 遗属抚恤金_____元

　　E5.3 职业/企业年金_____元　　　　E5.4 商业养老保险金_____元

　　E5.5 高龄津贴_____元　　　　　　E5.6 养老服务补贴_____元

E5.7 护理补贴＿＿＿元　　　　　　　E5.8 最低生活保障金＿＿＿元

E5.9 五保/三无救助金＿＿＿元

E5.10 计划生育家庭奖励(特别)扶助金＿＿＿元

E5.11 其他社会保障收入(请说明)＿＿＿＿＿＿，＿＿＿＿元

E6　2014 年，您和老伴还有以下收入吗？　【调查员：逐项询问，有则填具体
　　金额，无则填 0】

E6.1 房租收入＿＿＿元

E6.2 利息收入＿＿＿元

E6.3＊(农村)土地出租/承包收入＿＿＿元

E6.4 原单位福利/集体补贴/分红＿＿＿元

E6.5 子女(孙子女)们给的钱(含实物)＿＿＿元

E6.6 其他亲戚给的钱(含实物)＿＿＿元

E7　您现在从事下列哪些投资理财活动？　(多选题)【调查员：逐项询问】

　　□国债/债券　□股票　□基金　□外汇　□贵金属

　　□其他理财产品　□其他(请说明)＿＿＿＿　　□都没有【跳问 E8】

E7.1 如果有以上金融资产，现值总共＿＿＿万元

E8　您有产权属于自己(或老伴)的房子吗？　　1.有　0.没有【跳问 E9】

E8.1 一共有几套？　＿＿＿套

E9　您现在居住的住房属于哪种情况？

　　1.自有产权　2.子女的房产　3.孙子女的房产　4.租公房

　　5.租私房　6.借住　7.其他(请说明)＿＿＿

E10　平均每月，您个人日常生活开支情况：

【调查员：逐项询问，有则填具体金额，无则填 0】

E10.1 个人用品类支出(包括烟酒、化妆品、洗漱用品等)＿＿＿元

E10.2 交通支出＿＿＿元

E10.3 通信支出＿＿＿元

E10.4 雇佣保姆/钟点工/护工_____元

E10.5 卫生保健支出（美容美发、保健品、按摩等）_____元

E10.6 文体娱乐支出（看电影、订书报等）_____元

E11 2014 年，您个人下列开支情况：【调查员：逐项询问，有则填具体金额，无则填 0】

E11.1 衣装鞋帽类支出_____元

E11.2 旅游支出_____元

E11.3 给子女/孙子女_____元

E11.4 购买辅助器具（镶牙、轮椅、助听器等）_____元

E12 2014 年，您和老伴以下支出情况：【调查员：逐项询问，有则填具体金额，无则填 0】

E12.1 房租_____元   E12.2 取暖费_____元

E12.3 物业费_____元   E12.4 购房/装修_____万元

E12.5 购买家具家电_____元   E12.6 购买车辆_____万元

E12.7 贵重首饰_____万元

E13 您家平均每月食品支出（伙食费）是_____元

E14 2014 年，您家总支出是_____万元

E15 2014 年，您家总收入是_____万元

E17 您是否觉得您的（孙）子女存在"啃老"的现象？   1.是   0.否

E18 您觉得自己的经济状况属于下列哪种情况？

1.非常宽裕   2.比较宽裕   3.基本够用   4.比较困难   5.非常困难

F 宜居环境状况

【调查员：接下来，我们想了解您的宜居环境状况】

F1 您现在居住的这个房子是什么时候建的？

1.中华人民共和国成立前　2.50—60 年代　3.70—80 年代　4.90 年代

5.2000 年以后

F2　您家现在居住房子的建筑面积共有多少？ _____平方米

F3　您（和老伴）有单独居住的房间吗？　　1.有　0.无

F6　今年以来，您是否跌倒过？　　1.是　0.否

F7　您现在的住房存在下列哪些情况？（多选题）【调查员：逐项询问】

　　□光线昏暗　□门槛绊脚或地面高低不平　□没有扶手　□地面滑

　　□门用起来不合适　□厕所/浴室不好用　□没有呼叫/报警设施

　　□有噪音　□其他（请说明）_____　□都很好，没什么问题

F8　您对现在的住房条件满意吗？　　1.满意　2.一般　3.不满意

G 社会参与状况

【调查员：接下来，我们想了解您的社会参与状况】

G1　您经常参加以下公益活动吗？（多选题）

　　□维护社区社会治安　□协助调解邻里纠纷　□维护社区卫生环境

　　□帮助邻里　□关心教育下一代（不包括教育自己孙子女）

　　□参加文化科技推广活动　□都没有

G4　您是否参加了老年协会？　　1.是　0.否【跳问 G4.3】

　　G4.1 您对老年协会组织的活动满意吗？

　　　　1.非常满意　2.比较满意　3.一般　4.比较不满意　5.非常不满意

　　G4.2 您希望老年协会开展哪些方面的活动？（多选题）【调查员：逐项

　　　　询问】

　　　　□学习/娱乐活动　□困难老人帮扶活动　□老少共融亲情活动

　　　　□老年人权益维护　□志愿公益活动　□赢利项目活动

　　　　□参与社区公共事务　□其他（请说明）_____

□没有建议【跳问 G5】

G4.3 您没有参加老年协会的主要原因是？（多选题）【调查员：逐项询问】

□没有成立　□不感兴趣　□没有时间　□身体不允许

□家人不支持　□其他（请说明）＿＿＿＿＿＿

G5 您是否愿意帮助社区有困难的老年人？　1.是　0.否

G6 最近一次的社区选举您参加了吗？　1.参加了　0.没参加

G8 本社区办大事时是否征求过您的意见？　1.是　0.否

G9 您是否向社区提出过建议？　1.是　0.否

H 维权状况

【调查员：接下来，我们想了解您的维权状况】

H1 您知道《老年人权益保障法》吗？　1.知道　0.不知道【跳问 H2】

H2 您是否办了老年人优待证（卡）？　1.是　0.否

H3 您享受过以下老年人优待吗？（多选题）【调查员：逐项询问】

□免费体检　□普通门诊挂号费减免　□公共交通票价减免

□公园门票减免　□旅游景点门票减免

□博物馆、公共图书馆等公共文化场所门票减免　□都没有

H5 今年以来，您遇到过下列哪些情况？（多选题）【调查员：逐项询问】

□上当受骗　□被抢劫　□被盗

□被打骂/恐吓　□其他（请说明）＿＿＿＿＿＿　□都没有

H7 您认为您的合法权益是否得到了应有的保障？　1.是　0.否

I 精神文化生活状况

【调查员：接下来，我们想了解您的精神文化生活状况】

I1　您是否经常参加下列活动？（多选题）【调查员：逐项询问】

　　□看电视/听广播　　　　　□读书/看报

　　□去影院看电影/去戏院听戏　□散步/慢跑等

　　□打太极拳/做保健操等　　　□跳舞（广场舞/扭秧歌）

　　□打门球/乒乓球/羽毛球等　□打麻将/打牌/下棋等

　　□种花养草等　　　　　　　□养宠物

　　□钓鱼/书画/摄影/收藏　　□其他（请说明）_____

　　□都没有

I2　您经常上网吗？　1.是　0.否【跳问 I3】

　　I2.1 如果您经常上网，您做以下事项吗？（多选题）【调查员：逐项询问】

　　　　□看新闻　□看影视剧　□聊天　□购物

　　　　□玩游戏　□炒股票　　□其他（请说明）_____

I3　您参加了老年大学／学校(含远程老年教育)吗？　1.参加了　0.没参加

I6　未来一年，您有出去旅游的打算吗？　1.有　2.没有　3.说不好

I7　您现在信仰什么宗教？

　　1.不信仰任何宗教　2.佛教　3.伊斯兰教　4.基督教　5.天主教　6.道教

　　7.其他宗教（请说明）_____

I9　您感到孤独吗？　1.经常　2.有时　3.从不

I14　总的来说，您觉得自己幸福吗？

　　1.非常幸福　2.比较幸福　3.一般　4.比较不幸福　5.非常不幸福

****

【调查员：为了便于单位核实我对您的访问情况，请留下您（代答人）的姓名和联系电话】

被访者签名＿＿＿＿＿＿＿＿＿＿＿＿＿＿＿；电话号码＿＿＿＿＿＿＿＿＿＿＿＿＿＿＿

代答人签名＿＿＿＿＿＿＿＿＿＿＿＿＿＿＿；电话号码＿＿＿＿＿＿＿＿＿＿＿＿＿＿＿

调查到此结束，多谢您的支持与配合！

J 调查后记

【调查员：调查结束后，请依据本次调查情况继续填写下面问题】

J1　老人现在居住的房屋属于哪种类型？

　　1.楼房　2.平房　3.土坯房　4.其他（请说明）＿＿＿＿＿＿＿＿

J2　如果是楼房，被访老年人住几层？　＿＿＿＿＿＿＿＿层

J3　如果是楼房，是否有电梯？

　　1.有　0.没有

J4　在整个调查过程中，是否有他人在场？

　　1.有　0.没有

J5　在场的其他人是否代答问题？

　　1.是　0.否【跳至 J8】

J6　代答人（与被访老年人的关系）

　　1.配偶　2.子女　3.孙子女　4.其他人（请说明）＿＿＿＿＿＿＿＿

J7　代答原因：（多选题）

　　□因聋哑无法回答　□因痴呆无法回答

　　□回答不清　□听觉障碍

　　□生病不能接受访问　□其他（请说明）＿＿＿＿＿＿＿＿

J8　对被访老年人的健康判断：

1.非常健康　2.比较健康　3.一般　4.比较不健康　5.非常不健康

J9　对被访老年人的生活自理能力判断：

1.完全自理　2.部分自理　3.完全不能自理

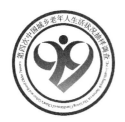

印刷流水号：

调查问卷编号：□□□□□

《中华人民共和国统计法》第七条规定：
国家机关、企业事业单位和其他组织以及个
体工商户和个人等统计调查对象，必须依照
本法和国家有关规定，真实、准确、完整、及
时地提供统计调查所需的资料，不得提供不
真实或者不完整的统计资料，不得迟报、拒
报统计资料。

《中华人民共和国统计法》第二十五条
规定：统计调查中获得的能够识别或者推断
单个统计对象身份的资料，任何单位和个人
不得对外提供、泄露，不得用于统计以外的
目的。

表　　号：CRCA2015-3
制定机关：民政部
批准机关：国家统计局
批准文号：国统制〔2014〕87 号
有效期至：2015 年 9 月

为了配合《第四次中国城乡老年人生活状况抽样调查》，我们需要了解
本社区（村/居）地理人口社会经济状况、基础设施及活动场所及本社区（村/
居）老龄服务的基本情况，请社区（村/居）有关工作人员如实填写问卷，并按
照规定时间要求，随同老年人个人调查问卷一同交至本乡镇/街道，由乡级
督导员审签后统一交至县（市、区）老龄工作委员会办公室，由县级督导员审
签后统一交至中国老龄科学研究中心。

****

第四次中国城乡老年人生活状况抽样调查
社区(村/居)问卷

****

1.本问卷填写要求准确反映当地的真实情况。

2.本问卷的题型分为两类:一类为选择题(单选和多选题),另一类为填空题。

3.单选题:请在答案中选择一个选项打√。

4.多选题:请在答案中选择一个或多个选项,并在前面的 □中打√。

5.填空题:请填入反映当地真实情况的答案。

6.所有"其他"项,请在问卷空白处给予详细说明。

省(自治区、直辖市)＿＿＿＿＿＿＿　　县(市、区)＿＿＿＿＿＿＿

乡镇/街道＿＿＿＿＿＿＿＿＿　　社区(村/居)＿＿＿＿＿＿＿

填表人:＿＿＿＿＿＿＿＿　　电话:＿＿＿＿＿＿＿＿

乡级督导员:＿＿＿＿＿＿＿　　电话:＿＿＿＿＿＿＿

县级督导员:＿＿＿＿＿＿＿　　电话:＿＿＿＿＿＿＿

一、地理与人口状况

A1　本社区(村/居)地理位置:

　　1.中心城区　　　　　　　2.边缘城区

　　3.城乡结合部　　　　　　4.城区以外的镇/乡镇中心

　　5.乡镇附近　　　　　　　6.离乡镇较远的地区

　　7.其他(请说明)＿＿＿＿＿＿

A2　本社区(村/居)类型:(多选题)

□未经改造的老城区(街坊型社区) □单一的单位社区(企事业单位)

□混合的单位社区 □保障性住房社区

□普通商品房小区 □别墅区或高级住宅区

□新近由农村社区转变过来的城市社区("村改居"、村居合并或"城中村")

□农村(地处农村中心区)社区

□特殊型(林场/矿区/校区等)社区＿＿＿＿＿＿＿

□其他类型(请说明)＿＿＿＿＿＿＿

A3 本社区(村/居)总面积为：＿＿＿＿＿平方公里

　　A3.1＊(农村)本村人均耕地面积：＿＿＿＿＿亩

A4 本社区(村/居)2014 年底的户籍登记总人口数为：＿＿＿＿＿＿人

A5 本社区(村/居)2014 年底常住人口的总人口数为：＿＿＿＿＿＿人

　　A5.1＊(农村)本村长期在外打工的青年人大约占青壮年劳力的比例？＿＿＿＿＿＿％

A6 本社区(村/居)2014 年底的户籍登记老年人口(60 周岁及以上)数为：＿＿＿＿＿＿人

A7 本社区(村/居)2014 年底的户籍登记老年人口(80 周岁及以上)数为：＿＿＿＿＿＿人

A8 本社区(村/居)2014 年底的户籍登记老年人口(100 周岁及以上)数为：＿＿＿＿＿＿人

A9 本社区(村/居)2014 年获得低保救助的老年人有多少？＿＿＿＿＿＿人

A10 本社区(村/居)2014 年被纳入"三无老人"/"五保老人"救助的老年人，＿＿＿＿＿＿人

二、基础设施和活动场所

B1　本社区(村/居)的主要道路属于哪种类型？

1.柏油路　2.水泥路　3.土路　4.沙石路　5.其他(请说明)＿＿＿＿＿

B2　本社区(村/居)主要炊事燃料：

1.燃气　2.煤炭　3.电　4.沼气　5.柴草　6.其他(请说明)＿＿＿＿＿

B3　本社区(村/居)饮用水类型：

1.井水　2.自来水(管道)　3.地表水　4.其他(请说明)＿＿＿＿＿

B4　本社区(村/居)是否集中供暖？

1.是　0.否

B5　本社区(村/居)是否有下水道系统？

1.是　0.否

B6　本社区(村/居)的垃圾处理方式为以下哪种？

1.集中处理　2.自行处理　3.其他(请说明)＿＿＿＿＿

B7　本社区(村/居)有哪些公共无障碍设施？(多选题)

□坡道　　　　　□无障碍电梯　　　□无障碍厕所或厕位

□低位柜台或电话　□清晰的标识　　　□字幕提示和语音提示

□都没有

B8　本社区(村/居)公共活动用房面积：＿＿＿＿＿平方米

B9　本社区(村/居)公共活动用房建设年代：

1.40－50年代　2.60－70年代　3.80－90年代　4.近十年内新建

B10　本社区(村/居)附近(半径1000米)基础公共设施情况：

B10.1 公共基础设施：(多选题)

□汽车站　□加油站　□邮局/储蓄所

□商店/超市/便利店/百货点　□农贸市场

□学校　□图书馆/文化站　□派出所/警务室/治安岗亭

□社区(村/居)社区服务中心/站　□邮局/储蓄

□银行(支行)/信用社(不含邮局/储蓄所)

□电影院/剧院　□公共厕所(公共场所)

□餐馆/饭店/酒店　□公园　□都没有

B10.2 养老设施基本情况：(多选题)

□养老机构(敬老院/福利院/光荣院等)

□社区日间照料中心　□都没有

B10.3 医疗卫生机构基本情况：(多选题)

□医院　□诊所　□社区卫生服务中心/站

□老年保健中心(残疾人康复/保健中心)

□乡镇卫生院　□药店　□都没有

B10.4 文体设施情况：(多选题)

□老干部活动中心

□老年活动中心/站(老年星光之家/农村幸福大院)

□露天健身器材场地(乒乓球/台球场地/篮球场地等)

□室内活动场所(棋牌活动室/乒乓球/台球场地等)

□教堂/庙宇寺庙/清真寺

□家族祠堂　□都没有

三、老龄服务体系建设

C1　生活服务类：(多选题)

□老年餐桌　□家政服务(家政服务公司提供)　□陪同购物

□便民服务(代缴费/充值、快递服务等)

□托老服务(日间照料中心/站)　□理财服务

　　　　□法律/维权服务　　□老年婚介服务

　　　　□殡葬服务　　□都没有

C2　医疗、康复服务类：（多选题）

　　　　□健康讲座　　　　　□陪同看病　　　　　□上门看病

　　　　□家庭病床　　　　　□康复服务　　　　　□上门护理

　　　　□心理咨询　　　　　□康复辅具租赁/出售　　□都没有

C3　文化娱乐、社会参与服务类：（多选题）

　　　　□棋牌娱乐等　　　　□球类活动　　　　　□读书看报

　　　　□老年人再就业服务　□老年学校/大学　　　□旅游咨询

　　　　□老年人上网服务　　□老年人交友服务　　□都没有

四、老龄工作

D1　2014 年，本社区（村/居）用于老龄工作的经费有多少？＿＿＿＿＿＿万元

　　D1.1 老龄工作经费的拨款方式：

　　　　1.一事一议　　2.固定经费　　3.按人头拨付

　　　　4.其他（请说明）＿＿＿＿＿＿

D2　本社区（村/居）是否有以下老龄工作机构/老年人组织？　（多选题）

　　　　□老龄/老年事务处/科/组　　□老年协会

　　　　□老年志愿组织　　　　　　□老年兴趣小组

　　　　□老年学校　　　　　　　　□其他（请说明）＿＿＿＿＿＿

　　　　□都没有

D3　今年以来，本社区（村/居）组织老年人文化娱乐活动情况（多选题）

　　　　□歌舞活动　　□戏曲活动　　□书画活动

　　　　□健身活动　　□集体旅游　　□其他活动　　□都没有

D4　今年以来，本社区（村/居）开展老龄工作情况

D4.1 落实老龄政策法规：（多选题）

　　（城市）□最低生活保障制度　　　　　　□"三无"老人供养

　　（农村）□农村计划生育家庭奖励扶助制度　□"五保"老人供养

D4.2 完善老龄服务设施：（多选题）

　　（城市）□在社区建设中统筹规划老龄服务设施，兴建老龄服务机
　　　　　　构、老年活动中心（站、室）、老年大学（学校）

　　（农村）□解决老年人活动场所不足问题　□开展幸福大院

D4.3 建设老龄服务体系：（多选题）

　　□加强社区生活照料、医疗卫生等便捷老龄服务建设

　　□开展老年人定期免费体检

　　□鼓励和引导社会力量参与老龄服务业发展

　　□开展健康管理服务

　　□加强老龄服务队伍建设　　　□加强志愿者队伍建设

　　□加大老龄服务培训工作　　　□建设老龄服务网络/信息化建设

　　□都没有

D4.4 维护老年人合法权益：（多选题）

　　□开展《老年法》普法宣传　　□落实城乡老年人优待政策

　　□开设为老法律服务热线　　　□调解涉老纠纷

　　*（农村）□推动签订家庭养老赡养协议

　　□提供法律援助和法律服务

　　□监管老龄用品市场，保护老年消费者合法权益　□都没有

D4.5 组织开展老年文化、教育、体育活动：（多选题）

　　□举办健康讲座　□培训老年文化、体育骨干

　　□开展文体娱乐活动

　　□组织/参与县（市、区）级大型老年文化体育活动

　　□开办老年教育（老年大学/学校/老年远程教育）

□加强基层老年人组织建设 □都没有

D5 本社区(村/居)老年人能够获得哪些特殊帮助?(多选题)

□法律援助 □高龄补贴 □特困老年人生活补贴

□特困老年人医疗救助 □低保救助

□失独家庭帮扶 □老年心理关爱 □都没有

D6 本社区(村/居)缺少哪种类型的老龄服务人员?(多选题)

□家政服务人员 □护理员 □全科医生 □志愿者

□社会工作者 □其他(请说明)＿＿＿＿＿＿

□都不缺

D7 2014 年底,本社区(村/居)"纯老户"有多少? ＿＿＿＿户。

(纯老户,是指独居、老年夫妇,以及老老户)

D7.1 * (农村)2014 年底,本村委会"留守老人"有多少? ＿＿＿人。

(留守老人,是指因全部子女长期离开户籍地进入城镇务工或经商或从
事其他生产经营活动而在家留守的老人。)

D8 目前,本社区(村/居)对"纯老户/留守老人"是否有专门的帮扶措施?

1.有 0.没有

D9 今年以来,本社区(村/居)发生了＿＿＿例虐待/不赡养老年人的
情况?

D10 今年以来,本社区(村/居)发生了＿＿＿例老年人受骗上当的案例?

D11 今年以来,本社区(村/居)发生了＿＿＿例老年人犯罪的案例?

D12 本社区(村/居)有多少老年人办理了优待证(卡)? ＿＿＿人。

D13 目前,本社区(村/居)入住养老机构的老年人共有多少? ＿＿＿人。

五、当前最迫切需要解决的老龄问题

（请在空白处说明）

E1　本社区（村/居委）的老年人需要解决的问题？

E2　本社区（村/居委）老龄工作需要解决的问题？

E3　本社区（村/居委）其他需要解决的问题？

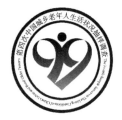

印刷流水号：

调查问卷编号：□□□□□

《中华人民共和国统计法》第七条规定：国家机关、企业事业单位和其他组织以及个体工商户和个人等统计调查对象，必须依照本法和国家有关规定，真实、准确、完整、及时地提供统计调查所需的资料，不得提供不真实或者不完整的统计资料，不得迟报、拒报统计资料。

《中华人民共和国统计法》第二十五条规定：统计调查中获得的能够识别或者推断单个统计对象身份的资料，任何单位和个人不得对外提供、泄露，不得用于统计以外的目的。

表　　　号：CRCA2015-4

制定机关：民政部

批准机关：国家统计局

批准文号：国统制〔2014〕87 号

有效期至：2015 年 9 月

　　为了配合《第四次中国城乡老年人生活状况抽样调查》，我们需要了解本乡镇/街道的老龄工作基本状况，请乡镇/街道有关工作人员如实填写本问卷，并按规定时间要求，由乡级督导员审签后统一交至县（市、区）老龄工作委员会办公室，由县级督导员审签后统一交至中国老龄科学研究中心。

****

第四次中国城乡老年人生活状况抽样调查
乡镇/街道问卷

****

> 1.本问卷填写要求准确反映当地的真实情况。
>
> 2.本问卷的题型分为两类：一类为选择题（单选和多选题），另一类为填空题。
>
> 3.单选题：请在答案中选择一个选项打√。
>
> 4.多选题：请在答案中选择一个或多个选项，并在前面的□中打√。
>
> 5.填空题：请填入反映当地真实情况的答案。
>
> 6.所有"其他"项，请在问卷空白处给予详细说明。

省（自治区、直辖市）＿＿＿＿＿＿＿＿　　　　县（市、区）＿＿＿＿＿＿＿＿＿＿

乡镇/街道＿＿＿＿＿＿＿＿＿＿＿＿＿＿＿

填表人：＿＿＿＿＿＿＿＿＿＿＿＿＿＿　　　电话：＿＿＿＿＿＿＿＿＿＿＿＿＿＿

乡级督导员：＿＿＿＿＿＿＿＿＿＿＿＿　　　电话：＿＿＿＿＿＿＿＿＿＿＿＿＿＿

县级督导员：＿＿＿＿＿＿＿＿＿＿＿＿　　　电话：＿＿＿＿＿＿＿＿＿＿＿＿＿＿

一、基本情况

A1　本乡镇/街道地理位置：

　　1.县（市、区）城的中心城区　　　2.县（市、区）城的边缘城区

　　3.县（市、区）城的城乡结合部　　4.县（市、区）城区以外的镇

　　5.其他（请说明）＿＿＿＿＿＿＿＿＿＿

A2　本乡镇/街道总面积为：＿＿＿＿＿＿＿平方公里

A3　本乡镇/街道 2014 年底的常住总人口数为：＿＿＿＿＿＿＿万人

A4　本乡镇/街道 2014 年底的户籍总人口数为：_____万人

A5　本乡镇/街道 2014 年底的常住老年人口（60 周岁及以上）数为：
　　_____人

A6　本乡镇/街道 2014 年底的户籍老年人口（60 周岁及以上）数为：
　　_____人

A7　本乡镇/街道 2014 年底的户籍老年人口（80 周岁及以上）数为：
　　_____人

A8　本乡镇/街道 2014 年底的户籍老年人口（100 周岁及以上）数为：
　　_____人

A9　本乡镇/街道 2014 年底户籍人口家庭户总数：_____个

A10　本乡镇/街道管辖的居委会数量：_____个

A11　本乡镇/街道管辖的村委会数量：_____个

二、老年人收入保障

B1　2014 年底，本乡镇/街道 2014 年共有多少家庭获得低保救助？
　　_____户

B2　本乡镇/街道 2014 年纳入城乡最低生活保障制度的 60 周岁以上老年人
　　口数：_____人

　　B2.1 占低保对象总人数的比例：_____%

B3　本乡镇/街道是否为老年人建立了相关津贴制度？
　　1.是　0.否
　　B3.1 如果建立了相关津贴制度，其中：

津贴制度名称	开始年龄	补贴金额（元/月）

B3.2 2014 年领取相关津贴的老年人数量：_____人

B3.3 2014 年度发放相关津贴的总额：_____万元

B4 2014 年底，本乡镇/街道城镇"三无老人"多少人？_____人

B5 2014 年底，本乡镇/街道农村"五保老人"多少人？_____人

B6 2014 年底，本乡镇/街道领取计划生育家庭奖励扶助金的老年人有多少？_____人

B7 2014 年底，本乡镇/街道领取计划生育家庭特别扶助金的老年人有多少？_____人

B8 2014 年底，本乡镇/街道设立养老基地的村委会有多少个？_____个

三、老年人健康保障

C1 2014 年底，本乡镇/街道纳入城乡医疗救助制度的 60 周岁以上老年人口数：_____人

C1.1 占医疗救助对象总人数的比例：_____％

C2 2014 年底，本乡镇/街道共有多少个基层医疗卫生机构_____个

其中，C2.1 社区卫生服务中心：_____个

C2.2 社区卫生服务站：_____个

C2.3 乡镇卫生院：_____个

C2.4 村卫生室：_____个

C2.5 诊所（医务室）：_____个

C2.6 共有病床：_____张

C3　2014 年底，本乡镇/街道建立老年人健康档案的村（居）委会个数？_____个

其中，C3.1 建立老年人健康档案的居委会个数？_____个

四、老龄服务体系建设

D1　本乡镇/街道养老机构数量：_____个

其中，D1.1 民办养老机构数量：_____个

D2　本乡镇/街道养老机构床位数量：_____张

其中，D2.1 民办养老机构床位数量：_____张

D2.2 具有护理功能的床位数量：_____张

D2.3 共有多少名工作人员：_____人

D2.4 入住老年人数量：_____人

D3　本乡镇/街道共建有综合养老服务中心（日间照料中心、互助式养老服务中心）数量：_____个。

D4　2014 年底，本乡镇/街道享受政府购买居家养老服务的老年人数：_____人

五、老年人权益保障

E1　本乡镇/街道 2014 年涉老案件数量：_____件

E2　本乡镇/街道老年法律援助站数量：_____个

E2.1 为老年人提供法律援助的人次数量：_____人次

E3　本乡镇/街道 2014 年调解的涉老纠纷案件数？　_____件

E4　本乡镇/街道 2014 年老龄工作机构接待老年人来信件数_____件

　　其中，E4.1 来访人次数_____人次

E5　2014 年，本乡镇/街道共发放了《老年人优待证(卡)》多少张？　_____张

六、老年人社会参与

F1　本乡镇/街道(本级)基层老年协会数量：_____个

F2　本乡镇/街道(本级)基层老年体育协会数量：_____个

F3　本乡镇/街道(本级)基层老年书画协会数量：_____个

F4　本乡镇/街道(本级)注册的老年志愿者人数：_____人

七、老年人精神文化生活

G1　本乡镇/街道有多少个公园？　_____个

G2　本乡镇/街道各级老年大学(学校)数量：_____个

　　其中，G2.1 在校学习的学员数量：_____人

G3　本乡镇/街道各类老年活动中心(站)数量：_____个

　　其中，G3.1 有多少个老干部活动中心？_____个

G4　本乡镇/街道建有体育健身设施和站点的村(居)委会数量？　_____个

　　其中，G4.1 村委会建有的数量_____个

八、老龄工作

H1　本乡镇/街道老龄办专职工作人员有多少？_____人

H2　2014 年，本乡镇/街道用于老龄工作的经费有多少？_____万元

H2.1 老龄工作经费的拨款方式：

　　1.一事一议　　2.固定经费　　3.按人头拨付

　　4.其他（请说明）＿＿＿＿＿＿＿＿＿＿

H3　本乡镇/街道（本级）是否有以下老龄工作机构/老年人组织？（多选题）

　　□老龄办/事务科/组　　□老年协会

　　□老年志愿组织　　　　□其他（请说明）＿＿＿＿＿＿＿＿

H4　本乡镇/街道 2015 年老龄工作有没有纳入政府目标考核管理？

　1.有　　0.没有

H5　今年以来，本乡镇/街道开展老龄工作情况

　　H5.1 落实老龄政策法规：（多选题）

　　　　（城市）□最低生活保障制度　　□"三无"老人供养

　　　　（农村）□新型农村合作医疗　　□农村计划生育家庭奖励扶助制度

　　　　　　　　□"五保"老人供养

　　H5.2 完善老龄服务设施：（多选题）

　　　　□建设街道/乡镇级老龄服务设施（老龄服务机构、老年大学、老年活动中心）

　　H5.3 建设老龄服务体系：（多选题）

　　　　□鼓励和引导社会力量参与老龄服务业发展

　　　　□加强老龄服务队伍建设

　　　　□加强志愿者队伍建设

　　　　□加大老龄服务培训工作

　　　　□建设老龄服务网络/信息化建设

　　　　□都没有

　　H5.4 维护老年人合法权益：（多选题）

　　　　□开展《老年法》普法宣传

　　　　□落实城乡老年人优待政策

    □开设为老法律服务热线

    □调解涉老纠纷

    □提供法律援助和法律服务

    □监管老龄用品市场，保护老年消费者合法权益

    □都没有

H5.5 组织开展老年文化、教育、体育活动：（多选题）

    □培训老年文化、体育骨干

    □开展文体娱乐活动

    □组织/参与县（市、区）级大型老年文化体育活动

    □开办老年教育（老年大学/学校/老年远程教育）

    □加强基层老年人组织建设

    □都没有

H6 本乡镇/街道最迫切需要解决的老龄问题是什么？ 2015 年的主要工作有哪些？（请在空白处说明）

H6.1 本乡镇/街道的老年人需要解决的问题？

H6.2 本乡镇/街道老龄工作需要解决的问题？

H6.3 本乡镇/街道其他需要解决的问题?

H6.4 本乡镇/街道 2015 年的主要老龄工作有哪些?

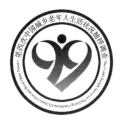

印刷流水号：

调查问卷编号：□□□□□

《中华人民共和国统计法》第七条规定：国家机关、企业事业单位和其他组织以及个体工商户和个人等统计调查对象，必须依照本法和国家有关规定，真实、准确、完整、及时地提供统计调查所需的资料，不得提供不真实或者不完整的统计资料，不得迟报、拒报统计资料。

《中华人民共和国统计法》第二十五条规定：统计调查中获得的能够识别或者推断单个统计对象身份的资料，任何单位和个人不得对外提供、泄露，不得用于统计以外的目的。

表　　　号：CRCA2015-5

制定机关：民政部

批准机关：国家统计局

批准文号：国统制〔2014〕87号

有效期至：2015年9月

为配合《第四次中国城乡老年人生活状况抽样调查》，我们需要了解本县（市、区）老龄工作的基本情况，请本区县老龄办有关工作人员如实填写本问卷，并按照规定时间要求，由县级督导员审签后统一交至中国老龄科学研究中心。

****

第四次中国城乡老年人生活状况抽样调查
县(市、区)问卷

****

1.本问卷填写要求准确反映当地的真实情况。

2.本问卷的题型分为两类:一类为选择题(单选和多选题),另一类为填空题。

3.单选题:请在答案中选择一个选项打√。

4.多选题:请在答案中选择一个或多个选项,并在前面的□中打√。

5.填空题:请填入反映当地真实情况的答案。

6.所有"其他"项,请在问卷空白处给予详细说明。

省(自治区、直辖市)_____   县(市、区)_____

填表人:_____   电话:_____

县级督导员:_____   电话:_____

一、基本情况

A1   本县(市、区)地处:(多选题)

□平原   □丘陵   □山区   □沿海/江/湖   □其他(请说明)_____

A2   本县(市、区)总面积为:_____平方公里

A3   2014 年底,本县(市、区)常住总人口数为:_____万人

A4   2014 年底,本县(市、区)户籍总人口数为:_____万人

A5   2014 年底,本县(市、区)常住老年人口(60 周岁及以上)数为:

_____万人

A6   2014 年底,本县(市、区)户籍老年人口(60 周岁及以上)数为:

_____万人

A7　2014 年底，本县（市、区）户籍老年人口（80 周岁及以上）数为：
_____万人

A8　2014 年底，本县（市、区）户籍老年人口（100 周岁及以上）数为：
_____万人

A9　2014 年底，本县（市、区）户籍人口家庭户总数：_____户

A10　本县（市、区）管辖的乡镇数量：_____个

A11　本县（市、区）管辖的街道数量：_____个

二、经济状况

B1　2014 年底，本县（市、区）的国内生产总值（GDP）为：_____万元

B2　2014 年底，本县（市、区）的财政总收入为：_____万元

B3　2014 年底，本县（市、区）的城镇化水平为：_____％

三、老年人收入保障

C1　2014 年底，本县（市、区）参加社会基本养老保险的老年人数量：
_____人

C2　2014 年，本县（市、区）城乡居民基本养老保险人均养老金：_____
元/年

C3　2014 年，本县（市、区）共有多少家庭获得低保？_____户

C4　本县（市、区）纳入城乡最低生活保障制度的 60 周岁以上老年人口数：
_____人
其中，C4.1 占低保对象总人数的比例：_____％

C5　本县（市、区）是否为老年人建立了相关津贴制度？

1.是　0.否

C5.1 如果建立了相关津贴制度，其中：

津贴制度名称	开始年龄	补贴金额（元/月）

C5.2 2014 年领取相关津贴的老年人数量：_____人

C5.3 2014 年度发放相关津贴的总额：_____万元

四、老年人健康保障

D1　2014 年，本县（市、区）享受公费医疗的老年人数量：_____人

D2　2014 年，本县（市、区）享受城镇职工基本医疗保险的老年人数量：
_____人

D3　2014 年，本县（市、区）享受城镇居民医疗保险的老年人数量：
_____人

D4　2014 年，本县（市、区）享受新型农村合作医疗制度的老年人数量：
_____人

D5　2014 年，本县（市、区）纳入城乡医疗救助制度的 60 周岁以上老年人口
数：_____人

其中，D5.1 占医疗救助对象总人数的比例：_____％

D6　2014 年，本县（市、区）共有多少家医院？_____家

其中，D6.1 开设老年病专科的医院多少家？_____家

五、老龄服务体系建设

E1 本县（市、区）养老机构数量：_____个

其中，E1.1 民办养老机构数量：_____个

E2 本县（市、区）养老机构床位数量：_____张

其中，E2.1 民办养老机构床位数量：_____张

E3 截至 2014 年底，本县（市、区）入住养老机构的老年人数：_____人

其中，E3.1 入住民办养老机构的老年人数：_____人

E4 截至 2014 年底，本县（市、区）（本级）已建成综合养老服务中心（日间照料中心、互助式养老服务中心）数量：_____个

E5 截至 2014 年底，本县（市、区）是否有居家养老服务信息化平台？

1.是　0.否

六、老年人权益保障

F1 2014 年，本县（市、区）涉老案件数量：_____件

F2 2014 年，本县（市、区）法律援助工作站数量：_____个

F3 2014 年，本县（市、区）为老年人提供法律援助的人次数量：_____人次

F4 2014 年，本县（市、区）调解的涉老纠纷案件数？_____件

F5 2014 年，本县（市、区）老龄工作机构接待老年人来信件数件，

F5.1 接待来访人次数_____人次

F6 2014 年，本县（市、区）共发放《老年人优待证（卡）》多少张？_____张

七、老年人社会参与

H1　本县(市、区)基层老年协会数量：＿＿＿＿＿个

H2　本县(市、区)基层老年体育协会数量：＿＿＿＿＿个

H3　本县(市、区)基层老年书画协会数量：＿＿＿＿＿个

H4　本县(市、区)注册的老年志愿者人数：＿＿＿＿＿人

H5　本县(市、区)基层老年学学会数量：＿＿＿＿＿个

八、老年人精神文化生活

I1　本县(市、区)有多少个公园？　＿＿＿＿＿个

I2　本县(市、区)老年大学(学校)数量：＿＿＿＿＿个

　　其中，I2.1 在校学习的学员数量：＿＿＿＿＿人

I3　本县(市、区)各类老年活动中心数量：＿＿＿＿＿个

　　其中，I3.1 有多少个老干部活动中心？　＿＿＿＿＿个

I4　本县(市、区)拥有体育健身设施和站点的居委会数量？　＿＿＿＿＿个

I5　本县(市、区)拥有体育健身设施和站点的村委会数量？　＿＿＿＿＿个

I6　本县(市、区)是否开设老年人专题电视/广播节目？

　　1.有　　0.没有

九、老龄工作

J1　本县(市、区)老龄办与民政部门是什么样的关系？

　　1.独立　　2.合署办公　　3.内设机构　　4.其他(请说明)＿＿＿＿＿

J2　本县(市、区)老龄办是否有行政执法协调权？

1.有　0.没有

J3　本县(市、区)老龄机构的最基层分支在：

1.街道/乡镇　2.居/村委会　3.没有

J4　本县(市、区)老龄办专职工作人员有多少？　_____人

J5　本县(市、区)是否制订了老龄事业发展专项规划？

1.有　0.没有

J6　本县(市、区)2015年度老龄事业专项经费预算为：_____万元

J7　本县(市、区)2015年度老龄工作有没有纳入政府目标考核管理？

1.有　2.没有

J8　今年以来，本县(市、区)开展老龄工作情况

J8.1 落实老龄政策法规：(多选题)

(城市)□基本养老保险　　　□基本医疗保险

　　　□最低生活保障制度　□"三无"老人供养

(农村)□新型农村合作医疗

　　　□农村计划生育家庭奖励扶助制度

　　　□"五保"老人供养

J8.2 完善为老服务设施：(多选题)

(城市)□统筹规划建设老龄服务设施(养老服务机构、老年活动中心、老年大学)

(农村)□解决老年人活动场所不足问题　　□开展幸福大院

J8.3 建设老龄服务体系：(多选题)

□指导社区生活照料、医疗卫生等便捷老龄服务建设

□督促开展老年人定期免费体检

□鼓励和引导社会力量参与老龄服务业发展

□督促开展健康管理服务

□加强老龄服务队伍建设

    □加强志愿者队伍建设

    □加大老龄服务培训工作

    □建设老龄服务网络/信息化建设

    □都没有

  J8.4 维护老年人合法权益：（多选题）

    □《老年人权益保障法》的普法宣传工作

    □落实城乡老年人优待政策

    □建立为老法律服务热线

    □提供法律援助和法律服务

    □监督老年人用品市场，保护老年消费者的合法权益

    □都没有

  J8.5 组织开展老年文化、教育、体育活动：（多选题）

    □培训老年文化、体育骨干

    □组织县（市、区）大型老年文化体育活动

    □发展老年教育

    □维护老年人合法权益

    □指导基层老年人组织建设

    □都没有

J9 本县（市、区）最迫切需要解决的老龄问题是什么？（请在空白处说明）

  J9.1 本县（市、区）的老年人需要解决的问题？

J9.2 本县(市、区)老龄工作需要解决的问题?

J9.3 本县(市、区)其他需要解决的问题?

J9.4 本县(市、区)2015 年的主要老龄工作有哪些?

附录二：台湾 2013 年老年人状况调查

台湾 2013 年老人状况调查访问表

数据标准日：2013 年 6 月 30 日

统计调查 SCIENCE SECURITY SERVICE 台湾有关当局 统计处	核定 机关	台湾行政主管部门 主计总处	样本 编号	县市代号		样本序号	
	核定 文号	2013 年 6 月 11 日主普 管字第 1020400555 号					
	有效 期间	至 2013 年 12 月底	1.本表依据老人福利规定第 10 条、统计 法第 3 条、第 19 条及本部 102 年度施政 计划之规定办理。 2.本表所填资料,只供整体决策与统计分 析之用,个别资料绝对保密。				

※受访者若因健康欠佳或听力、言语等问题而无法自行回答者，本表可由最了解受访者之家人、照顾者或亲友代为回答。

A 表：共同问项

壹、基本资料

一、请问您今年几岁？（以足岁计算）

　　1.□55～59 岁(1953.07.01—1958.06.30 出生)

　　2.□60～64 岁(1948.07.01—1953.06.30 出生)

　　3.□65～69 岁(1943.07.01—1948.06.30 出生)

　　4.□70～74 岁(1938.07.01—1943.06.30 出生)

　　5.□75～79 岁(1933.07.01—1938.06.30 出生)

　　6.□80～84 岁(1928.07.01—1933.06.30 出生)

　　7.□85 岁以上(1928.06.30 以前出生)

二、请问您是男性或女性？

　　□1.男　　　□2.女

三、请问您是否具有"荣民"、"荣眷"或"原住民"的身份？（为"荣民""荣眷"者若同时具"原住民"身份，请勾选"原住民"）

　　□1.一般民众　□2."荣民"　　□3."荣眷"　　□4."原住民"

四、请问您的最高教育程度是什么？

　　□1.不识字　　　□2.自修、私塾或小学等识字者　□3.初中

　　□4.高中（职）　□5.专科（五专前三年划记高职）　□6.大学

　　□7.研究所

五、请问您目前实际婚姻状况是什么？

　　□1.有配偶或同居　□2.丧偶　　□3.离婚或分居　□4.未婚

六、请问您目前总共有多少子女？（含收养）

　　□1.没有　　□2.有，男_____人，女_____人

七、请问您目前有何种宗教信仰？

　　□1.无宗教信仰　□2.佛教　　□3.道教　　□4.基督教　　□5.天主教

　　□6.一贯道　□7.民间信仰　□8.其他_____（请说明）

贰、居住状况

八、请问您目前的居住状况？

　　□（一）住在一般住宅：

　　1.住宅类型

　　□（1）电梯大楼

　　□（2）公寓，是否有电梯？　　□①有　　　□②无

　　□（3）两楼以上家宅（含透天厝、别墅等），是否有电梯？

　　　　　□①有　　　□②无

　　□（4）平房（含三合院及四合院）

　　□（5）一般搭建屋（如：在空地、路边或河岸旁自行搭建屋、铁皮

413

屋、货柜屋)

2.同住状况

□(1)独居

□(2)与他人同住

同住人数: _____人，是哪些人？（可复选）

□①父母(含配偶父母)　□②配偶(含同居人)

□③未婚子女　□④已婚子女(含其配偶)　□⑤(外)孙子女

□⑥朋友　□⑦外籍看护工　□⑧其他_____（请说明）

□(二)住在机构(勾选此项者 B 表第拾贰大项或 C 表第玖大项免填)。

□1.老人福利机构

□2.护理之家

□3.荣民之家

□(三)其他共同事业户

□1.老人公寓

□2.老人住宅

□3.小区赡养堂

□4.其他_____（请说明）

叁、健康状况

九、您觉得自己目前的健康与身心功能状况如何？

□1.很好　　□2.还算好　　□3.普通　　□4.不太好

□5.很不好　□6.很难说　□7.拒答

十、您目前是否患有以下慢性病？

□(一)无(请跳答十二问项)

□(二)有(可复选)

□1.糖尿病

☐ 2.血液脂肪过高(胆固醇或三酸甘油酯过高)

☐ 3.脑卒中(脑溢血或脑血栓)

☐ 4.轻度脑卒中(短暂性的手脚麻痹或无力、眼睛突然看不见或看不清楚、说话不清的现象)

☐ 5.气喘

☐ 6.肾脏病

☐ 7.心脏疾病

☐ 8.痛风

☐ 9.胃溃疡或十二指肠溃疡

☐ 10.慢性阻塞性肺疾病(肺气肿、慢性支气管炎)

☐ 11.肝胆疾病(不包括肝癌、胆囊癌)

☐ 12.骨质疏松

☐ 13.癌症

☐ 14.关节炎

☐ 15.精神疾病(包括忧郁症、躁郁症、焦虑症等)

☐ 16.非癌症之前列腺【限问男性】

☐ 17.子宫卵巢疾病(不包括子宫卵巢癌)【限问女性】

☐ 18.其他_____(请说明)

十一、请问您患有慢性病时最主要与次要治疗方法?

1.定期(或积极)的看医生诊疗

2.不定期(或偶尔)看医生诊疗

3.自己买药来吃

4.采用民俗疗法

5.用运动或练气功治疗

6.几乎未作治疗

7.其他_____(请说明)

主要是_____；次要是_____（无次要者免填）

十二、请问您在过去一年里，您是否曾经住过院？

□1.没有

□2.有，请问您在住院期间，是谁在照顾您（医生、护士除外）？

1.配偶或同居人　2.儿子　3.女儿　4.媳妇　5.女婿　6.兄弟

7.姊妹　8.父亲（含配偶父亲）　9.母亲（含配偶母亲）　10.孙子

11.孙女　12.其他亲戚_____（请说明）　13.邻居　14.朋友

15.外籍看护工　16.本国看护　17.机构照顾服务员　18.志工

19.无其他人　20.其他_____（请说明）

主要是_____；次要是_____（无次要者免填）

肆、就业状况

十三、请问您目前是否从事有酬劳工作（含部分时间工作）？

□1.没有

□2.有

（1）请问您的职业是？

□①民意代表、主管及经理人员

□②专业人员

□③技术员及助理专业人员

□④事务支持人员

□⑤服务及销售工作人员

□⑥农、林、渔、牧业生产人员

□⑦技艺有关工作人员

□⑧机械设备操作及组装人员

□⑨基层技术工及劳力工

□⑩军人

（2）请问您的从业身份是？

□①雇主　　　　　　　□②自营作业者

□③受政府雇用者　　　□④受私人雇用者

（3）请问您工作的最主要与次要原因是什么？

①负担家计，是否为主要负担家计者？　□是　　□否

②经济独立自主

③维持社会参与

④打发时间

⑤其他_____（请说明）

主要是_____；次要是_____（无次要者免填）

（4）请问您希望在几岁时退休？

□①_____岁　　　　□②没有想过

伍、经济状况

十四、请问您目前最主要与次要的经济来源为何？

1.自己的工作或营业收入

2.配偶或同居人提供

3.自己的储蓄、利息、租金或投资所得

4.自己的退休金、抚恤金或保险给付

5.子女或孙子女奉养（含媳妇、女婿、孙媳妇或孙婿）

6.向他人或金融机构借贷

7.政府救助或津贴

8.社会或亲友救助

9.其他_____（请说明）

主要是_____；次要是_____（无次要者免填）

十五、请问您目前需不需要为了子女或孙子女的生计，提供经济支持？

□1.需要经常（含定期）支持

□2.仅不定期支持

□3.需要但没有能力

□4.不需要

□5.无子女或孙子女

十六、请问您目前需不需要为了父母的生计，提供经济支持?

□1.需要经常(含定期)支持

□2.仅不定期支持

□3.需要但没有能力

□4.不需要

□5.父母均已往生

陆、社会活动状况

十七、请问您对下列各项活动的参与情形为何?

	定期(经常)参加 (每月至少 2 次)	偶尔参加 (每月少于 2 次)	没有参加
1.宗教活动			
2.志愿服务			
3.进修活动			
4.养生保健团体活动			
5.休闲娱乐团体活动			
6.政治性团体活动			

※以下按受访者之年龄区分适用不同的访问表，继续回答问题。

65 岁以上者(第一问项勾选 3～7 者)接 B 表;

55～64 岁(第一问项勾选 1～2 者)者接 C 表。

B 表：65 岁以上者问项（第一问项勾选 3、4、5、6、7 者）

数据标准日：2013 年 6 月 30 日

柒、理想居住方式与日常活动状况

十八、请问您的理想中，希望和那些人同住在一起？（指父母以外之人员）

□1.与子女同住［含配偶（同居人）、子女配偶及孙子女］

□2.仅与配偶或同居人同住

□3.独居

□4.与亲戚朋友同住

□5.可以和其他需要住进赡养机构的老人同住

□6.其他_____（请说明）

□7.很难说或拒答

十九、请问您目前日常生活中最主要与次要的活动为何？（不含从事工作及家务）

1.参加老人研习或再进修活动　　2.从事休闲娱乐活动

3.从事养生保健活动　　　　　　4.含饴弄孙

5.从事志工或志愿工作　　　　　6.与朋友聚会聊天

7.从事宗教修行活动　　　　　　8.其他_____（请说明）

9.无

主要是_____；次要是_____（无次要者免填）

捌、日常生活与自我照顾能力（以最近一个月的表现为准）

廿、请问您自己单独做以下日常生活起居活动，有没有困难？

□1.没有

□2.有，那些生活起居活动有困难？（可复选）

□(1)吃饭

□（2）从床上坐起及移位到椅子（或轮椅）上

□（3）上厕所（包括到马桶、穿脱衣物、擦拭、冲水）

□（4）洗澡

□（5）在平地走 50 米以上或操作轮椅或电动轮椅（包含转弯、进门、接近桌子、床沿）

□（6）穿脱衣裤鞋袜（义肢、支架）

□（7）刷牙、洗脸、洗手、梳头发、刮胡子（男性）

□（8）上下楼梯一层楼

□（9）大便控制　（大便失禁）

□（10）小便控制　（小便失禁）

□（11）其他：＿＿＿＿＿＿（请说明）

廿一、请问您需不需要自己一人做下列事情？　〔工具性日常生活的活动（IADLs）能力〕

事项类别	不需要	需要		
		能独立完成	独立完成有些困难	不能独立完成
1.上街购物				
2.外出活动				
3.食物烹调				
4.家务维持				
5.洗衣服				
6.使用电话				
7.服用药物				
8.处理财务				

廿二、请问除了自己以外，最主要与次要帮忙您做这些有困难的起居活动是谁？（廿问项勾选"没有"及廿一问项之八项选项中皆勾选"不需要"

或"需要，能独立完成"者，本题免填）

    1.配偶或同居人   2.儿子

    3.女儿   4.媳妇

    5.女婿   6.兄弟

    7.姊妹   8.父亲（含配偶父亲）

    9.母亲（含配偶母亲）   10.孙子

    11.孙女   12.其他亲戚_____（请说明）

    13.邻居   14.朋友

    15.外籍看护工   16.本国看护

    17.居家照顾服务员   18.机构照顾服务员

    19.志工   20.无其他人

    21.其他_____（请说明）

（一）主要帮忙照顾或协助者是谁？ 请填写代号_____

    年龄：□(1)未满 55 岁   □(2)55～64 岁   □(3)65～69 岁

                □(4)70～74 岁   □(5)75～79 岁   □(6)80 岁以上

    有无上班：□(1)有上班   □(2)无上班

（二）次要帮忙照顾或协助者是谁？ 请填写代号_____（无次要者

    免填）

    年龄：□(1)未满 55 岁   □(2)55～64 岁   □(3)65～69 岁

                □(4)70～74 岁   □(5)75～79 岁   □(6)80 岁以上

    有无上班：□(1)有上班   □(2)无上班

玖、日常生活感受

    廿三、上一个礼拜中，您是否有下面的情形和感觉？ 是从来没有、有时候有，还是常常有？

情形种类	从未(<1 天)	有时(1～2 天)	常常(3～7 天)
1.不想吃东西、胃口不好？			
2.觉得心情很不好？			
3.觉得做事情很不顺利？			
4.睡不安稳？			
5.觉得很快乐？			
6.觉得很孤单、寂寞？			
7.觉得人人都不友善(对您不好)？			
8.觉得日子过得很好很享受人生？			
9.觉得很悲哀？			
10.觉得别人不喜欢您			
11.提不起劲做任何事？			

廿四、请问您对目前的整体生活是否感到满意？

　　　　□1.很满意　　　　□2.还算满意　　　　□3.不太满意

　　　　□4.很不满意　　　　□5.无意见、很难说或拒答

拾、经济保障状况

廿五、请问您(及您的配偶或同居人)目前是否有为自己保存一些储蓄或财产？

　　1.请问您自己是否为自己保存一些储蓄或财产？

　　　　□(1)自己无保存

　　　　□(2)自己有保存，请问您为自己保存了哪些储蓄或财产？ （可复选）

　　　　　　□①保存房子、土地或其他不动产

　　　　　　□②保存存款(银行、农会、互助会、其他私人形式等)

　　　　　　□③保存股票、债券、基金、金饰等投资工具或保值财物

　　　　　　□④储蓄型保险

□⑤其他＿＿＿＿＿＿（请说明）

□（3）拒答

2.请问您的配偶或同居人是否为自己保存一些储蓄或财产？

　□（1）无配偶或同居人

　□（2）配偶或同居人无保存

　□（3）配偶或同居人有保存，请问您的配偶或同居人保存了哪些储蓄

　　或财产？（可复选）

　　□①保存房子、土地或其他不动产

　　□②保存存款（银行、农会、互助会、其他私人形式等）

　　□③保存股票、债券、基金、金饰等投资工具或保值财物

　　□④储蓄型保险

　　□⑤其他＿＿＿＿＿＿（请说明）

　　□⑥不清楚（有保存，但不知为何种财产）

　□（4）拒答

3.自己与配偶或同居人都没有保存，请问都没有保存的原因是什么？

　［第 1 项勾选（1）且第 2 项勾选（1）或（2）者填写此问项］

　□（1）本来就没有　　　　　　　□（2）已转分给子女

　□（3）其他＿＿＿＿＿＿（请说明）　□（4）拒答

廿六、您个人目前平均每月日常生活费用的情形？

　　1.您个人目前平均每月可使用的生活费用约有多少元？

　　　□（1）5999 元及以下　　　　□（2）6000～11999 元

　　　□（3）12000～17999 元　　　□（4）18000～23999 元

　　　□（5）24000～29999 元　　　□（6）30000～35999 元

　　　□（7）36000～41999 元　　　□（8）42000～47999 元

　　　□（9）48000～53999 元　　　□（10）54000～59999 元

　　　□（11）60000 元及以上　　　□（12）很难说或拒答

2.您个人目前平均每月日常生活费用是否足够？

□(1)相当充裕，且有余　　□(2)大致够用

□(3)有点不够用　　　　　□(4)非常不够用

3.请问您认为平均每月至少要多少钱才够用？

□(1)2999 元及以下　　　　□(2)3000～8999 元

□(3)9000～14999 元　　　□(4)15000～20999 元

□(5)21000～26999 元　　　□(6)27000 元及以上

□(7)很难说或拒答

廿七、"不动产逆向抵押贷款制度(俗称以房养老)是协助老人将房屋及其坐落土地，转化为按月或按期领取的现金，提供老人经济保障多一项选择，安定老人生活的制度"，请问您对推行此制度的看法？

□1.非常赞成　　　　　　　□2.还算赞成

□3.不太赞成　　　　　　　□4.很不赞成

□5.无意见或很难说　　　　□6.拒答

拾壹、对老人福利措施之了解情形

廿八、请问您对有关部门目前办理下列各项老人福利措施的知道情形如何？

有关部门办理之老人福利措施	知道且曾利用			知道但未利用				不知道
	满意	普通	不满意	无法利用	不想利用	不知如何申请	目前不需要	
(一)经济安全层面								
1.中低收入老人生活津贴								
2.身心障碍者生活补助								
3.中低收入老人特别照顾津贴								
4."国民年金"								

续表

有关部门办理之老人福利措施	知道且曾利用			知道但未利用				不知道
	满意	普通	不满意	无法利用	不想利用	不知如何申请	目前不需要	
(二)健康维护层面								
5.中低收入老人补助装置假牙								
6.中低收入老人重病住院看护补助								
7.老人健康检查								
(三)生活照顾层面								
8.专人到住家协助身体照顾或家务服务(居家服务)								
9.提供失能或失智老人日间照顾服务								
10.提供失能老人家庭托顾								
11.提供老人营养餐饮服务								
12.提供失能老人交通接送服务								
13.提供失能老人辅具购买、租借与居家无障碍环境改善								
14.提供失能老人长期照顾机构服务								
15.由专业护理师到住家提供护理服务(居家护理)								
16.由专业物理治疗师、职能治疗师到住家提供复健服务(居家复健)								
17.提供失能老人的主要家庭照顾者能够稍事休息的服务(喘息服务)								
18.中低收入老人住宅修缮补助								
(四)教育休闲及社会参与层面								
19.设置小区照顾关怀据点								
20.设置乐龄学习中心								
21.办理老人休闲娱乐活动								

续表

有关部门办理之老人福利措施	知道且曾利用			知道但未利用				不知道
	满意	普通	不满意	无法利用	不想利用	不知如何申请	目前不需要	
22.提供老人各类进修教育或活动之设施(终身学习机会)								
23.设置老人文康休闲活动中心								
24.心理咨询辅导								
(五)老人保护层面								
25.独居老人的关怀服务								
26.遭受虐待或遗弃老人之保护								

廿九、请问您除上述福利措施外，您还需要那些服务？ （不提示，可复选）

　　□1.经济补助　　　　　　　　□2.医疗照护保健服务

　　□3.财产信托服务　　　　　　□4.志愿服务

　　□5.其他_____（请说明）　□6.无意见或拒答

拾贰、对进住老人福利机构、老人公寓、老人住宅、小区赡养堂或护理之家的
意愿情形(目前已住各该机构者,本大项免填)

　　卅、请问未来若生活可自理时，您愿不愿意住进老人赡养机构、老人公
　　　　寓、老人住宅或小区赡养堂？

　　　　□1.愿意

　　　　□2.不愿意，原因

　　　　　　□①无力负担费用　　　　　□②无认识亲友同住

　　　　　　□③机构服务质量不佳　　　□④入住机构不自由

　　　　　　□⑤担心他人议论子女不孝　□⑥不喜欢与多人同住

　　　　　　□⑦其他_____（请说明）

　　　　□3.很难说或不知道

□4.拒答

卅一、请问如果未来生活无法自理，您愿不愿意住进老人长期照顾机构或护理之家？

　　□1.愿意

　　□2.不愿意，原因

　　　　□①无力负担费用　　　　　　□②无认识亲友同住

　　　　□③机构服务质量不佳　　　　□④入住机构不自由

　　　　□⑤担心他人议论子女不孝　　□⑥不喜欢与多人同住

　　　　□⑦其他_____（请说明）

　　□3.很难说或不知道

　　□4.拒答

拾叁、对老年生活的期望与担心问题

卅二、请问您想过什么样的老年生活？（不提示，可复选）

　　□1.身体健康的生活

　　□2.治安良好安全的生活

　　□3.经常外出旅游的生活

　　□4.能与家人团圆和乐的生活

　　□5.有良好居住环境的生活

　　□6.经济来源无虞的生活

　　□7.能过与自己兴趣相符的生活

　　□8.与老伴住到理想的赡养院

　　□9.能有人细心照顾起居活动的生活

　　□10.继续研究进修的生活

　　□11.经常从事志愿服务的生活

　　□12.经常参加宗教修行活动的生活

　　□13.其他_____（请说明）

　　　　□14.不知道

　　卅三、您对未来最担心的问题是什么？（不提示，可复选）

　　　　□1.自己的健康问题

　　　　□2.自己生病(失能、失智)的照顾问题

　　　　□3.配偶或同居人的健康问题

　　　　□4.配偶或同居人生病(失能、失智)的照顾问题

　　　　□5.经济来源问题

　　　　□6.人身安全问题

　　　　□7.人际关系问题

　　　　□8.居住问题

　　　　□9.遗产处理问题

　　　　□10.子女照顾问题

　　　　□11.事业传承问题

　　　　□12.往生后事处理问题

　　　　□13.子女奉养问题

　　　　□14.照顾父母

　　　　□15.其他_____(请说明)

　　　　□16.没有担心的问题

　　　　□17.不知道

拾肆、访员纪录

　　卅四、本访问表是由何人回(填)答：

　　　　□1.全部本人回(填)答(勾选此项者不续答)

　　　　□2.部分由别人代答

　　　　□3.全部由别人代答

　　卅五、寻求代答者的原因：

　　　　□1.重病或身体虚弱体力无法支持

□2.重听、耳聋或哑巴

□3.精神有问题、神智不清楚

□4.对问项内容不太了解

□5.语言不通

□6.其他_____（请说明）

卅六、代答者与访问对象的关系：

□1.配偶或同居人　　　　□2.儿子

□3.女儿　　　　　　　　□4.媳妇

□5.女婿　　　　　　　　□6.兄弟

□7.姊妹　　　　　　　　□8.父亲

□9.母亲　　　　　　　　□10.孙子

□11.孙女　　　　　　　□12.其他亲戚_____（请说明）

□13.邻居　　　　　　　□14.朋友

□15.外来看护工　　　　□16.本岛看护

□17.居家照顾服务员　　□18.机构照顾服务员

□19.志工　　　　　　　□20.其他_____（请说明）

C 表：55～64 岁者问项（第一问项勾选 1、2 者）

数据标准日：2013 年 6 月 30 日

柒、理想居住方式与老年生涯规划

十八、请问您未来老年时（65 岁以后）想和那些人同住一起？（指父母以外之人员）

□1.与子女同住［含配偶（同居人）、子女配偶及孙子女］

□2.仅与配偶或同居人同住

□3.独居

　　□4.与亲朋友同住

　　□5.可以和其他需要住进赡养机构的老人同住

　　□6.其他_____（请说明）

　　□7.很难说或拒答

十九、请问您对未来老年（65 岁以后）的生涯是否已有初步规划？

　　□1.否

　　□2.是，主要是：

　　　　□（1）继续工作

　　　　□（2）专业知识或才艺的传授

　　　　□（3）参加进修学习课程（或才艺学习）

　　　　□（4）从事志愿服务工作

　　　　□（5）四处旅游

　　　　□（6）从事宗教修行活动

　　　　□（7）在家照顾（外）孙子女

　　　　□（8）从事养生保健活动

　　　　□（9）赋闲在家

　　　　□（10）其他_____（请说明）

捌、对老人福利措施之看法

　　廿、请问您个人认为下列各项老人福利服务措施的认知度及重要度为何？

有关部门办理老人福利服务措施	认知度		重要度				
	知道	不知道	很重要	还算重要	不太重要	很不重要	很难说
（一）经济安全层面							
1.财产信托服务							

续表

有关部门办理老人福利服务措施	认知度		重要度				
	知道	不知道	很重要	还算重要	不太重要	很不重要	很难说
2.中低收入老人生活津贴							
3.身心障碍者生活补助							
4.中低收入老人特别照顾津贴							
5."国民年金"							
（二）健康维护层面							
6.中低收入老人补助装置假牙							
7.中低收入老人重病住院看护补助							
8.老人健康检查							
（三）生活照顾层面							
9.让老人在家或在熟悉的小区里终老的措施（协助在地安养措施）							
10.专人到住家协助身体照顾或家务服务（居家服务）							
11.提供失能或失智老人日间照顾服务							
12.提供失能老人家庭托顾							
13.提供老人营养餐饮服务							
14.提供失能老人交通接送服务							
15.提供失能老人辅具购买、租借与居家无障碍环境改善							
16.提供失能老人长期照顾机构服务							
17.由专业护理师到住家提供护理服务（居家护理）							
18.由专业物理治疗师、职能治疗师到住家提供复健服务（居家复健）							

续表

有关部门办理老人福利服务措施	认知度		重要度				
	知道	不知道	很重要	还算重要	不太重要	很不重要	很难说
19.提供失能老人的主要家庭照顾者能够稍事休息的服务(喘息服务)							
20.中低收入老人住宅修缮补助							
(四)教育休闲及社会参与层面							
21.设置小区照顾关怀据点							
22.设置乐龄学习中心							
23.办理老人休闲娱乐活动							
24.提供老人各类进修教育或活动之设施(终身学习机会)							
25.设置老人文康休闲活动中心							
26.心理咨询辅导							
27.协助退休生涯规划							
(五)老人保护层面							
28.独居老人的关怀服务							
29.遭受虐待或遗弃老人之保护							

廿一、请问您认为有关部门对老人福利服务还应增加办理那些措施?

_____(请说明)

玖、对老人福利机构、老人公寓、老人住宅、小区赡养堂或护理之家的看法及需求情形(目前已住各该机构者,本大项免填)

廿二、请问未来老年若生活可自理时，您愿不愿意住进老人赡养机构、老人公寓、老人住宅 或小区赡养堂?

□1.愿意

□2.不愿意，原因

　　　　□①无力负担费用　　　　□②无认识亲友同住

　　　　□③机构服务质量不佳　　□④入住机构不自由

　　　　□⑤担心他人议论子女不孝　□⑥不喜欢与多人同住

　　　　□⑦其他＿＿＿＿＿＿（请说明）

　　□3.很难说或不知道

　　□4.拒答

廿三、请问您认为老人赡养机构、老人公寓、老人住宅或小区赡养堂每
　　　个月负担得起的收费约多少元？（先提示）

　　1.□9999 元以下　　　　　2.□10000～14999 元

　　3.□15000～19999 元　　　4.□20000～24999 元

　　5.□25000～29999 元　　　6.□30000～34999 元

　　8.□35000～39999 元　　　8.□40000 元以上

　　9.□无意见或拒答

廿四、如果未来老年生活无法自理，您愿不愿意住进老人长期照顾机构
　　　或护理之家？

　　□1.愿意

　　□2.不愿意，原因

　　　　□①无力负担费用　　　　□②无认识亲友同住

　　　　□③机构服务质量不佳　　□④入住机构不自由

　　　　□⑤担心他人议论子女不孝　□⑥不喜欢与多人同住

　　　　□⑦其他＿＿＿＿＿＿（请说明）

　　□3.很难说或不知道

　　□4.拒答

廿五、请问您认为老人长期照顾机构或护理之家每个月负担得起的收
　　　费约多少元？（先提示）

　　1.□9999 元以下　　　　　2.□10000～14999 元

3. □15000～19999 元　　　　4. □20000～24999 元

5. □25000～29999 元　　　　6. □30000～34999 元

7. □35000～39999 元　　　　8. □40000 元以上

9. □无意见或拒答

廿六、您选择老人福利机构最主要与次要优先注重项目是什么？

1. 专业人员素质　　　　2. 交通便利

3. 收费合理　　　　4. 设备良好

5. 环境整洁　　　　6. 其他_____（请说明）

主要是_____；次要是_____（无次要者免填）

拾、老年经济保障

廿七、请问您（及您的配偶或同居人）为了未来老年生活是否会为自己保存一些储蓄或财产？

1. 请问您自己为了未来老年生活是否会为自己保存一些储蓄或财产？

□（1）自己不会保存

□（2）自己会保存，请问您自己会保存哪些储蓄或财产？（可复选）

□①保存房子、土地或其他不动产

□②保存存款（银行、农会、互助会、其他私人形式等）

□③保存股票、债券、基金、金饰等投资工具或保值财物

□④储蓄型保险

□⑤其他_____（请说明）

□（3）不确定

2. 请问您的配偶或同居人为了未来老年生活是否会为自己保存一些储蓄或财产？

□（1）无配偶或同居人

□（2）配偶或同居人不会保存

□（3）配偶或同居人会保存，请问您的配偶或同居人会保
存哪些储蓄或财产？（可复选）

□①保存房子、土地或其他不动产

□②保存存款（银行、农会、互助会、其他私人形式等）

□③保存股票、债券、基金、金饰等投资工具或保值
财物

□④储蓄型保险

□⑤其他_____（请说明）

□⑥不清楚（有保存，但不知为何种财产）

□（4）不确定

廿八、"不动产逆向抵押贷款制度（俗称以房养老）是协助老人将房屋及
其坐落土地，转化为按月或按期领取的现金，提供老人经济保障多一项选
择，安定老人生活的制度"，请问您对推行此制度的看法？

□1.非常赞成 □2.还算赞成

□3.不太赞成 □4.很不赞成

□5.无意见或很难说 □6.拒答

拾壹、对老年生活的期望与担心问题

廿九、请问您想过什么样的老年生活？（不提示，可复选）

□1.身体健康的生活

□2.治安良好安全的生活

□3.经常外出旅游的生活

□4.能与家人团圆和乐的生活

□5.有良好居住环境的生活

□6.经济来源无虞的生活

□7.能过与自己兴趣相符的生活

□8.与老伴住到理想的赡养院

□9.能有人细心照顾起居活动的生活

□10.继续研究进修的生活

□11.经常从事志愿服务的生活

□12.经常参加宗教修行活动的生活

□13.其他_____（请说明）

□14.不知道

卅、您对未来最担心的问题是什么？（不提示，可复选）

□1.自己的健康问题

□2.自己生病（失能、失智）的照顾问题

□3.配偶或同居人的健康问题

□4.配偶或同居人生病（失能、失智）的照顾问题

□5.经济来源问题

□6.人身安全问题

□7.人际关系问题

□8.居住问题

□9.遗产处理问题

□10.子女照顾问题

□11.事业传承问题

□12.往生后事处理问题

□13.子女奉养问题

□14.照顾父母

□15.其他_____（请说明）

□16.没有担心的问题

□17.不知道

拾贰、访员纪录

卅一、本访问表是由何人回(填)答：

　　□1.全部本人回(填)答(勾选此项者不续答)

　　□2.部分由别人代答

　　□3.全部由别人代答

卅二、寻求代答者的原因：

　　□1.重病或身体虚弱体力无法支持

　　□2.重听、耳聋或哑巴

　　□3.精神有问题、神智不清楚

　　□4.对问项内容不太了解

　　□5.语言不通

　　□6.其他＿＿＿＿＿＿(请说明)

卅三、代答者与访问对象的关系：

　　□1.配偶或同居人　　　　□2.儿子

　　□3.女儿　　　　　　　　□4.媳妇

　　□5.女婿　　　　　　　　□6.兄弟

　　□7.姊妹　　　　　　　　□8.父亲

　　□9.母亲　　　　　　　　□10.孙子

　　□11.孙女　　　　　　　□12.其他亲戚＿＿＿＿＿(请说明)

　　□13.邻居　　　　　　　□14.朋友

　　□15.外来看护工　　　　□16.本岛看护

　　□17.居家照顾服务员　　□18.机构照顾服务员

　　□19.志工　　　　　　　□20.其他＿＿＿＿＿(请说明)

437

附录三:厦门市社区(村)建设情况调查表

厦门市社区(村)建设情况调查表(2014年)——A卷

尊敬的社区负责人:

您好!为了解公共服务供给情况,请您协助调查,每个问题的答案没有对错之分,您只要把真实的看法和感受告知我们即可。调查结果仅供研究使用,我们绝不会泄露您的任何个人信息,对您的配合和支持我们表示衷心的感谢!

厦门大学公共事务学院课题组

厦门市民政局课题组

您所在的社区(村)名称＿＿＿＿＿＿＿＿＿＿＿＿＿

您在社区(村)的职务是＿＿＿＿＿＿,您从事社区(村)工作＿＿＿＿＿年,

在本社区(村)工作＿＿＿＿＿年,本社区(村)总人口大约为＿＿＿＿＿人,

其中,60岁以上老年人大约有＿＿＿＿人,所占总人口比例大约为＿＿＿＿％

　　1.您所在的社区(村)路面情况如何?

平坦路面 情况	A.所有路面都 很平坦	B.大部分 平坦	C.一半路 平坦	D.大部分 不平坦	E.无法 回答
狭窄道路 情况	A.所有路都 很狭窄	B.大部分 很狭窄	C.一半路 狭窄	D.大部分 不狭窄	E.无法 回答

　　2.您所在社区(村)公共活动场所的公共厕所的数量如何?

A.非常少　　　　B.比较少　　　　C.一般　　　　D.比较多

E.非常多　　　　F.无法回答

　　3.您所在社区(村)公共休息区的座椅数量如何?

A.非常少　　　　B.比较少　　　　C.一般　　　　D.比较多

E.非常多　　　　　F.无法回答

4.您所在社区(村)5～7层的楼房配有电梯情况如何？

A.大部分配有　　　B.约有一半配有　　C.少部分配有　　　D.均无配有

E.无法回答

5.据您所知，社区(村)内是否有老年人居住在破损、危旧的房屋内？

A.没有　　　　　　B.比较少　　　　　C.约有一半　　　　D.比较多

E.大多数　　　　　F.无法回答

6.社区(村)是否为孤寡老人或独居老人配备住宅呼叫系统(含电话等联络系统)？

A.没有配备　　　　B.较少配备　　　　C.一般　　　　　　D.较多配备

E.全部配备　　　　F.无法回答

7.您所在社区(村)内车流量大小、车速及感受到的危险程度如何？

车流量	A.非常大	B.比较大	C.一般	D.比较小	E.非常小
车速	A.非常快	B.比较快	C.一般	D.比较慢	E.非常慢
个人感觉	A.非常危险	B.比较危险	C.一般	D.比较安全	E.非常安全

8.从春节过后到现在，社区(村)共组织过_____次老年活动，比如(请举两例)：_____。

9.您所在社区(村)共有_____位网格管理员(村委会工作人员)，平均年龄大概在_____岁。

10.近半年来，社区(村)居民是否向网格管理员(村委会工作人员)反映过社区建设问题？

A.从未接到反映　　　　　　　B.极个别人反映

C.较少部分人反映　　　　　　D.很多人反映

11.如果接到居民反映的问题，社区(村)是如何处理的？

A.尚无该情况发生　　　　　　B.向上级汇报

C.社区内自行处理　　　　　　　　D.其他

12.您听说过老年人被粗暴对待的现象吗?

A.从没有听说过　　　　　　　　　B.有极个别现象

C.部分现象存在　　　　　　　　　D.无法回答

13.您根据对社区(村)环境的个人经历及感受,用"1"到"10"对下面各问题进行打分,数字越接近"1"代表程度越低,效果越差;数字越接近"10"代表程度越高,效果越好。

问题	1	2	3	4	5	6	7	8	9	10
1.您觉得老年人在户外活动场所的舒适度										
2.您觉得老年人在户外活动场所的安全度										
3.您觉得社区里对于老年人的尊敬程度										
4.您觉得社区中的老年人参加社区活动的积极程度										
5.您觉得社区提供的服务能够满足老年人需求的程度										
6.您所在的社区乘坐公共交通的便利程度										
7.您觉得本社区老年人对社区工作的支持程度										

14.您所在社区居家养老服务站(村老年协会)成立的时间为_____

15.您所在社区居家养老服务站(村老年协会)专/兼职人员共有_____人;其中专职工作人员有_____人;拥有专业的护理人员_____人(指学习过医学或护理等专业的人)。

16.您所在社区居家养老服务站(村老年协会)的服务对象主要针对下列哪些人(可多选)?

A.孤寡及五保户老人　　　　　　　B.独居老人(子女在异地)

C.空巢老年夫妇　　　　　　　　　D.身体上有残疾,不能自理的老年人

E.无差别的全体老年人 F.其他

17.您所在社区居家养老服务站(村老年协会)主要提供以下哪些服务(可多选)？

A.免费送爱心便当 B.提供爱心用餐

C.提供起居照料(做饭、搞卫生等) D.日常购物

E.上门看病、送药 F.聊天等精神慰藉

G.组织健身和娱乐活动 H.处理家庭邻里纠纷提供维权服务

I.智能"居家宝" J.结伴养老

K.应急救助 L.其他(请注明)_____

18.从春节到现在，大约有_____人次的老年人享受到了以上服务，其中大约有_____人次享受到了上门服务。

19.您觉得现在社区居家养老服务站(村老年协会)提供的服务能够满足老年人的需求吗?

A.完全满足 B.基本满足

C.满足一半左右 D.不能满足

E.远不能满足 F.无法回答

20.社区居家养老服务站(村老年协会)每年工作经费平均为_____元，工作人员的工资平均为_____元/月。

21.社区居家养老服务站(村老年协会)的运转经费是否紧张?

A.非常紧张 B.比较紧张 C.一般 D.比较宽松

E.非常宽松

22.您觉得目前本社区居家养老服务中心(站)发展中面临的主要障碍是什么? _____

问卷结束，感谢您的配合！

老年人眼中的厦门市社区(村)建设现状调查(2014 年)——B 卷

尊敬的中老年朋友：

您好！为了解公共服务供给情况,请您协助调查,每个问题的答案没有对错之分,您只要把真实的看法和感受告知我们即可。调查结果仅供研究使用,我们绝不会泄露您的任何个人信息,对您的配合和支持我们表示衷心的感谢！

厦门大学公共事务学院课题组

厦门市民政局课题组

1.年龄＿＿＿＿＿＿周岁；性别：＿＿＿＿＿＿，与您同住的有＿＿＿＿＿人？（不包括您本人）

2.您现在与谁住在一起？（多选）

A.配偶　　　　　B.子女　　　　　C.父母　　　　　D.亲戚

E.独居　　　　　F.其他

3.您(您和配偶)现在是否有单独的卧室？

A.是　　　　　B.否

4.您的文化程度是？

A.文盲　　　　　B.小学　　　　　C.初中　　　　　D.高中或中专

E.大专或高职　　F.本科及以上

5.您现在的主要生活来源是什么？

A.退休金(含基本养老保险)　　　　B.配偶或子女

C.政府困难补贴　　　　　　　　　D.自己劳动或工作

E.个人积蓄　　　　　　　　　　　F.失地养老保险

G.其他(请注明)＿＿＿＿＿＿

6.您及您配偶平均一个月收入大概是多少＿＿＿＿＿元

7.您有医保和养老保险吗？（多选）

A.基本养老保险(含职工基本养老保险、新型农村社会养老保险和城镇居民社会养老保险)

B.基本医疗保险(新农合医疗保险、城镇职工含离退休人员医疗保险、城镇居民医疗保险)

C.商业养老保险

D.商业医疗保险

E.失地养老保险

F.其他(请注明)_____

8.您所居住的楼房共有_____层，您住第_____层；是否有电梯：

是□　　　否□

如果有电梯，电梯内是否有扶手：有□　　　否□

9.您现在居住的房间是否舒适？

A.很舒适　　　　B.比较舒适　　　　C.一般　　　　　D.不太舒适

E.很不舒适

10.您是否经常担心在浴室内滑倒？

A.经常担心　　　B.有时担心　　　　C.一般　　　　　D.很少担心

E.从不担心

11.您居住的地方到达社区卫生服务中心(村卫生所)大概多长时间？

A.步行_____分钟　　　　　　B.公交_____分钟

C.开车_____分钟　　　　　　D.不清楚

12.您居住的地方到大医院(如第一医院等)大概要多久？

A.步行_____分钟　　　　　　B 公交_____分钟

C 开车_____分钟　　　　　　D 不清楚

13.对您来说，现有公交车的上下台阶高度是否合适？

A.偏低　　　　　B.合适　　　　　C.偏高　　　　　D.不清楚

443

14.您乘坐公交车时感到安全吗?

A.非常安全　　　　B.比较安全　　　　C.一般　　　　D.比较不安全

E.非常不安全　　　F.无法回答

15.您对目前乘坐公共交通出行还有什么意见?（请注明）

_____

16.您周边的路是否存在下列问题?（多选）

A.路面不够平　　　　　　　　　B.不够宽敞

C.道路不够干净　　　　　　　　D.道路较滑

E.道路上障碍物较多　　　　　　F.无特殊问题

G.其他(请注明)_____

17.请您评价您生活周边马路的汽车情况:

A.车流量多、速度快　　　　　　B.车流量多，速度较一般

C.车流量少，速度也不快　　　　D.其他

18.请您评价您周边公共场所的休息座椅数量:

A.很多　　　　　　B.比较多　　　　　C.一般　　　　D.比较少

E.非常少

19.在本市内，您觉得外出时在公共场所找卫生间是否很困难?

A.很困难　　　　　B.比较困难　　　　C.一般　　　　D.比较容易

E.很容易

20.通常您所使用的公共厕所环境是否干净整洁?

A.非常干净　　　　B.比较干净　　　　C.一般　　　　D.不太干净

E.很不干净

21.当您身体不舒服时或生病时主要是谁来照料您?

A.配偶、子女或儿媳等人家　　　　B.亲属、朋友或邻里

C.社区服务人员　　　　　　　　　D.保姆

E.无人帮助

22.您所在社区(村)是否经常开展过老年文化活动?

A.经常　　　　　B.较多　　　　　C.一般　　　　　D.很少

E.从未

23.您曾利用过社区(村)提供的哪些服务? (多选)

A.免费送爱心便当　　　　　B.提供爱心用餐

C.提供起居照料(做饭、搞卫生等)　D.日常购物

E.上门看病、送药　　　　　F.聊天等精神慰藉

G.组织健身和娱乐活动　　　H.处理家庭邻里纠纷提供维权服务

I.智能"居家宝"　　　　　J.结伴养老

K.应急救助　　　　　　L.其他(请注明)

24.您希望社区居家养老服务站(村老年协会)为老年人提供哪项社会服务? (多选)

A.免费送爱心便当　　　　　B.提供爱心用餐

C.提供起居照料(做饭、搞卫生等)　D.日常购物

E.上门看病、送药　　　　　F.聊天等精神慰藉

G.组织健身和娱乐活动　　　H.处理家庭邻里纠纷提供维权服务

I.智能"居家宝"　　　　　J.结伴养老

K.应急救助　　　　　　L.其他(请注明)

25.您觉得社区(村)为老服务哪种方式比较合理?

A.自费　　　　　B.部分自费　　　　C.公费　　　　　D.不好说

26.您在家中遇到紧急情况时,首先通知谁?

A.配偶或子女　　　　　B.邻居

C.朋友　　　　　　　D.社区(村委会)

E.社区居家养老服务站(村老年协会)　F.拨打 110、120 等

G.其他(请注明)

27.您是否听说过老年人被粗暴对待的现象?

445

A.听说过   B.没有听说过（跳至 30）

28.这些粗暴对待老年人的行为主要包括以下哪些？（多选）

A.打骂老年人   B.言语冲撞和侮辱

C.不提供赡养费用   D.长期忽视、漠视老年人

E.其他

29.您是否针对社区（村）问题反映过意见？

A.反映过   B.未反映过（跳至 32）

30.反映之后情况是否得到改善？

A.完全改善   B.较大改善   C.一般   D.较小改善

E.无改善

31.您未反映需求和意见的原因是什么？（多选）

A.没有反映对象   B.感觉反映不起作用

C.没有时间和精力   D.其他（请注明）

32.您觉得您现在的生活怎么样？

A.很好   B.好   C.一般   D.不好

E.很不好   F.无法回答

33.您觉得您现在的健康状况怎么样？

A.很好   B.好   C.一般   D.不好

E.很不好   F.无法回答

34.您经常担心下列哪些问题？（多选）

A.无特别担心   B.浴室内滑倒

C.周边车流量大、车速快   D.生病无人照料

E 自己的健康状况

35.您患有下列疾病吗？

（1）高血压、冠心病、脑血管意外等循环系统疾病

（2）糖尿病

（3）胃、十二指肠等上消化系统疾病

（4）结肠炎等下消化系统疾病

（5）肝胆器官疾病

（6）痛风

（7）甲状腺疾病

（8）慢性支气管炎、支气管哮喘、肺结核等呼吸系统疾病

（9）骨关节病(包括颈病、骨质增生、骨折等)

（10）乳腺、卵巢、宫颈等女性生殖系疾病

（11）慢性前列腺炎

（12）肾炎等泌尿系统疾病

（13）白内障、青光眼等慢性眼科疾病

（14）其他

36.您的疾病是否影响了您的日常生活？

A.相当大影响　　　B.一点儿影响　　　C.没有影响

附录四:台南高龄友善社区建设调查访谈记录简要整理

时间:2015 年 1 月 5 日至 6 日,上午 7~11 时

地点:台南成功大学成功校区、台南中山公园

01 号被访对象(67 岁,男性)

独居在自建二层老房中,有独立的卧室。 但是子女居住得很近,文化程度为初中,拥有退休金和养老保险,经济方面没有困难。 觉得现在的生活评分为 4,健康状况评为 4,均为较高。

老年人身体不舒服或生病时会寻求"医生"的帮助,或是自己照顾自己,无人帮助。 台南老年人同子女的关系不像祖国大陆老年人同子女关系一样亲密,子女成年后如果不同老年人居住、平时不和老年人居住在一起,也不用承担居家照顾父母的责任。 老年人在家中如遇危险紧急情况,首先也是拨打 119 紧急电话。 生病找医生,遇险找急救电话,是老年人的共识。

所在的社区举办活动较多,举办活动的机构包括教会、志愿者和专门的老年机构。

目前不需要社区提供服务,因为自己身体还好,可以自力更生。 如果老了之后需要社区提供服务,社区提供的服务是公费的。

听说过周围有老年人被粗暴对待的现象,主要表现是老年人在外流浪,没有人管。

没有对社区反映过意见,因为没有时间和精力。

02 号被访者(72 岁,男性)

独居在高层公寓中,有电梯,文化程度为高中,有退休金和养老保险,经济状况良好。

生病或不舒服时无人帮助。

社区举办活动的次数一般，能够满足需求。

曾经利用过社区的"健身和娱乐活动"服务。

社区为老服务的支付方式应为"公费"。

遇到紧急情况时，首先拨打 119 紧急电话。

没有听说过老年人被粗暴对待的现象。

没有向社区反映过意见，因为还没有反映需求。

03 号被访者(65 岁, 男性)

个人情况：生活现状 4, 健康状况 3, 大学及以上学历, 有退休金和老人补助, 还有一份上工工资, 经济方面比较富裕没有问题, 有独立的卧室, 独居。

身体不舒服时无人照顾、无人帮助。

社区举办的老年人活动较多。

自己利用的服务主要是健身和娱乐。"自己身体很健康，还用不到那些服务，健康方面有医生在管，也不用社区服务，我们社区活动很多啦，有老年人唱歌、节日庆祝、聚餐等等，都有，我觉得办活动嘛，可以收取一些费用，只要是合理就可以，不能太多，要老人能够支付。"

在家中遇到紧急情况，首先通知医生。

有听说过身边老年人受到粗暴对待的问题，(子女)有不给钱，打骂都有。 主要是因为跟子女相处得不好。

没有反映过意见，因为没有时间和精力。

"总体来说主管部门对我们老年人的医疗、交通、福利做的都是好的，台湾 65 岁以上的老农民都有每个月 7000 块（新台币）的生活补贴，这些钱用来生活是没有问题的，但是还有进一步提升的空间。"

"有健保，100 块（新台币）就可以享受到医院挂号＋看病＋买药的钱，所以对我们老年人来说很有保障。"

04 号被访者(66 岁,女性)

住房舒适程度一般。

很少担心在浴室内滑倒。

对公车的上下台阶高度是否合适不清楚,因为没有坐过公车,出行是走路或子女开车接送,或自己开摩托车。

坐公共交通觉得比较安全。

周边的马路没有特殊问题,偶尔会有维修和挖地,但是都会有防护栏围起来。

车流量多,但是速度一般,可以接受。

公共场所休息座椅数量比较多。

找公共厕所比较容易,厕所的环境也非常干净。

"健康方面有医生管理,不需要社区,家人也不懂,他们能来看看我就可以了,不需要住在一起,遇到紧急情况首先会通知医生。"

"我觉得祖国大陆看医生的费用好贵。"

05 号被访者(78 岁,男性)

高中学历,有退休金,居住有独立的卧室。

当自己身体不舒服需要照顾时是医生来照看。

社区举办的活动较多,自己用到的就是健身和娱乐活动,"不需要那些啦(指问卷中的其他选项),那些搞不好,让他们(社区)来也不放心,这些都是专业机构干的事,社工都是义务的,哪能要求他们这些?"

社区提供服务应为公费。

在家中遇到紧急情况,首先拨打 119,"肯定是打紧急电话啦,不然你打给子女,他们还在外面,赶来都什么都来不及啦。"

有听说过老年人被粗暴对待的现象，主要是不尊重老年人。

06 号被访者（82 岁，男性）

初中学历，有退休金和老人补助，独居，有独立的卧室。

生活评分为 4 分，健康状况评分为 5 分。

"身体不舒服时没有人照料，会去看医生，社区活动较多，都是娱乐活动，我不经常参与的，没有什么要社区做的，可以由专业机构来照顾我，有什么事情有医生会给我处理，我最信任的是医生的帮助。"

"之前有向社区反映过意见，反应之后情况有得到改善。"

07 号被访者（74 岁，男性）

初中学历，有退休金，有独立的卧室，与妻子同住，生活评分 4，健康评分 5。

10 号被访者（62 岁，男性）

高中学历，健康状况一般。

11 号被访者（67 岁，男性）

高中学历，独居，每天在中山公园附近散步，打牌，中午在社区的一个小快餐店吃饭。子女在台北工作。健康状况很好。

12 号被访者（80 岁，男性）

初中学历，有老人补助和退休金。

13 号被访者（83 岁，女性）

与儿子、儿媳、孙子一起居住，居住在一栋 4 层住宅的 3 楼，拥有独立的卧室。

生活评分为 5 分，健康状况为 4 分。

同儿子共同居住，平时日常起居生活能得到较好的照料。 自己拥有一间舒适的卧室。 在室内，儿子考虑到地面湿滑的问题，因此购买了较多的防滑设施（如在浴室加装防滑垫等）。

老人并不经常使用公共交通工具，但认为台南市的公交系统安全系数非常高，公车上下台阶高度合适，居住地周边的马路地面环境并未存在较大问题，但车流量多、速度快。

在工作日，儿子为老人聘请了一位舞蹈教练，白天由舞蹈教练陪同老人在公园内进行简单的舞蹈健身活动，活动结束后，教练负责陪同老人直到子女来接。 经常活动的公园中休息座椅数量并不多，但公共厕所数量较多，因此找厕所很容易，同时厕所环境非常干净。

老人平时起居生活或身体不舒服时由子女儿媳来照料。 所居住的社区经常组织活动，但多数为健身和娱乐活动。 老人认为社区的为老服务可以收取一定的费用，但要在老人可以负担的范围内。

14 号被访者(70＋岁,男性)

与儿子、儿媳和孙子共同居住。 文化程度为高中、高职或五专。 拥有退休金以及养老保险。 居住在 6 层，住宅内有电梯，但电梯内没有扶手。拥有独立卧室。 生活自评分为 4 分，健康状况自评分为 4 分。

老人居住的房间很舒适，日常生活由儿子儿媳照料，浴室内有防滑垫，因此很少担心在浴室内滑到。 老年人表示居民住宅内电梯面积比较小，也并没有扶手，而医院等公共场所电梯面积较大，也拥有扶手。

台南的公交车较少，这位老人不经常坐公车，因此对于公车的环境感受不多，但老年人经常乘坐台湾台铁，他认为这一类的公共交通安全度较高。老人经常在住宅周边散步，觉得马路地面环境较好，没有特殊问题。 经常去的公园中休息座椅数量不多，公共厕所数量较多，因此比较容易找到公共厕所，但部分公共厕所的整洁程度一般。

老人表示在身体不舒服的时候主要由子女来照顾；而在遇到紧急情况时，首先通知子女，并拨打119，老人认为两者没有较大的区别，子女也在台南市可以很快到身边，而119响应速度也很快。老人所在的社区举办的活动较多，但主要为健身和娱乐活动。老人表示，在台南，社区主要组织一些节假日活动或健身娱乐项目，而专门的如送餐、起居照料等未老服务多有专门机构来提供。而在收费问题上，老人认为社区组织的活动应为公费，而机构提供的服务可以适当收取费用。